骨形態計測から
ヒトの骨組織を見る、知る、学ぶ

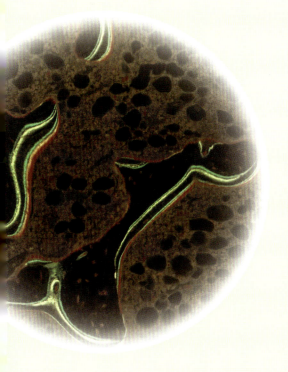

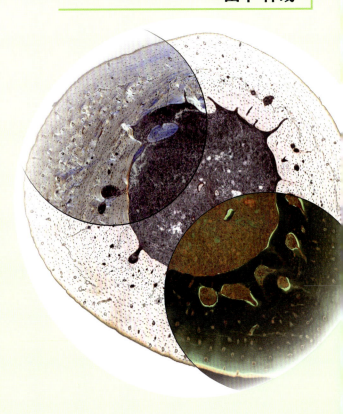

監修

新潟大学大学院 医歯学総合研究科
機能再建医学講座 整形外科学分野
遠藤 直人

編集

新潟リハビリテーション病院 整形外科
新潟骨の科学研究所
山本 智章

新潟大学地域医療教育センター魚沼基幹病院
整形外科／外傷兼脊椎脊髄センター
平野 徹

埼玉医科大学 整形外科
田中 伸哉

監修にあたって

新潟大学大学院 医歯学総合研究科 機能再建医学講座 整形外科学分野
Division of Orthopedic Surgery, Department of Regenerative and Transplant Medicine,
Niigata University Graduate School of Medical and Dental Sciences

遠藤 直人
Naoto Endo

　2014年6月6日出版の「新しい骨形態計測（山本 智章 編）」は，「骨形態計測」（医歯薬出版，1981年，髙橋 榮明 編），「骨形態計測ハンドブック」（西村書店，1983年，髙橋 榮明 編），「骨形態計測ハンドブック第2版」（西村書店，1987年，髙橋 榮明 編）をもとに2000年代の高齢者社会における生活習慣や疾病の変化に関する新しい知見や技法の解説を加え作成されました．それゆえ「新しい骨形態計測」は骨形態計測関連の第4巻ともいえるもので2014年当時の最新版でした．

　それから5年が経ち，社会は一層の高齢化が進むとともに変化しつづけております．今や，人生100歳の時代となり，医師，医療，及び関係者は今までに経験のない「90歳代，100歳代の高齢者」を診療しております．

　高齢者社会で要介護や寝たきりの要因として運動器障害は大きな割合を占めており，健康長寿のために，そして自立した生活を送るためには骨・骨格組織（運動器）の健康が重要であるとの認識が高まっております．したがって90歳，100歳の方では加齢による内臓器機能低下とその影響による骨変化，活動性の低下，臥床や寝たきりによる骨変化など，かつて目にすることもなかったような超高齢に伴う（運動器）骨格・骨組織障害への対策が喫緊の課題となっております．

　治療においても大きな変化と進歩を遂げております．骨粗鬆症を例に挙げれば多くの多様な薬剤（内服や注射．投与回数も毎日，週1回，月に1回，半年に1回，年に1回）が臨床の場で使われてきております．それらは骨吸収抑制，骨形成促進作用等を有する薬剤で骨密度増加，及び骨質改善により骨折リスクを低減します．その作用機序はどのようなものなのか，皮質骨あるいは海綿骨のどの骨組織構造に，また骨組織内のどの細胞に作用しているのかを明らかにしていくことが求められています．また人生100歳時代ですので骨粗鬆症の治療は長期にわたるものとなります．一種類の薬剤だけを使いつづけることで生涯にわたる骨粗鬆症性骨折予防を達成できる例は少なく，年代別にあるいは病態別に，それぞれの薬剤を逐次/併用して使う方法などを駆使していく必要があるのかもしれません．一生涯における骨折防止をいかにして達成するか，さらに薬剤による有害事象（顎骨壊死，非定型大腿骨骨折など）も少数ですが報告されており，その対策も必要です．

　骨の領域ではまだまだ不明なことは多く，日々の臨床で患者さんを前にして悩むことも多いのではないでしょうか．骨組織を直接目にし，評価をする骨形態計測は患者さんの病態解明，治療効果の評価に有用な情報を与えてくれます．新しい知見が加わった本書は実臨床に携わっておられる臨床医，研究者，メディカルスタッフに役立つ内容となっておりますので，日頃の診療，研究の際に手に取っていただけるようにお手元に置いていただきたいと思います．本書が人生100歳時代の骨組織，骨の研究の進歩と診療に役立つことを祈念しております．

2019年8月

全体要旨
「骨形態計測、目に見える真の骨動態」

骨組織形態計測学を学ぼう

① 骨組織の代謝活動が直接見える
② 異常な骨代謝変化による病的状態を診断する
③ 骨粗鬆症の病態と薬剤効果のメカニズムがさらに深く理解できる

骨格の特徴を理解しよう

① 骨の機能：骨は代謝機能とメカニカル機能を持つ
② 骨の不均一性：骨組織の内部は均質ではなく、さらに骨格の部位によって形態、構造、材質、代謝動態は大きく異なる
③ 骨は生涯に渡って代謝および栄養状況、力学的環境に応じて変化している

CONTENTS

監修にあたって……………………………………………………………… 遠藤　直人
全体要旨
執筆者一覧

1. なぜ今，骨の組織評価が重要か，骨疾患の過去，現在，未来 …………………… 遠藤　直人……… 1
2. 骨形態計測の始まりと現在………………………………………………… 山本　智章……… 5
3. ヒトの骨格と組織の基本事項
    a．ヒトの骨格の不均一性と部位による違い……………………………… 山本　智章……… 8
    b．モデリング，リモデリングの概念………………… 佐野　博繁／山本　智章／髙橋　榮明…… 12
4. ヒト腸骨biopsy&Histomorphometry
    a．臨床におけるラベリングから腸骨生検まで…………………………… 山本　智章…… 19
    b．標本作製と計測…………………………………………………………… 島倉　剛俊…… 22
    c．パラメーターの実際と解釈……………………………………………… 田中　伸哉…… 31
5. ヒト骨生検からわかる骨形態計測と骨代謝動態
    a．腸骨生検での骨形態計測—成長から加齢変化まで…………………… 山本　智章…… 41
    b．疾患における骨形態計測的所見………………………………………… 山本　智章…… 47
    c．妊娠と出産の骨代謝……………………………………………………… 松下　宏…… 52
    d．閉経後骨粗鬆症の骨動態………………………………………………… 田中　伸哉…… 56
    e．関節リウマチ症例における脛骨近位部の骨形態計測
        ……………………………… 近藤　直樹／奥村　剛／遠藤　直人…… 61
    f．慢性腎臓病患者の骨組織………………………………………………… 風間　順一郎…… 66
    g．変形性関節症における骨組織……………… 近藤　直樹／奥村　剛／遠藤　直人…… 72
    h．くる病と骨軟化症関連…………………………………………………… 遠藤　直人…… 77
    i．栄養と骨組織……………………………………………………………… 岩﨑　香子…… 83
    j．顎骨動態……………………………… 田中　みか子／三上　絵美／江尻　貞一…… 88
    k．薬剤性骨粗鬆症：薬物による骨代謝異常（ステロイド以外）………… 高橋　美徳…… 96
6. 腸骨生検からわかる骨粗鬆症治療の骨組織の世界
    a．骨吸収抑制剤……………………………………………………………… 田中　伸哉…… 102
    b．骨形成促進剤……………………………………………………………… 澤上　公彦…… 108
    c．ビタミンDと骨形態計測………………………………………………… 山本　智章…… 114
    d．非定型大腿骨骨折の骨形態計測… 近藤　直樹／渡辺　要／遠藤　直人／山本　智章…… 118
7. ヒト骨髄細胞の働きとリモデリング……………………………………… 佐野　博繁…… 123
8. 骨折の治療過程における組織学的な変化…………………… 奥村　剛／遠藤　直人…… 127
9. 不動化と力学的負荷はヒトの骨組織をどう変えるか？………………… 平野　徹…… 131
10. 人工骨移植の骨組織変化………………………………………………… 生越　章…… 140
11. 骨形態計測からみた骨代謝研究の半世紀を振り返って………………… 髙橋　榮明…… 145

編集後記……………………………………………………………………… 山本　智章…… 164
索引……………………………………………………………………………………… 165

執筆者（五十音順）

岩﨑　香子	大分県立看護科学大学人間科学講座	
遠藤　直人	新潟大学大学院医歯学総合研究科 機能再建医学講座 整形外科学分野	
奥村　剛	新潟大学大学院医歯学総合研究科 機能再建医学講座 整形外科学分野	
生越　章	新潟大学地域医療教育センター・魚沼基幹病院	
風間　順一郎	福島県立医科大学腎臓高血圧内科	
近藤　直樹	新潟大学大学院医歯学総合研究科 機能再建医学講座 整形外科学分野	
佐野　博繁	新潟県厚生連 佐渡総合病院／ケンブリッジ大学医学部 骨研究グループ	
澤上　公彦	新潟市民病院整形外科	
島倉　剛俊	新潟骨の科学研究所	
髙橋　榮明	新潟大学名誉教授／新潟骨の科学研究所顧問	
髙橋　美徳	国立病院機構 西新潟中央病院整形外科	
田中　伸哉	埼玉医科大学整形外科	
田中　みか子	明倫短期大学歯科技工士学科	
平野　徹	新潟大学地域医療教育センター魚沼基幹病院 整形外科／外傷兼脊椎脊髄センター	
松下　宏	愛知医科大学医学部 産婦人科学講座	
山本　智章	新潟リハビリテーション病院整形外科／新潟骨の科学研究所	

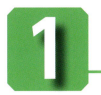

なぜ今，骨の組織評価が重要か，骨疾患の過去，現在，未来
Histomorphometric Assessment of Bone Disease and Disorders: Past, Present and Future perspective

新潟大学大学院 医歯学総合研究科 機能再建医学講座 整形外科学分野
Division of Orthopedic Surgery, Department of Regenerative and Transplant Medicine, Niigata University Graduate School of Medical and Dental Sciences

遠藤 直人
Naoto Endo

Summary

骨疾患の病態を考えるうえでは細胞や組織レベルでの骨の動態（リモデリング：再造形 remodeling）を考えることが有用である．骨形態計測は骨格，骨組織を器官，組織および細胞レベルで評価でき，さらに時間の要素を加味する評価であり，他に類をみない評価方法である．

高齢者社会で運動器，特に骨，筋肉と骨との関連などの病態を明らかにし，骨の健康，骨格の健康を高める役割を担うことが期待されている．今まさに，骨組織の評価が必要なのである．

Keywords 骨粗鬆症，フレイル，サルコペニア，ロコモティブシンドローム，リモデリング

1．はじめに

「骨形態計測」（医歯薬出版，1981年，高橋榮明・編）は昭和54（1979）年9月24日新潟市で開催された「第1回骨形態計測ワークショップ」の記録集として刊行されたものであった．この本の「はじめに」には

…形態学の分野で計測の定量化はもはや当然のこととされているが，骨の形態学も例外でない．骨形態計測（BoneMorphometry）は比較的若い学問で，1950年代の終わりに，Frost，‥などの人びとにより始められた．‥

（一部引用）とある．この文章から日本の骨形態計測学の黎明期であったこととともに，ワークショップ開催にあたり，全国から多くの参加者があり，この学問分野がまさに時代から待望されていたことをうかがわせる．このワークショップでは「骨組織形態計測の方法論，代謝性骨疾患に応用した形態計測‥バイオメカニクス，‥bone massのいろいろな計測法‥」など広範囲にわたる骨に関係した定量的解析についての講演があり，意見交換が行われた．「骨形態計測」とのタイトルであったが，広く関連分野を含めた活動を当初からおこなっていたことは現在につながる懐の広く深い学術活動につながった所以であろう．

その後，この骨形態計測ワークショップは第2回を1981年に新潟市で開催，以後毎年開催し，1986年には骨形態計測研究会へ，1990年には日本骨形態計測学会へと改名し，2019年には第39回の開催を経て，発展をつづけている．第1回のワークショップ開催から40年を経過する2019年，この時期に「なぜ，骨の組織評価が重要なのか」を過去から現在を振り返りつつ，将来を展望したい．

2．骨疾患研究の過去から現在の歩み

1）骨研究の歩み：日本骨代謝学会，日本骨粗鬆症学会，日本骨形態計測学会

1967年6月17日第1回骨代謝研究会（日本骨代謝学会の前身）が開催され，1983年には学会となり，2017年には第35回日本骨代謝学会が開催された．研究会時代を含め50周年を迎えたことから，シンポジウムなど多くの記念企画が行われた．

日本骨粗鬆症学会は第1-7回日本骨粗鬆症研究会（1992年-1998年開催）を経て，1999年第1回の学会開催し，現在に至っている．なお，1995年7月7日に第1回骨ドック・健診研究会が行われたが，現在は日本骨粗鬆症学会内に含まれている．

日本では上記の学会を中心に多くの研究者，臨床医によりカルシウム・骨代謝，骨組織，骨形態計測，軟骨細胞，破骨細胞，骨芽細胞，内分泌領域に関する研究発表がおこなわれていた．内科，整形外科，婦人科，放射線科，小児科，歯科等の臨床分野の医師や基礎分野研究者のほか，研究所勤務の研究者も集まる学際的な会合が行われていた．

2）研究アプローチ：病態解明と治療効果の評価

臨床面では骨やカルシウム代謝に関する研究は血液・尿検査を介しホルモン等の内分泌の視点からの研究が行われてきており，その後，時代とともに細胞培養，分子生物学の手法が活用され，細胞レベル，遺伝子レベルの知見が加わり，病態の解明が進むとともに治療法の開発も行われてきたものと思われる．

一方，代謝性骨疾患は骨の代謝の異常により，全身的あるいは局所的に骨組織の成長や構造に障害をきたしており，その病態解明と治療効果の評価においては骨格や骨の器官レベルならびに組織レベルでの解析と評価が必要である．

たとえば，病変の評価において骨格組織の一部の骨組織（局所）に限定されているのか全身骨に及んでいるのか，骨の長径や横径の変化はどうか，小児では成長軟骨板の拡大，不整などはあるか，また骨陰影濃度や骨梁の変化があるかなどを評価する場合にはエックス線，CT，MRI，骨密度検査などの画像検査が有用な情報を与えてくれる．

骨組織の解析は行われていたが，定性的評価の範囲を越えるものではなかった．骨では常にリモデリングが行われており，骨吸収と骨形成のバランスで骨量，骨構造が変化することから骨形成，骨吸収の定量的評価が望まれていた．したがって，定量的に解析・評価できる骨形態計測法は画期的なものであった．骨組織レベルでの変化を骨皮質，海綿骨別に解析でき，骨形成と骨吸収のそれぞれの活動を，さらに骨の微細構造である骨梁レベルでの定量的評価が可能となった．まさに新しい手法が加わり，骨疾患の病態や治療効果を血液尿生化学，画像・骨量，さらには骨形態計測という多面的なアプローチで解析し，検証をすることができるようになった．

3）骨形態計測法の利点と活用

骨疾患の病態を考える際に細胞や組織レベルでの骨の動態（リモデリング：再造形 remodeling），すなわち骨の吸収や骨の形成がどのように行われていか，またどのように障害されているかを考えると理解しやすい．骨形態計測学の特徴は生検骨組織所見からこの骨の動態，代謝回転を組織レベルで評価するものである．

骨組織を定量的に評価できるので，非脱灰切片では（1）石灰化骨と未石灰化骨（類骨）

とを識別できる．（2）テトラサイクリン（人の場合）2回投与による骨標識で時間の因子を加味した評価が可能となる．したがって臨床における活用として，たとえば骨軟化症は類骨の量的過剰状態であることから，骨形態計測にて骨組織の類骨量を直接に定量的に計測し，その結果に基づき診断確定に至ることができる．（3）薬剤等の治療効果を評価する例では治療前と治療後の生検骨組織を採取し，形態計測の手法で解析評価することにより治療効果を検証できる．また（4）骨形態計測による骨組織評価は臨床症例のみならず，動物でも可能である．

3. 骨疾患の研究の現在から将来への展望「骨形態計測への期待」

時代とともに疾患は変化し，その治療と予防法も変化している．根本として変わらないのは人の健康増進であり，生涯にわたり寝たきりでない自立した生涯をおくることであろう．その達成のために医療に携わる者の役割がある．

現在，高齢者社会で加齢に関わる疾患・病態への関心が高まっており，その治療と予防が求められている．例えば，骨粗鬆症を基盤とする脆弱性骨折は，高齢者に多く発生しており，また若年者では生活習慣病に関連している例も多い．さらに，高齢者ではフレイル，サルコペニア，ロコモティブシンドロームと称される病態が自立性を阻害することから，現在および将来社会の大きな課題であり，その対策は喫緊の課題である．したがって加齢に関わる疾患それぞれの病態解明と予防策のために骨形態計測は大きな役割を果たすことを期待されている．いくつかの例を挙げる．

1）骨粗鬆症性脆弱骨折の病態解明

骨粗鬆症は自立が障害される運動器疾患である．骨粗鬆症および骨粗鬆症を基盤とする骨折により，移動，活動などの基本的な日常生活動作activities of dailyliving（ADL）が不自由となり，生活の質quality of life（QOL）が低下する．

成長完了後，健常状態ではリモデリングにより骨吸収と骨形成の均衡が保たれており，骨量もほぼ一定に維持される．骨粗鬆症では海綿骨骨梁の細小，途絶，皮質骨の菲薄など骨構造の変化がみられる．これはリモデリングの異常によるもので，骨吸収が骨形成を上回り，結果として骨量の減少に至る．代謝回転からみると骨吸収，骨形成ともに亢進した「高回転型」と，骨吸収，骨形成ともに低下した「低回転型」がある．

骨折の臨床的危険因子として「既存骨折」が注目される．脊椎骨折や大腿骨近位部骨折を起こすと，次に大腿骨近位部骨折を起こすリスクが高く，「骨折連鎖」に至る．また両親の大腿骨近位部骨折歴は骨折リスクであり，薬剤治療開始基準の1つの指標として考慮される．近年，ビタミンD不足も注目されている．

骨生検による骨形態計測により骨の動態，代謝回転を組織レベルで評価できる．骨形成および骨吸収の状態を静的および動的な指標により，時間的要素を加えた評価が可能である．骨粗鬆症並びに脆弱性骨折症例の骨組織解析のアプローチからの解明が期待される．

2）生活習慣病と骨，骨と多臓器連関

生活習慣病は骨代謝に影響し骨粗鬆症を呈することがある．2型糖尿病では骨質劣化により骨折リスクが高くなる．慢性腎臓病（CKD）では骨質劣化や二次性上皮小体機能亢進により骨脆弱性が高まり，骨折リスクが高くなる．また慢性閉塞性肺疾患は骨粗鬆症

をきたす．

また骨は多臓器と連関していることが近年注目されている．骨と筋肉，心・血管，神経，腎臓などとの関連が明らかになりつつある．したがって実際の患者さんの診療にあたり，骨だけを診ているのではなく，多臓器を含めて包括的にアプローチし，病態解明，治療介入を進めるべきであろう．

骨形態計測では骨とともに多臓器の病態の解析にも加わり，多臓器連関の解明への一役を期待したい．

3）フレイル，サルコペニア，ロコモティブシンドローム

フレイルとは「加齢によって予備能力が低下し，ストレスに対する回復力が低下した状態」で，要介護や寝たきりの予備軍である．

身体的フレイルの診断（日本語版CHS基準）基準は（1）体重減少（6か月で2から3kg以上の減少），（2）疲労感（訳もなく疲れた感じ）（3）生活活動量の低下（軽い運動や体操をしていない，週1回以上の定期的な運動はしていない），（4）歩行速度の低下（1.0m/秒未満），（5）筋力低下（握力，男性では26kg，女性では18kg未満）のうち，3項目以上当てはまる場合を「フレイル」，と診断する．

サルコペニアとは加齢や活動性の低下，悪性腫瘍，低栄養，内臓器の機能の低下などにより骨格の筋量が減少し，筋力が低下し，活動が低下した状態である．

「骨，関節，脊椎・脊髄，筋肉，腱・靭帯や神経などのいわゆる運動器の障害で移動が困難な状態」はロコモティブシンドローム（ロコモ）である．

フレイル，サルコペニア，ロコモの相互の関連や概念は必ずしも定まっていないところもあるが，いずれも現在および将来の高齢者社会において重要な病態である．その予防には運動と栄養が基本であり，重要とされている．

骨形態計測では骨を対象に解析をするものであるが，その手法は筋肉，関節，そのほかの組織の解析にも応用される．骨及び関連の運動器の解析を通して高齢者社会における課題の解決につなげられることを期待したい．

4．まとめ

骨形態計測は骨格，骨組織を器官，組織レベルで評価できることから，高齢者社会で運動器，特に骨，筋肉と骨との関連などの病態を明らかにし，骨の健康，骨格の健康を高める役割を担うことが期待されている．「今，なぜ骨組織の評価が重要か」の所以である．

骨疾患の病態を考えるうえで細胞や組織レベルでの骨の動態（リモデリング：再造形 remodeling），すなわち骨の吸収や骨の形成がどのように障害されているかを基に考えるとよい．骨形態計測学の特徴は生検骨組織所見から骨の動態，代謝回転を組織レベルで評価できるものである．時間の要素を加味する評価であり，他に類をみない評価方法である．

今まさに，骨組織の評価が必要なのである．

■文献

1) 髙橋榮明編集　骨形態計測　医歯薬出版1981
2) 髙橋榮明編集　骨形態計測ハンドブック　西村書店1983年新潟
3) 山本智章編集　新しい骨形態計測　ウイネット出版，2014年
4) 竹田秀編集　Clinical Calcium骨と多臓器の連関（オステオネットワーク）　2016，vol26(8)医薬ジャーナル社2016年
5) 遠藤直人編集　Clinical Calcium骨形態・組織による骨代謝の解析　2011，vol21(4)医薬ジャーナル社2011年
6) サルコペニア診療ガイドライン作成委員会編集　サルコペニア診療ガイドライン　ライフサイエンス出版　2017
7) 編集主幹　荒井秀典，編集　長寿医療研究開発事業：要介護高齢者，フレイル高齢者，認知症高齢者に対する栄養療法，運動療法，薬物療法に関するガイドライン作成に向けた調査研究班　フレイル診療ガイド，2018年版

骨形態計測の始まりと現在
Bone histomorphometry Past and Present

新潟リハビリテーション病院 整形外科
Department of Orthopedic Surgery, Niigata rehabilitation hospital
新潟骨の科学研究所
Niigata Bone Science Institute

山本 智章
Noriaki Yamamoto

Summary

骨形態計測学は非脱灰標本と骨標識という2つの発見によって骨組織の代謝評価が可能になり，多くの研究者によって進歩を遂げてきた．骨形態計測によって骨代謝性疾患の病態や骨代謝異常への理解が深まり診療への貢献が期待される．

Keywords 骨形態計測学，腸骨生検，計測方法

1. 骨形態計測学の歴史的経緯

1950年代に米国ユタ大学Radiobiology教室ではWebster SS Jeeらによって放射線の骨組織への影響を研究するための新たな研究手法として骨組織をプラスチックに包埋した非脱灰状態での骨観察が始まった[1]．1960年にHenry Ford Hospitalの整形外科医Harold M Frostはtetracyclineを用いて人の骨形成速度を初めて報告し臨床における骨形態計測の扉を開いた画期的な報告となった[2]．その当時Henry Ford Hospitalに留学中の新潟大学整形外科の髙橋榮明がFrostの研究室にて学んだことがその後日本における骨形態計測学の確立に繋がった．

1960年代後半にW.S.S.JeeはFrostとともにIdaho州のSunvalleyで毎年Hard tissue workshopを開催しその後50年にわたって世界中の研究者が集い，骨形態計測学の学びの場として定着していった[3]．

1983年Sunvalleyのメンバーの一人である米国クレイトン大学内科医Robert Reckerは骨形態計測のテキストを刊行し，骨形態計測の基本的な手法とその理論を発表した[4]．同年日本において髙橋は骨形態計測ハンドブックを刊行した[5]．

1987年，American Society for Bone and Mineral Research nomenclature committeeは用語の統一と標準化を検討し学術誌であるJBMRに公開した[6]．2012年には改訂版が示されている[7]．

これらのメンバーが中心になり骨形態計測学の発展を目的にした国際的な組織としてInternational Society for Bone Morphometryが設立され3-4年ごとに学術集会が開催されて国際的な交流がされている．

2004年にAmerican Society for Bone and Mineral Research（ASBMR），The International Society for Clinical Densitometry（ISCD），およびThe National Osteoporosis Foundation

（NOF）の3学会合同コンセンサスパネルが開催され、その中でFDAの骨粗鬆症薬剤評価の項目の1つに腸骨生検による骨形態計測が推奨されている[7]．

骨形態計測学は骨軟化症や線維性骨炎など骨代謝疾患の診断に不可欠でありDXAも骨代謝マーカーも無い時代に骨量、骨代謝回転、骨微細構造を知る唯一の方法であった．骨形態計測学の発展は骨粗鬆症の病態解明や治療薬の開発に大きく貢献しており、今なおDXAや骨代謝マーカーでは得られない重要な情報をもたらしている．

2．計測手法の発達と工夫

骨組織を顕微鏡視下に定量的に評価する方法として初めて用いられたのがHit-point countと呼ばれる原始的な方法である．計測方法はすべて手マニュアルで顕微鏡視下のグリッド内で骨梁数、長さ、面積の計測のため、長い時間と労力を要していた[8]．その後ビデオカメラとパソコンを顕微鏡に接続して顕微鏡視下に骨組織観察しながらデジタイジングする半自動解析が開発されて骨形態計測の普及が進んだ[9]．簡便化と再現性の確保のために自動計測の試みはこれまで様々な画像解析法の応用によって行われている．骨形態計測法では各細胞、石灰化骨と類骨、標識、線維組織など色彩での区別や判定ができにくい特徴など、標本の染色や厚みによるフォーカス調整も必要になる場合があり、現在も完全自動化には至っていない．

3．Node-strut analysis, Star volumeから3D histomorphometry

海綿骨の骨梁構造は骨強度に関与していることからその連結性の評価が行われた．通常の骨梁幅、骨梁数、骨梁間隙は基本的な構造指標とされる．Mellishらによって提唱されたNode-strut analysisは骨梁の連結性を評価する方法として広がった[10]．さらにVesterbyらによってStar volumeの概念が報告され、工学的な視点で骨格の構造強度がより詳細に評価されている[11]．近年はμCTの導入など画像技術の進歩により骨梁構造が3次元的に表されており、新たな時代を迎えている[12]．

4．骨形態計測の基本事項

薄切されて完成した腸骨生検標本を観察すると皮質骨からなる腸骨外板と内板が平行に囲まれた海綿骨が観察される（**p26写真4参照**）．通常は外板が厚いとされる．正確な計測データを得るために骨梁構造が保たれた十分な海綿骨領域が確保されていることが必須であることから生検時の愛護的な操作が重要である．高齢者では皮質骨構造が海綿骨化し、境界が不明瞭となる場合があるため骨皮質から一定の距離を置く．計測の信頼性を得られる面積として30㎟以上の計測領域が望ましいとされている．通常、普通光、蛍光、偏光での観察が行われる．類骨と石灰化骨の区別、骨芽細胞と破骨細胞の認識、骨標識の確認、骨髄脂肪組織や線維組織、lamellar or woven、セメント線と壁幅、などそれぞれの顕微鏡の特徴と倍率を調整しながら計測を実施する．腸骨海綿骨はred marrow siteであり、代謝回転はyellow marrow siteより高いとされ、腰椎との相関が高いとされている．

5．DXA、代謝マーカーの登場と関連性

腸骨生検から得られる骨形成および骨吸収指標と骨代謝マーカーとの関係について

370例の閉経後女性で報告され，骨形成速度（BFR/BS）は骨型ALP，PINPと有意な低い相関（$r^2=0.18, r^2=0.20$）を認める．骨吸収については破骨細胞面が血清CTXと相関（$r^2=0.24$）を認める．CTX値は浸食面，破骨細胞面いずれも海綿骨梁面よりも骨内膜面での相関が高い[13]．骨代謝マーカーは全身骨格のすべての骨代謝動態を反映していることに対して腸骨生検は限られた骨組織の評価であり，両者の弱い相関関係は当然の結果と考えられる．骨格は部位によりもともと異なる代謝動態を持つ組織であり，同じ骨であっても皮質骨と海綿骨では異なる代謝回転を示す．

6．腸骨生検の骨形態計測

FDAにおける骨粗鬆症治療薬の承認に際して腸骨生検データが求められている最大の理由は薬剤に対する骨組織の安全性である．治療薬によってwoven bone, osteomalacia, marrow fibrosis, 骨髄細胞の異形などの有無を確認する．過去に骨形成促進剤として期待されたいくつかの薬剤は骨形態計測で組織学的に問題が指摘され，臨床に使用に至っていない．

7．Modern Bone Histomorphometry

近年の新しい薬剤の登場によって骨形態計測学的観察から骨組織のリモデリングの概念と評価基準の見直しが2010年のSunVally Workshopにて話し合われた[14]．その内容は，①骨標識がわずかにまたはまったく観察できない場合に骨形成指標を評価する方法，②骨吸収指標としての浸食深度（erosion depth）測定の信頼性，③腸骨皮質骨計測の方法，④骨形成促進剤（bone anabolic agent），または骨代謝回転の過剰抑制（over‐suppression of remodeling）の定義，など13項目が検討された結果，推奨が報告された．人口の超高齢化や様々な疾患が骨代謝に影響し，さらに新規の薬剤治療における効果や異常な反応の正しい評価のために骨形態計測手技およびパラメーターの特徴を理解することが重要である．

■文献

1) Arnold JS, Embedding and sectioning undecalcified bone and its application to radioautography stain. Technol 1954; 29: 225-39.
2) Frost HM, Measurement of bone formation in a 57 year old man by means of tetracyclines. Henry Ford Hosp Med Bull 1960; 8: 239-54.
3) Jee WS, The past, present, and future of bone morphometry: its contribution to an improved understanding of bone biology. J Bone Miner Metab 2005; 23 Suppl: 1-10.
4) Recker RR, Bone Histomorphometry: Techniques and Interpretation. 1983．CRC Press. Boca Raton FL.
5) 髙橋榮明編．骨形態計測ハンドブック　1985　西村書店　新潟．
6) Parfitt AM. Bone histomorphometry: standardization of nomenclature, symbols, and units. Report of the ASBMR Histomorphometry Nomenclature Committee. J Bone Miner Res 1987; 2: 595-610.
7) Dempster DW et al. Standardized nomenclature, symbols, and units for bone histomorphometry: a 2012 update of the report of the ASBMR Histomorphometry Nomenclature Committee. J Bone Miner Res. 2013; 28:2-17.
8) Silverman SL et al. Recommendations for the clinical evaluation of agents for treatment of osteoporosis: consensus of an expert panel representing the American Society for Bone and Mineral Research (ASBMR), the International Society for Clinical Densitometry (ISCD), and the National Osteoporosis Foundation (NOF). J Bone Miner Res 2008; 23 : 159-65.
9) 羽場輝夫，描画装置　骨形態計測ハンドブック第2版（髙橋榮明編）1997, 121-124.
10) Mellish RWF, A new manual method for assessing two-dimensional cancellous bone structure: comparison between iliac crest and lumbar vertebra. J Bone Miner Res 1991; 6: 689-696.
11) Vesterby A et al. Star volume of marrow space and trabeculae of the first lumbar vertebra: sampling efficiency and biological variation. Bone 1989; 10: 7-11.
12) Slyfield C.R. et al. Three-Dimensional Dynamic Bone Histomorphometry. J Bone Miner Res. 2012; 27: 486-495.
13) Chavassieux P. et al. Are Biochemical Markers of Bone Turnover Representative of Bone Histomorphometry in 370 Postmenopausal Women. J Clin Endocrinol Metab 2015; 100: 4662-4668.
14) Recker RR et al Issues in modern bone Histomorphometry. Bone 2011; 49: 955-96.

3 ヒトの骨格と組織の基本事項
Basic Points of Human Skeletal System in Bone Histomorphometry

a. ヒトの骨格の不均一性と部位による違い
b. モデリング，リモデリングの概念

a. ヒトの骨格の不均一性と部位による違い
Heterogeneity and site specificity of human skeleton

新潟リハビリテーション病院 整形外科
Department of Orthopedic Surgery, Niigata rehabilitation hospital
新潟骨の科学研究所
Niigata Bone Science Institute

山本 智章
Noriaki Yamamoto

Summary

骨格は複雑な形態と複数の機能を有し，部位によってその形態や機能は大きく異なる．この部位特異性は骨量減少や骨脆弱性にも影響しており，薬剤の効果や有害事象も部位特異性と多様性を持つ．DXAや代謝マーカーでは知りえない骨格の部位特異性を骨形態計測の視点で考える．

Keywords 骨代謝回転，骨格機能，不均一性

1. マクロの視点での骨格の特徴

骨格の基本的能力は，支持構造としての力学的寄与，力学的環境への適応，そして血清カルシウム恒常性の維持である．骨格の分類としてaxial skeleton体軸骨とappendicular skeleton体肢骨に分類される．axial skeletonとしては頭蓋骨，椎骨，肋骨などがあり，appendicular skeletonとして上肢および下肢の長管骨が分類されている．骨組織は主に緻密な構造を持つ皮質骨と細い骨梁構造を張り巡らす海綿骨に分類され，部位特異性をもって骨格を形成し，その機能的な役割を果たしている．皮質骨と海綿骨の混在する骨端部では境界は明瞭な区別はできず，互いに移行している[1]．

2. 皮質骨と海綿骨の構造と機能的役割

皮質骨は多数の強固な層板構造を持ち，硬い構造を保っている．骨格の部位によって厚みは異なり，骨端部や骨幹端部では薄い皮質骨で構成され内部に海綿骨が豊富に存在する

が、ほとんど海綿骨の存在しない中空構造の骨幹部皮質骨は厚く強靭であり、その層板は4種類の構造が認められる。それらは①骨単位osteonと呼ばれる同心円の構造、②各骨単位の間隙にある介在層板、③骨外膜面直下の大きな同心円を持つ外基層板、④骨内膜面にある同心円状の内基層板からなっている（図1）。皮質骨の特徴は骨量に比して表面積が小さいことからそのturnoverはゆっくりと進行しており力学的機能が主体と考えられている。骨端部では海綿骨は皮質骨の骨内膜面に連続して骨梁構造を骨内部に展開している。海綿骨の骨梁は層板構造から構成されているがその数は少なく骨単位は形成されない。海綿骨の特徴は骨量に比して表面積が大きく、骨リモデリングによるturnoverは皮質骨に比べて高いことから海綿骨は代謝面の役割が大きいと考えられている（表1）。しかしながら骨端部の海綿骨は軟骨下骨に連続して発達しており、本部位の骨梁構造は関節形状に応じた特殊性を有しており、力学的寄与がやはり大きい特徴を持つ[2]。

3. 骨髄機能と骨リモデリング

成長期に全身の海綿骨は造血機能を有しているが、徐々に活動部位が限局し、骨髄はRed marrowからYellow marrowへと転換する[3]。成人以降は四肢の長管骨はほぼ造血機能は消失し、Yellow marrowとなる。Red marrowの海綿骨は主に体軸骨に存在し、代謝に寄与しており、細胞数や骨代謝回転は高い。Yellow marrowは四肢骨に存在しており、このため四肢骨は力学的役割が主体になり、細胞数や骨代謝回転は低いとされている。過去には突然死した74歳の女性の全身の骨生検から24か所の骨形成速度が算出され（図2）、この結果では脊椎椎体の骨形成速度が

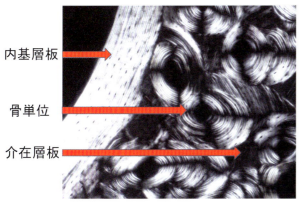

図1. 長管骨骨幹部皮質骨の層板構造

表1. 皮質骨と海綿骨の比率（文献2より引用一部改変）

		Cortical	Trabecular
Fractional volume	mm³/mm³	0.95	0.20
Total bone volume	mm³	1.4×10^6	0.35×10^6
Total internal surface	mm²	3.5×10^6	7.0×10^6
Surface/bone volume	mm²/mm³	2.5	20

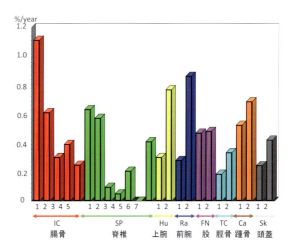

図2. 全身各部位の海綿骨骨形成速度（文献4より改変）

腸骨に比して低いことが示されている[4]．年齢や疾患において骨髄組織と海綿骨骨代謝回転の関係変化していることが考えられる．

4．骨代謝動態の時間的特異性および部位特異性

骨形態に影響を与える組織レベルで営まれている活動はGrowth, Repair, Modeling, Remodelingの4種類に分類される．Growthとは成長過程の骨格の変化であり，Repairは骨折など骨格の破綻や微細損傷の修復反応である．Modelingは力学的負荷に対する形状の適応であり，Remodelingは組織の置き換えとともに成長期では骨梁をより太くする．RemodelingのスピードによってBone ageが規定される．骨は部位によって異なるBone ageを示し，幅広いageの骨組織が混在している．Turnoverが高い骨はBone ageは低くなり，平均的なBone ageは個体の生物学的年齢と一致しないことも多い．骨組織の加齢は二次石灰化の進行と骨細胞の消失である．過剰な骨組織のagingは骨脆弱性の要因となる[5]．

5．Targeted remodeling and non-targeted remodeling

骨格は繰り返しの力学的負荷の環境下で内部にMicrodamage（微小損傷）を生じ，その修復機転として骨リモデリングが開始される．Microdamageは組織学的に様々な骨格の皮質骨で観察されており，大腿骨，椎体などにおいて詳細な研究が行われ，部位や年齢との関係が報告されている．海綿骨骨梁におけるMicrodamageは仮骨形成によって修復されると考えられている．Microscopic microdamageは骨細胞によってセンサーされてBMUが動き始める．これらはTargeted remodelingと呼ばれ，骨格の材質強度の維持，恒常性に最も重要な役割を果たしている．一方，Targeted remodelingが終了したBMUはその後もある一定の時間とスペースにおいて活動を継続していることが報告されている．これはPost-targeted remodeling, Non-targeted remodeling, Stochastic remodelingと呼ばれている[6]．荷重骨のturnoverは2－5％/年と低いが，体軸骨の海綿骨では15－35％/年と高い．血清カルシウム恒常性に機能する骨リモデリングはRed marrowに隣接した海綿骨領域で多く営まれている．

6．部位による骨量低下と骨脆弱性

皮質骨領域と海綿骨領域の骨量低下は健常女性の腸骨生検の観察から23.5年間で19.1％の減少（年－0.81％），皮質骨では8.7％の減少（年－0.37％）でCortical thinningとCortical porosityが要因としている[7]．減少率は海綿骨が皮質骨より高いが，実際に減少した骨量そのものはほぼ同等とされている．様々な部位にて縦断的，横断的骨量評価の報告があり，皮質骨および海綿骨に年間約1－1.5％の骨量低下が生じている[8]．骨量減少には内部の骨表面の骨吸収量と骨形成量の不均衡Remodeling imbalanceとRemodeling frequencyが関与している．吸収窩の深度と新しい骨形成量の差はRemodeling imbalanceと表現され，その繰り返される速度，すなわち代謝回転によって各部位の骨量低下率が規定されている．Remodeling imbalanceはそれぞれの部位に負荷されている力学的環境によって調整されており，FrostはこのメカニズムをMechanostatと呼んでいる[9]．

7. 椎体骨折と大腿骨近位部骨折における骨折メカニズム違い

Parfittは骨強度に影響する骨形態計測学的な側面として①骨梁微細構造の崩壊，②未修復fatigue damageの蓄積，③異常な石灰化分布，④不必要な高代謝回転，⑤骨細胞の欠落を提示している[10]．これらはDXAや骨代謝マーカーでは評価できない項目である．骨粗鬆症性骨折の代表的な疾患である椎体圧迫骨折と大腿骨近位部骨折のメカニズムを骨格の違いの視点から骨形態計測学的に推定すると，椎骨海綿骨はRed marrowで代謝が高く骨折に至るメインメカニズムは海綿骨骨梁の破綻であり，一方大腿骨近位部はYellow marrowで，その脆弱化はBone ageによって材質の劣化が主体となるとまとめている（表2）．両者は完全に区別分離できる病態では無く，混在した状態で骨折を発症している場合も多いが，骨粗鬆症の病態とその進行を理解する上で示唆に富んでいる．大腿骨頸部骨折患者の骨折部の観察ではClusterd remodelingやJiant resorption cavityの報告があり[11]，部位による骨粗鬆症の変化，骨動態は一様でなく，同時に薬剤作用も多様な影響をもたらすことが推察される．

■文献

1) 小澤英浩 他 骨の構造 新骨の科学第2版 医歯薬出版
2) Jee W.S.S The skeletal tissues In : Histology, cell and tissue biology. 5th ed(Weiss, L.eds) The MaMillian Press, London, Basigsoke, UK, 1983
3) Krempien B et al The reaction of different skeletal sites to metabolic bone disease-A micromorphometric study. Klin Wochenschr 1978; 56: 755-759.
4) Podenphant J. et al Regional variation in Histomorphometric bone dynamics from the skeleton of an osteoporotic woman. Calcif Tissue Int 1987; 40: 184-188.
5) Parfitt AM et al Increased bone age: Mechnisms and consequences In osteoporosis pp. 301-308. Osteopress ApS Copenhagen 1987
6) Parfitt AM Targeted and non-targeted bone remodeling: Relationship to BMU originstion and progression. Bone, 2002; 30: 5-7.
7) Han ZH et al, Effect of ethnicity and age or menopause on the structure and geometry of iliac bone . JBMR 11, 1967-1975, 1996
8) Davis JW. et al. Relationship between bone mass and rates of bone change at appendicular measurement sites. J Bone Miner Res. 1992; 7: 719-725.
9) Frost HM Bone's mechanostat: A 2003 update. Anat Rec, 2003; 275: 1081-1101.
10) Parfitt AM Skeletal Heterogeneity and the Pouposes of bone remodeling : Implications for the Understanding of osteoporosis In Oateoporosis Elsevier Inc .pp35-53
11) Bell KL. Et al A novel mechanism for induction of increased cortical porpsity in cases of intracapsular hip fracture. Bone 2000; 27: 297-304.

表2．椎体と大腿骨頸部の違い（文献10より引用）

	Vertebra	Femoral neck
Function of cancellous bone	Metabolic	Mechanical
Marrow/turnover	Red/high	Yellow/low
Osteocyte death	Yes	Yes
Increase with age	Small	Large
Fatigue damage	unknown	Yes
Hypermineralization	No	Yes
Main qualitative factor	Architecture	Bone age

b. モデリング，リモデリングの概念
Modeling, Remodeling

ケンブリッジ大学 医学部 骨研究グループ
Bone Research Group, Dep.of Medicine,Uni.of Cambridge

佐野 博繁
Hiroshige Sano

新潟リハビリテーション病院 整形外科
Department of Orthopedic Surgery, Niigata rehabilitation hospital
新潟骨の科学研究所
Niigata Bone Science Institute

山本 智章，髙橋 榮明
Noriaki Yamamoto, Hideaki Takahashi

Summary

骨組織は生涯にわたって吸収と形成を繰り返し，新しい骨組織に入れ替わる．活性化→吸収→逆転→形成→休止の順序で連鎖的に起こる一連の過程をリモデリングと呼び，破骨細胞による骨吸収は，骨芽細胞による骨形成によって充填され(coupling)，皮質骨では第二次骨単位，海綿骨では骨梁単位として観察される．モデリングは，成長過程，骨折治癒過程において，活性化→吸収あるいは形成の過程で骨の大きさ，形状の決定に関与する．

Keywords モデリング，リモデリング，ミニモデリング，Forming minimodeling structure, Foming-based bone formation

---

1．リモデリング

骨組織では，破骨細胞による骨吸収と骨芽細胞による骨形成が繰り返され，組織の入れ替えが行われている．この過程をリモデリング（remodeling）という．1960年代Takahashi, Frostらは成人骨の観察で，BSU（basic structural unit）の96.7%に破骨細胞の吸収痕であるscallop状の結合線（cement line）を認めたことから，リモデリングでは吸収期が形成期に先行することを報告した[1,2]．70年代後半，Baronによって，骨吸収期と骨形成期の間に逆転期（reversal phase）が存在することが報告され[3]，以後その過程は休止状態から活性化（activation），吸収（resorption），逆転（reversal），形成（formation），休止（quiescence）の順序で5相よりなると考えられている．活性化期は休止状態の骨芽細胞である骨表面細胞（bone lining cell, BLC）に覆われている骨表面に起こる．循環血中の単球マクロファージ系細胞から単核破骨細胞前駆細胞が供給される．破骨細胞前駆細胞は前破骨細胞に分化して骨基質表面に接着し，融合して多核の破骨細胞に分化する．吸収期は破骨細胞が骨吸収を行い，吸収窩を形成する．吸収が終了すると破骨細

胞は移動し，単核食細胞が出現し遺残した基質などを吸収する．逆転期では吸収終了後，骨芽細胞前駆細胞が骨芽細胞へと分化・増殖する．この吸収活動から形成活動への転換をカップリング（coupling）という．形成期には骨芽細胞が類骨を形成し数日後ヒドロキシアパタイトが沈着し石灰化mineralizationが進行する．骨芽細胞の一部は骨基質中に包埋され骨細胞となり，他は骨表面に残り，扁平なBLCとなり形成を終え，休止となる（図1）．

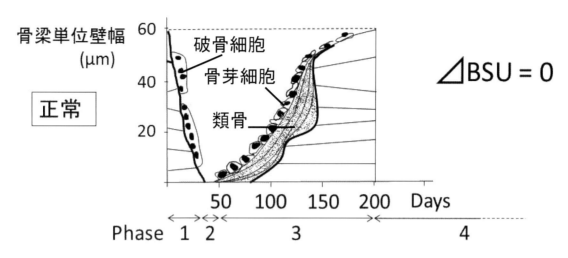

図1．骨梁単位におけるリモデリングの概念図
　　リモデリングにおける骨梁単位幅（縦軸），期間（横軸）を示す．
　　Phase1; 吸収期, 2; 逆転期, 3; 形成期, 4; 休止期.
　　（新しい骨形態計測: 佐野博繁ら，ウイネット出版2014より引用）

この連鎖的に進行する一連の事象に関与する細胞群を基本多細胞単位（basic multicellular unit, BMU），形成された層板骨をbasic structural unit（BSU）という．皮質骨のBSUは第二次骨単位secondary osteon, Haversian system（以下，骨単位と略す）（図2，3），海綿骨では骨梁単位trabecular packet（図4，5）として観察される．

休止面では，BLCによって区画されているが，リモデリングの際にもアルカリホスファターゼ活性陽性のBLC類似細胞により区切られており骨髄とは接しないことがHaugeらによって報告された[4]．そしてこの天蓋（bone canopy）で囲まれた空間を骨リモデリング区画（bone remodeling compartment, BRC）とよび，ここでリモデリングの過程が制御を受けるとの概念が広がりつつある．リモデリングで破骨細胞が存在した場所に骨芽細胞が誘導される機序（カップリング）については，生理的活性物質の骨基質内部からの溶出や，類洞様組織を含めた血管系組織による制御の関与が想定されている[5]．Moriらはイヌ脛骨皮質骨にmicrocrackを生じさせるとリモデリングが誘導されることから微細損傷（microdamage）はリモデリングによって修復されることを報告した[6]．このようにリモデリングで微細損傷を修復する過程を標的化リモデリング，一方カルシウム不足や内分泌異常など骨外の刺激により，骨からカルシウムが放出される際に起こる過程は，部位特異性がなく生じるので非標的化リモデリングとよぶ．リモデリングとは骨吸収された部位に骨形成を生じる順序付けられた一連の事象を指し，BMUにて形成されたBSUの増減バランスはリモデリング前後では変動しうる．

3．ヒトの骨格と組織の基本事項

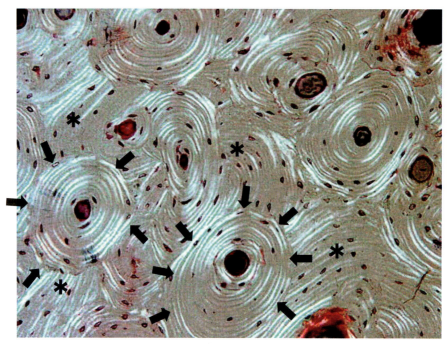

図2．ヒト大腿骨骨幹部横切切片での骨単位（非脱灰標本，Villanueva Bone Stain，偏光観察）
　侵食された古い骨単位（＊）の上に，新しい骨単位は同心円状の層板構造として観察される（矢印）．
（新しい骨形態計測：佐野博繁ら，ウイネット出版2014より引用）

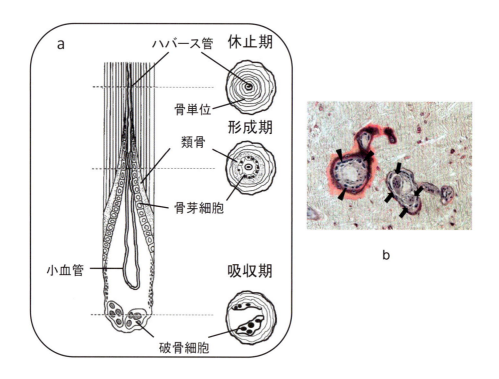

図3．皮質骨でのリモデリング
　a．骨単位概念図：古い骨は吸収円錐にある破骨細胞にて吸収され吸収腔が形成され，その後，逆転期を経て，骨芽細胞により吸収腔周辺から求心的に骨形成が始まり，中央にハバース管を残して骨単位の新生は終わる．休止期，形成期，吸収期の横断面を右に示す．
　b．ヒト大腿骨の骨単位横断面：形成面に骨芽細胞（矢頭），吸収面に破骨細胞（矢印）を認める．
（新しい骨形態計測：佐野博繁ら，ウイネット出版2014より引用）

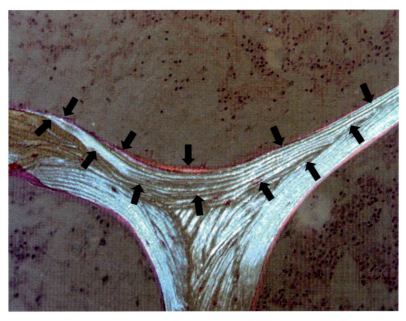

図4. ヒト腸骨海綿骨での骨梁単位（非脱灰標本，Villanueva Bone Stain，偏光観察）
　破骨細胞により吸収腔が形成された後，骨芽細胞により層板構造を有する骨梁単位が形成される（矢印）．
　（新しい骨形態計測：佐野博繁ら，ウイネット出版2014より引用）

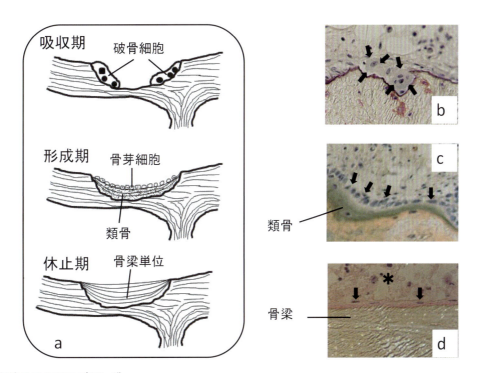

図5. 海綿骨でのリモデリング
　a. 骨梁単位概念図：破骨細胞により吸収腔ができ（吸収期），逆転期を経て骨芽細胞による類骨が形成され石灰化が進行する（形成期）．吸収された骨量とほぼ同等の量が形成されると骨芽細胞の働きは停止する（休止期）．
　b. 吸収面：破骨細胞（矢印）
　c. 形成面：骨芽細胞（矢印）
　d. 休止面：骨芽細胞の一部は骨表面に残り，扁平なBLC（矢印）となる．吸収された骨梁とほぼ同量の骨が形成されると骨芽細胞の働きは停止する．BLCによって骨髄（＊）とは区画される．
　　（新しい骨形態計測：佐野博繁ら，ウイネット出版2014より引用）

2．モデリング

　Frostは骨の成長時や，小児での変形癒合後の自家矯正による形状変化をモデリング（modeling）と呼び，至適な力学的強度を獲得するための生理的な骨の反応と考えた．例えば大腿骨は成長過程において，その骨頭・頸部・転子部・骨幹部と基本的形状が変わらずに大きさが増す．この過程では上述した骨吸収と骨形成とのカップリングは伴わない．皮質骨におけるこれらの変化は継時的なX線にて観察できるが（macromodeling），Frostは海綿骨においても顕微鏡レベルでの観察が必要であるが同様の過程は生涯起こりうると仮定した（minimodeling）[7]（図6）．

　2001年Erbenは，ratへの高容量Vit.D製剤によって平滑な骨表面上に認めた"boutons"様の添加骨はminimodelingによって形成されたものと報告した[8]．その後Kobayashiらによってこの現象の存在がヒト腸骨でも初めて報告され[9]，以後modeling-based bone formationとの用語として興味が持たれるようになったが，PTH製剤投与による骨形成においても同機序が関与しているとの報告[10,11]によってより一層興味を加速させた．近年Dempsterら[12,13]はヒト腸骨を用いた骨形態計測における薬効評価で，海綿骨（cancellous），皮質骨内骨面（endocortical），および骨膜面（periosteal）におけるRBF（Remodeling-based formation），MBF（Modeling-based formation），oMBF（Over flow modeling-based formation）を定量化し報告した．今後の骨形態計測では，より一層これら骨形成の機序について解釈が求められていくようになるものと思われる．我々は，Minimodeling（modeling-based formation）による過程により生じたと推測される骨組織所見をminimodeling strucure（MiS）として

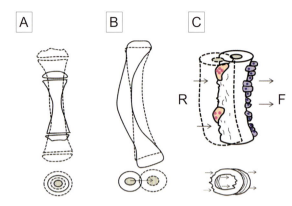

図6．モデリングの概念図
　（A，B）皮質骨におけるmacromodeling，
　（C）海綿骨におけるminimodeling．
　（A）成長過程では基本的形状が変わらずに大きさが増す．
　（B）骨折治癒過程では，過度の変形癒合は矯正される．
　（C）骨形成（F）と骨吸収（R）はカップリングしない．
　（文献7より改訂引用）

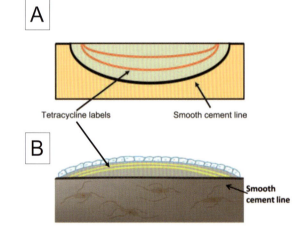

図7．従来のModeling-based formationの定義
　いずれも破骨細胞による吸収痕を認めないsmoothなcemnet line上での骨形成をmodeling-based bone formationと定義するもののcement lineの解釈が施設間で異なることが問題であった．
　（A）文献11より引用，（B）文献12,13より改訂引用

提唱し，その研究を重ねてきた．従来の報告ではその判断は骨形成が開始するcement lineの形状によってなされていたが，検者間・施設間の測定誤差が大きいことが問題であった[9〜11]（図7）．筆者らは，cement lineは基本的に破骨細胞による吸収後の逆転機に形成

されるものであることから[14]，minimodeling の定義としては相応しくなく，また，リモデリングにおいて骨形成が吸収を上回り，吸収窩から新生した骨が周辺にあふれでた場合（spill over）も，MiSとして判断されてしまう危険性を報告した[15]．MiSの定義としてa）平滑な骨表面上に形成される，b）MiSとその基部で接する海綿骨とでは層板構造が異なる（図8・A－D）ことを提唱し，この中でも現在，骨形成を行っているものに着目し "Forming minimodeling structure"（FMiS）とよび，c）FMiS表層には類骨層を伴う．d）FMiSは既存骨に比し新鮮であり，低石灰となるため，蛍光観察での蛍光強度（緑色）が既存骨に比し弱いことを満たすことを条件とした．（図8E－H）．著者らは，骨粗鬆症による大腿骨頸部骨折を来した患者より採取した20個の大腿骨頭を詳細に観察した結果，45％にFMiSを認めた．FMiSを認めた骨標本では，有意に骨量および類骨関連パラメー

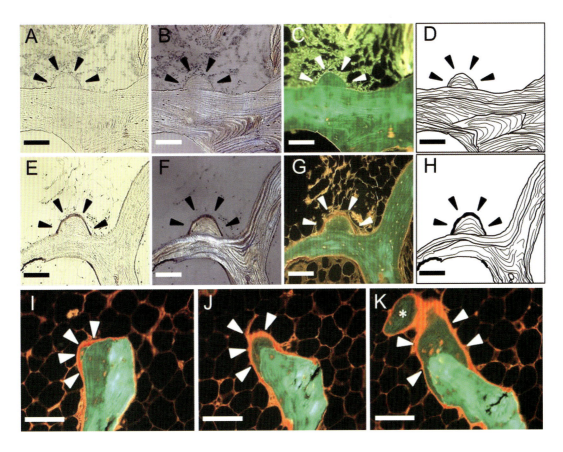

図8．Minimodeling structureとforming minimodeling structure
(A-D) Minimodeling structure (MiS). MiSは，破骨細胞による骨吸収面を認めない平滑な海綿骨表面に形成され，それらの層板構造は一致しない．
(E-H) Forming minimodeling structure (FMiS). FMiSでは表層に類骨層を伴う(偏光(F，矢頭);紫色，蛍光(G，矢頭);赤色)．FMiSは既存骨 (asterisk) に比し低石灰であるため，蛍光での緑色蛍光強度は弱い（G）．
(I-K) 連続切片からのFMiSの解析 (I→J→K)．平滑な骨表面上のFMiS(I)は，架橋様構造（J）として近接する骨梁（＊）への連結の役割を担う(K)(文献15より引用)
(A，E) 普通光; (B，F)偏光; (C，G，I-K)蛍光; (D，H) シェーマ．Scale bars: 100 μm

ターが高値であり，連続切片からの解析からは，このFMiSが連結性（connectivity）の維持に寄与していることを報告した[15]（図8・I−K）．今後FMiSが例え骨標識が施行されておらず骨形成における動的パラメーターが未知である骨標本においても，骨形成の1つの指標になりうるものとして期待されている．

■ **文献**

1) Takahashi H, Hattner R, Epker BN et al.; Evidence that bone resorption precedes formation at the cellular level. Henry Ford Hosp Med Bull. 1964; 12: 359-364.
2) Hattner R, Epker BN, Frost HM.; Suggested sequential mode of control of changes in cell behavior in adult bone remodeling. Nature. 1965; 206(983): 489-490.
3) Baron R.; Importance of the intermediate phases between resorption and formation in the measurement and understanding of the bone remodeling sequence. In: Meunier PJ, editor. Bone histomorphometry: second international workshop Lyon. Toulouse: Armour Montagu; 1977; 179-183.
4) Hauge EM, Qvesel D, Eriksen EF et al.; Cancellous bone remodeling occurs in specialized compartments lined by cells expressing osteoblastic markers. J Bone Miner Res. 2001; 16: 1575-1582.
5) Parfitt AM; The mechanism of coupling : A role for the vasculature. Bone. 2000; 26: 319-323.
6) Mori S, Burr DB; Increased intracortical remodeling following fatigue damage. Bone. 1993; 14: 103-109.
7) Jee WS, Tian XY, Setterberg RB; Cancellous bone minimodeling-based formation: a Frost, Takahashi legacy. J Musculoskelet Neuronal Interact. 2007; 7(3): 232-239.
8) Erben RG; Vitamin D analogs and bone. J Musculoskelet Neuronal Interact. 2001; 2(1): 59-69.
9) Kobayashi S, Takahashi HE, Ito A et al.; Trabecular minimodeling in human iliac bone. Bone. 2003; 32: 163-169.
10) Ma YL, Zeng Q, Donlley DW et al.; Teriparatode increases bone formation in modeling and remodeling osteons and enhances IGF-II immunoreactivity in postmenopausal women with osteoporosis. J Bone Miner Res. 2006; 21(6): 855-864.
11) Lindsay R, Cosman F, Zhou H et al.; A novel tetracycline labeling schedule for longitudinal evaluation of the short-term effects of anabolic therapy with a single iliac crest bone biopsy: early actions of teriparatide. J Bone Miner Res. 2006; 21(3): 366-373.
12) Dempster DW, Zhou H, Recker RR et al.; Remodeling- and modeling-based bone formation with teriparatide versus denosumab: a longitudinal analysis from baseline to 3 months in the AVA study. J Bone Miner Res. 2018; 33(2): 298-306.
13) Dempster DW, Zhou H, Ruff VA et al.; Longitudinal effects of teriparatide or zoledronic acid on bone modeling- and remodeling-based formation in the SHOTZ study. J Bone Miner Res. 2018; 33(4): 627-633.
14) Skedros JG, Holmes JL, Vajda EG et al.; Cement lines of secondary osteons in human bone are not mineral-deficient: new data in a historical perspective. Anat Rec A Discov Mol Cell Evol Biol. 2005; 2816(1): 781-803.
15) Sano H, Kondo N, Shimakura T et al.; Evidence for ongoing modeling-based bone formation in human femoral head trabeculae via forming minimodeling structures: A study in patients with fractures and arthritis. Front Endocrinol. 2018; 9(88): 1-8.

ヒト腸骨biopsy & Histomorphometry
Biopsy & Histomorphometry for human iliac crest

- a. 臨床におけるラベリングから腸骨生検まで
- b. 標本作製と計測
- c. パラメーターの実際と解釈

a. 臨床におけるラベリングから腸骨生検まで
Transsilial Bone Biopsy

新潟リハビリテーション病院 整形外科
Department of Orthopaedic Surgery, Niigata rehabilitation hospital
新潟骨の科学研究所
Niigata Bone Science Institute

山本 智章
Noriaki Yamamoto

Summary

臨床における腸骨生検は骨形態計測の標準的評価方法として確立している．特に骨標識は骨動態を評価する上で必須となっており，生検前に適切なスケジュールで実施する．骨生検ではできる限り海綿骨の骨梁構造を温存した組織採取を行う．

Keywords 腸骨生検，ラベリング，テトラサイクリン

1. 腸骨生検の意義

腸骨生検による骨形態計測学的な評価は骨代謝性疾患の診断や重症度の評価，治療薬の効果判定などに大きな情報をもたらす[1]．より正確な骨形態および骨動態の評価のためには基本的な手順と様々な注意点がある．骨形態計測の意義として，DXAでは知りえない骨組織の質的な状態の評価，骨代謝マーカーでは判断できない病的な骨代謝回転の異常を明らかにすることができる．

2. 骨標識とは

テトラサイクリン系の抗生物質が石灰化前線にキレート結合することから蛍光観察によって骨形成が定量的に評価可能となる[2]．標識が2回実施されることにより骨形態計測は代謝動態の時間的な因子を表すことが可能になることから重要な意義を持つ．1重標識と2重標識の評価についてはその解釈が検討され現在の計算式が確立していった[3]．

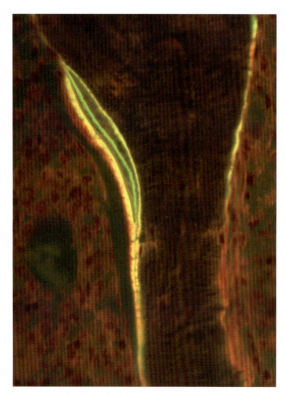

図1　骨標識の実際

3．標識薬剤

骨標識は薬剤の種類，投与量，投与間隔が重要である．ヒトではテトラサイクリンが主な標識薬剤であり，動物実験ではカルセインも多く用いられている．（図1）

Pautkeらは8種類のテトラサイクリン系薬剤の比較を行い，TetracyclineとChlortetracyclinが最適な薬剤と報告した[4]．Minocyclineは標識が観察されなかった一方で，別の報告では高容量によって標識可能との報告がある[5]．ヒトにおいてMinocyclineの長期投与によって骨組織全体の変色，色素沈着が報告されている[6]．

日本において臨床的に良く用いられる標識薬剤はTetracycline hydrochloride（アクロマイシンV），Demethylchlortetracyclin（レダマイシン）がある．

蛍光観察によってアクロマイシンVは黄色を，レダマイシンではオレンジ色で観察される．

Parfittらは薬剤の違いによる標識長の違いを示し，demethylchlortetracyclinがより長い標識観察がされるとの報告をしている[7]．臨床的に2回の標識が重ならないで区別されるために1回目と2回目の投与に1～2週間前後の間隔をあけることが重要である．標識間隔日数は骨形成パラメーターの計算式に入力されてリモデリングが評価されている．

代表的な標識スケジュールを示す．（図2）

例）
第1回標識：
アクロマイシンV（250mg）　3T　3×1　2日間投与
↓（14日間休止）
第2回標識：
アクロマイシンV（250mg）　3T　3×1　2日間投与
↓（5日間休止）
腸骨生検

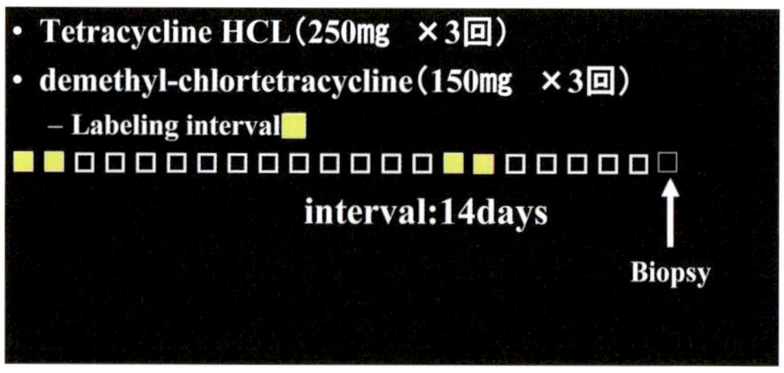

図2　骨ラベリングスケジュール

4．腸骨生検の実際

1）患者説明，同意

侵襲的な手技であることから目的および方法，リスクを十分な説明を行った上で同意を取得する．生検によって骨代謝状態が評価され病態の解明や治療の指針になる情報が得られることを説明する．生検から標本作成，計測，結果報告まで通常2か月間の時間を要する．

2）生検手技

通常の手術準備に準じて患者のケアを行い，清潔操作で生検を実施する．骨採取の径は7.5mm以上が望ましいとされている．現在，われわれの用いている専用のトレフィンは新潟骨の科学研究所式生検器（瑞穂医科）がある．（図3）

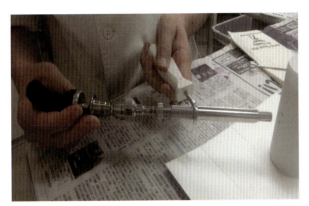

図3　新潟骨の科学研究所式腸骨生検器

腸骨の採取に際して，中空のドリルで代用も可能である．海綿骨構造を壊さずに採取し，皮質骨も含めて両者を同時に観察できることから，腸骨を外板から内板まで貫いて愛護的に採取する．生検は仰臥位で上前腸骨棘から背側に2cm，腸骨稜から尾側に2cmの部位でおこなう．局所麻酔で実施する場合は皮膚，皮下組織，骨膜に局所麻酔をおこない，内板側骨膜周囲にまで浸潤させることが疼痛の軽減につながる．2cmの皮切をおき，軟部を鈍的に展開し外板骨膜に達する．トレフィンを挿入し，ゆっくりと先端を進め外板から内板まで貫いたことを確認して組織を採取する．専用トレフィンではストッパーが付いているが，特にトレフィンが深く入らないよう注意する．採取した骨は直ちに70％アルコールにて固定し，標本作成のプロセスに移行する．良い状態での骨組織の採取が正しく詳細な骨形態計測結果に影響する．

3）合併症

腸骨生検に伴う合併症は極めてまれとされているが術後ケアに準じて創の管理を行う．Raoらは9131例の生検で0.7％の有害事象が報告されその内訳は血腫22例，疼痛17例，一過性神経症状11例，表層創感染などが報告されている[8]．

おわりに

骨形態計測学は骨組織の形態や代謝動態を直接的に評価する方法として確立し，今日の骨代謝研究や臨床診療の礎となってきた．侵襲的な手技であり，実施する症例は限られているが病態や薬剤の影響を解明する上で貴重な情報をもたらす検査方法といえる．骨標識および腸骨生検の正しい知識と適切な手順によって骨形態計測学的な評価がより有用なものとなる．

■文献

1) Dempster DW, et al Standardized nomenclature, symbols, and units for bone histomorphometry: a 2012 update of the report of the ASBMR Histomorphometry Nomenclature Committee. J Bone Miner Res. 2013; 28: 2-17.
2) Frost HM, Measurement of human bone formation by means of tetracyclin labelling. Calcif Tissue Res 1969; 3: 211-237.
3) Keshawarz NM, Recker RR, The label escape error: comparison of measured and theoretical fraction of total bone-trabecular surface covered by single label in normals and patients with osteoporosis. Bone 1986; 7: 83-87.
4) Parfitt AM, Difference in label length between demethylchlortetracycline and oxytetracycline: implications for the interpretation of bone histomorphometric data. Calcif Tissue Int 1991; 48: 74-77.
5) Rumbak MJ, et al. Black bones following long-term minocycline treatment. Arch Pathol Lab Med 1991; 115: 939-941.
6) Pautke C et al. Characterization of eight different tetracyclines: advances in fluorescence bone labeling. J Anat 2010; 217: 76-82.
7) Gerlauch RF, Alveolar bone remodelling pattern of the rat incisor under different functional conditions as shown by minocycline administration. Arch Oral Biol 2002; 47: 203-209.
8) Rao,D.S. et al. Transiliac bone biopsy: Complications and diagnostic value. Henry Ford Hosp. Med J. 1980; 28: 112-118.

4. ヒト腸骨 biopsy & Histomorphometry

b．標本作製と計測
Preparation of undecalcified specimen of bone and bone histomorphometry

新潟骨の科学研究所
Niigata Bone Science Institute

島倉 剛俊
Taketoshi Shimakura

Summary

骨形態計測は骨組織を直接的に評価する方法である．骨の組織学的動態の観察は，類骨や石灰化骨の判別が可能で，かつ細胞成分をも観察できる非脱灰硬組織標本が有用である．本稿では，非脱灰硬組織標本の作製方法や，骨形態計測のために開発された計測システムの紹介と，そのシステムを用いた静的状態や標識下での動的状態，各種細胞等の各パラメータの実際の計測方法を記した．

Keywords 非脱灰標本，MMA樹脂，一次パラメータ，二次パラメータ，蛍光標識

1．非脱灰硬組織標本作製

標本作製編・はじめに

骨形態計測用の標本作製は，骨採取時から始まる．臨床においての基本となる骨採取部位は，骨代謝回転等の判断の指標となる基準値が存在している腸骨になる．その採取方法は前項に記されている通りだが，最近では手術時に移植用に腸骨採取を行い，その一部を骨形態計測用とする場合もある．また，基準値となるデータは無いものの，人工骨頭挿入術や人工関節置換術の際に出る大腿骨頭や膝関節，大腿骨髄内釘の刺入部骨，胸椎や腰椎の棘突起なども検体として使用される．

骨採取時は，骨に損傷を与えないように注意して摘出し，ただちに十分な量の70％エタノールに浸漬し固定を開始する．固定開始後，最初の3日間は毎日液を交換する．

固定が完了したら，次はブロックの作製である．非脱灰硬組織標本作製には，MMA（Methylmethacrylate）樹脂ブロックと，GMA（Glycolmethacrylate）樹脂ブロックの2通りの方法がある．今回は，基本となるVillanueva Bone StainとMMA樹脂ブロックについて記す．GMA樹脂ブロックや後染色でのALP染色やTRAP染色など酵素染色については，「新しい骨形態計測（ウイネット出版）」[1]を参照されたい．

Villanueva Bone Stain とMMA樹脂ブロック作製

MMA樹脂ブロックの作製の前にVillanueva Bone Stain液を用意する．市販のVillanueva Bone Stain Powder（㈱マルトー）を使用する方法と，basic fuchsin, fast green, orange G, azure II 等を用いてVillanueva Bone Stain Powderを自分で作製して使用する方法がある[2]．完成したVillanueva Bone Stain Powderを70％メタ

ノールで攪拌混和すれば，Villlanueva Bone Stain液が完成する．このVillanueva Bone Stainは，1枚の標本で静的パラメータと動的パラメータの計測が可能な染色である．

MMA樹脂は，メタクリル酸メチルモノマー（Methyl Methacrylate Monomer）にメタクリル酸メチルポリマー（Methyl Methacrylate Polymer）と過酸化ベンゾイル（Benzoyl Peroxide）を混ぜて，約3日間攪拌混和して作製する．

70％エタノール固定が完了した骨は，Villanueva Bone Stain液に7～10日ほど浸漬し染色する．臨床骨の場合，染色液や樹脂の浸透をよくするため，浸漬する前にAcetone等で脱脂を行う（骨組織の大きさによって脱脂の時間は違ってきます）．染色完了後，70～95.5％のエタノール系列とAcetoneで脱色，脱水，脱脂を真空ポンプによる脱気中で行い，その後Acetone/Monomer（1:3）中で1晩暗所に静置する．次にメタクリル酸メチルモノマーに約3日間浸漬させ，検体とモノマーを良く馴染ませた後，PEEL-A-WAY（POLYSCIENCES, INC. U.S.A）等の検体サイズにあった容器内でMMA樹脂に移し冷蔵庫内で約1週間樹脂浸透させる．その後，ふ卵器内で樹脂を継ぎ足しながら加熱重合（31℃～）させ，MMA樹脂ブロックが完成する．

MMA樹脂ブロックの薄切

出来上がったMMA樹脂ブロックからは，薄切標本と研磨標本の作製が可能である．当研究所では，薄切に全自動回転式ミクロトーム（Leica RM2255, Germany）を使用しているが，薄切が可能な検体サイズはこのミクロトームの回転幅内のサイズのものに限る．検体が臨床骨である以上，このサイズより大きな検体が採取される場合もあるが，その場合は薄切可能なサイズにトリミングするか，研磨標本にするかの選択が必要になる．

Villlanueva Bone Stainで前染色をした骨は，そのままで計測が可能なのでDRY Sectionで薄切する．Villlanueva Goldner 染色やHE染色，トルイジンブルー染色などの後染色が必要な場合はWET Sectionで薄切する．

DRY Section法

薄切には全自動回転式ミクロトーム（Leica RM2255, Germany）を使用し，6～10μmで荒削りし面出しを行う．目的の面に達したら，5～6μm程度の厚さでスライド標本用切片の薄切を行う．この時，薄切の方向への収縮が起こるため，切片をなるべく伸ばして圧迫した状態でふ卵器内で1晩シワを伸ばす．その後，スライドグラス上に光硬化封入剤を用いて封入する．（**写真1**）

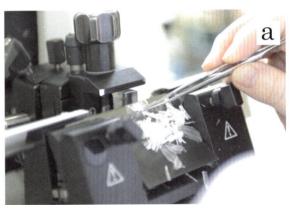

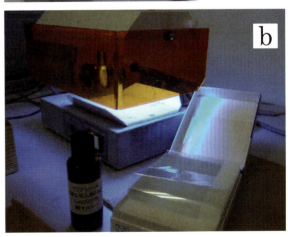

写真1．薄切，封入
a．全自動回転式ミクロトーム（Leica RM2255, Germany）での薄切．
b．光硬化封入剤（クリアシール：㈱マルトー）を用い，紫外線重合装置を用いて封入

WET Section法

目的の面までの荒削りは、DRY Sectionと同様に行う．目的の面に到達したら5～6μm程度の厚さでスライド標本用切片の薄切を行う．薄切の際，MMA樹脂ブロックの薄切面をエタノールで湿らせて薄切する．得られた切片をピンセットで採取し，エタノールを塗布したスライドグラス上に載せる．切片を覆う大きさのビニールシートを気泡が入らないように切片に被せ，余分なエタノールをしごく様にしてビニールシートをスライドグラスに密着させる．スライドグラスを数枚重ね，万力などで締め付け2～3日程度乾燥させる．

乾燥後，染色に用いる際は，60～65℃に温めたキシレンに2～3時間程度スライドを浸漬し，MMA樹脂の脱樹脂を行う．

MMA樹脂によるV.Goldner染色法

WET Section法により得られたMMA樹脂切片を用いて染色を行う．V.Goldner染色は類骨と石灰化骨とが染分けられる．ワイゲルト鉄ヘマトキシリン液による核染色，マッソンポンソー-フクシン染色液による類骨染色，ナフトールグリーン染色液による石灰化骨染色など複数回の染色ステップにより骨組織を染める[2]．封入にはキシレン系封入剤を用いる．

V.Goldner染色は，工程中に骨組織が酸脱灰されるため標識は消滅する．そのため，標識された組織を観察する場合は，あらかじめ未染色でブロックを作製し，標識観察用には連続切片で作製した未染色標本を用いる．なお，Villanueva Bone Stainを行った検体のブロックからでも作製は可能である．

MMA樹脂ブロックの研磨

研磨標本は，長管骨骨幹部など薄切に向かない部位やサイズの大きい検体，インプラントなどの金属埋入骨などで作製する．また，マイクロクラック用の標本も，約100μm厚で作製し観察することが出来る．

詳しくは「新しい骨形態計測（ウイネット出版）」[1]に書かれているので，ここでは基本的な流れを簡潔に記す．

面出し

検体が包埋された樹脂ブロックを，マイクロ・カッティング・マシンを用いてなるべく小さく整形し，観察面となる部分でカットし，プレパラートに貼り付ける面を作る．

観察面の研磨

研磨紙を用いて樹脂ブロックの観察面を研磨する．目の粗い研磨紙から研磨を開始し，研磨の状態を確認しながら段階的に目の細かい研磨紙で研磨を行う（例えば，①.No.800の研磨紙で全面を研磨，②.No.2000で研磨，③.No.4000で仕上げの鏡面研磨）．鏡面研磨終了後，観察面を十分乾燥させてから観察面を下にしてシランコーティングしたスライドグラスの上に貼り付ける．

切片の研磨～封入

観察面側のスライドグラスを切片厚が200μm前後になるようにして樹脂ブロックから切り離す．スライドグラスに接着されている切片の研磨を，目の粗い研磨紙から始め，マイクロメーターで切片厚を確認しながら，段階的に目の細かい研磨紙にして研磨を行う．（例えば，①.No.800の研磨紙で切片厚100μm前後を目安に研磨，②.No.1200で切片厚60μm前後まで研磨，③.No.2000で切片厚40μm前後まで研磨）切片厚が40μm前後になったらNo.4000の研磨紙で仕上げの研磨を行い，研磨傷が目立たなくなったら研磨終了となる．

切片の研磨はマイクロメータで切片厚を確認しながら行うが，メーター上，同じ数値で

あっても観察面の接着具合によって（接着剤の厚さによって）組織の厚さが変わってくるので，同時に顕微鏡で組織の見え方を確認しながら行うと研磨しすぎて組織を消失することを防ぐことができる．研磨の終わった切片は十分に乾燥させ封入する．（**写真2**）

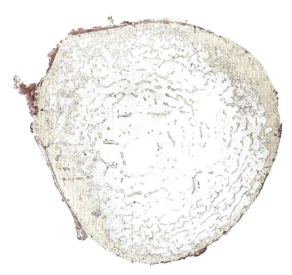

写真2．大腿骨骨幹部研磨標本（95歳女性）（自験例）

標本作製編・おわりに

　本稿では，臨床における非脱灰硬組織標本作製法について簡潔に述べてきた．臨床例では，検体のサイズや脂肪の含有量などにより，動物例とは細かな部分での違いはあるが，その工程に大きな違いはない．

　非脱灰硬組織標本作製法については「新しい骨形態計測（ウイネット出版）」[1]により詳しく書かれているのでご参考願いたい．

2．骨形態計測

計測システム

　骨形態計測を行うための計測システムは，国内外合わせていくつか存在する．以前あった計測システムは，顕微鏡の視野内へデジタイザーカーソルの小さな光点を導き，その光点で標本の面をパラメータごとにトレースして計測する半自動画像解析装置であった[3]．現在の主流は「画像計測システム」と呼ばれる，顕微鏡に接続したデジタルカメラから取り込まれた画像をディスプレイに表示し，それを見ながらタッチペンでディスプレイ上をトレースし計測するタイプである（**写真3**）．

　以前の計測装置は，計測者のみが標本をみて計測するタイプであったため，計測結果が計測者のみの主観になるのに対し，現在の画像計測システムはディスプレイ上に計測画面が現れることで，多人数でディスカッションしながらの計測が可能となった．また，表示画面はリアルタイム画像であるため，計測途中でのフォーカス調整や自然光－蛍光の切り替えを自由に行うことが可能で，その計測データや計測画面を保存・管理することも出来る．計測後でもディスカッションを行いデータの修正・訂正を行えるという利点もある．

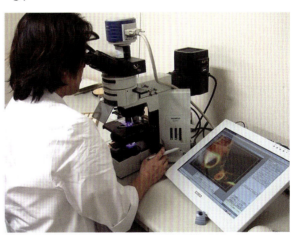

写真3．骨形態計測システム（Histometry RT CAMERA：㈱システムサプライ, 長野）

計測の実際
計測編・はじめに

　骨形態計測とは，骨組織を直接的に評価する方法であり，非脱灰標本において海綿骨を静的（質的）状態や，標識下での動的状態，各種細胞の情報を数値化し評価する方法であ

る．動物実験（薬剤の有効性の判定や病態モデルなど）において，骨代謝関連の評価に非常に有用で，必須の評価方法である．臨床の場においてもPTH製剤などの薬剤効果や，CKD-MBD（chronic kidney disease mineral bone disorder：慢性腎不全に伴う骨ミネラル代謝異常）や骨粗鬆症，SSBT（Severely suppressed bone turnover：骨代謝過剰抑制）などの診断や，骨軟化症の確定診断などに有効な方法である．

臨床例での計測

骨形態計測は，対象に標識剤を投与し，その後に骨摘出，標本作製，計測，データ解析の順で進んでいく．臨床例の場合，基準値の過去データがある腸骨が基本となるが，侵襲性での採取になるため，近年は手術時に移植用として採取した腸骨の一部を対象とすることも多くなっている．また，他部位においても，手術に合わせて大腿骨（骨折手術時，人工関節置換術時）や棘突起（脊椎手術時）などでの計測も行われている．

1．計測部位

基本となる腸骨検体では，外板内板の皮質骨を含む標本が基本的な標本となる．その計測範囲は，皮質骨を含まず，採取時のトレフィンによる損傷部位を除いたエリアになる（**写真4**）[4]．採取された骨サイズによって計測視野数は変わってくるが，より広い範囲で計測することが望ましい．

2．計測の実際

実際に形態計測を行う時に大切な事は，[顕微鏡の倍率を何倍で計測するか？]である．基本は二重標識幅が計測できる最小倍率であり，臨床骨の場合は200倍での計測が基本となる．しかし，マイクロクラック計測など通常の海綿骨計測とは違う場合，その計測に合った倍率での計測となる．以下に当研究所において臨床例で使用しているパラメータと

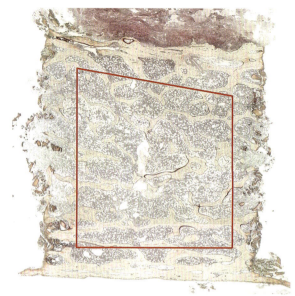

写真4．腸骨標本前景（赤枠が計測エリア）
（西新潟中央病院 高橋美徳先生提供）

（**図1**）その計測方法を記す[5]．

①．骨量関連パラメータ

BV/TV（骨量（組織量補正）），Tb.Th（Trabecular Thickness：骨梁幅），W.Th（Wall Thickness：骨（梁）単位壁幅）が骨量関連パラメータである．

計測は，骨梁表面（BS）をタッチペンでトレースすることで求めることができる．このBSのトレースをすることにより，他の一次パラメータであるTV（Tissue Volume：組織量）やBV（Bone Volume：骨量）も同時に計測される．計測された一次パラメータのデータから，計算によって二次パラメータのBV/TV，Tb.Thが自動的に算出される．また，W.Thは偏光画面での2点間距離の平均で求める（**計測写真1**）．

②．類骨関連パラメータ

OV/TV（類骨量（組織中）），OV/BV（類骨量（骨量中）），OS/BS（類骨面），O.Th（Osteoid Thickness：類骨幅），Ob.S/BS（骨芽細胞面）が類骨関連パラメータである．

計測する一次パラメータは，OS（Osteoid

	パラメータ[1]	略号	単位	計測値	基準値(～) 腸骨[2]
骨量	骨量	BV/TV	%		±
	骨梁幅	Tb.Th	μm		±
	骨(梁)単位壁幅	W.Th	μm		±
類骨	類骨量(組織量基準)	OV/TV	%		±
	類骨量(骨量基準)	OV/BV	%		±
	類骨面	OS/BS	%		±
	類骨幅	O.Th	μm		±
	骨芽細胞面	Ob.S/BS	%		±
吸収	浸食面	ES/BS	%		±
	破骨細胞面	Oc.S/BS	%		±
	線維量	Fb.V/TV	%		0
石灰化	骨石灰化速度	MAR	μm/day		±
	1重標識面	sLS/BS	%		
	2重標識面	dLS/BS	%		
	骨石灰化面(骨面基準)	MS/BS	%		±
	骨形成速度(骨面基準)	BFR/BS	mm³/mm²/yr		±
	骨形成速度(骨量基準)	BFR/BV	%/year		±
	骨(梁)単位活性化率	Ac.f	N/year		±

(NM : not measured　　NL : not labeled　　NC : not calculated)

1) 田中伸哉 他 　：日骨形態誌・24、1-8、2014
2) 基準値 ・今野俊幸 : 日整会誌、61:1081-1092,1987
　　・Recker RR, et al : JBMR、3:133-144,1988
　　・上野欣一 : 新潟医学会雑誌、103:310-322,1989
　　・Rehman MT, et al : J Clin Pathol、47:529-534,1994

図1. 新潟骨の科学研究所　臨床用報告パラメータ

Surface：類骨面）とOb.N（Osteoblast Number：骨芽細胞数），Ob.S（Osteoblast Surface：骨芽細胞面）である．OSの計測は類骨部分の周囲をトレースすることで求められる．Ob.Nは骨芽細胞を一個ずつカウントし，Ob.Sは骨面に接している骨芽細胞面をトレースして求める（**計測写真2**）．

この計測によって他の一次パラメータであるOV（Osteoid Volume：類骨量）やO.Th（Osteoid Thickness：類骨幅）も同時に計測

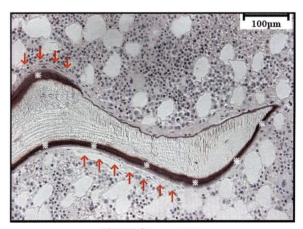

計測写真1. (x100)
W.Th（2点間計測：黄色線）

計測写真2. (x200)
※（白）：類骨（Osteoid），↑：骨芽細胞（Osteoblast）

される．計測された一次パラメータのデータから，計算によって二次パラメータのOV/TV（類骨量（組織中）），OV/BV（類骨量（骨量中）），OS/BS（類骨面），Ob.S/BS（骨芽細胞面）などが自動的に算出される．骨芽細胞は，細胞質の胞体が大きなものから小さく扁平なものまで存在するため，計測漏れの無いよう注意して観察する必要がある．

③．吸収関連パラメータ

ES/BS（浸食面），Oc.S/BS（破骨細胞面）が吸収関連パラメータである．

計測する一次パラメータはES（Eroded Surface：浸食面），Oc.N（Osteoclast Number：破骨細胞数），Oc.S（Osteoclast Surface：破骨細胞面）である．ESの計測は骨面より不規則にえぐられている部分をトレースすることで求められる．Oc.Nは破骨細胞を一個ずつカウントし，Oc.Sは吸収面に接している破骨細胞面をトレースして求める（**計測写真3**）．計測された一次パラメータのデータから，計算によって二次パラメータのES/BS（浸食面），Oc.S/BS（破骨細胞面）が自動的に算出される．

破骨細胞は一般に「多核巨細胞」といわれるが，スライド標本中に観察される破骨細胞はその限りではない．5～6μmに薄切された標本であるため，単核や無核であったり，細胞が小さく観察される場合もある．このため，計測には細胞質の質感などを観察し判断するなどの「経験や慣れ」が必要な面も求められる．また，破骨細胞の染色には，破骨細胞を赤く染めるTRAP染色がある．しかし，破骨細胞以外のものも染まる場合があるため，観察には注意が必要である．

Fb.V/TV（Fibrous Volime：線維組織量）は，（**計測写真4**）のように形成面や浸食面に沿うように認められる．これを囲むようにトレースすることでFb.V/TVが求められる．

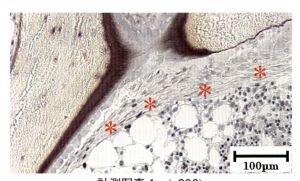

計測写真4．(x200)
＊：線維組織（Fd.V：Fibrous volume）

④．石灰化関連パラメータ

MAR（Mineral Apposition Rate：骨石灰化速度），sLS/BS（一重標識面），dLS/BS（二重標識面），MS/BS（Mineralizing Surface：骨石灰化面），BFR/BS（Bone Formation Rate：骨形成速度（骨面基準）），BFR/BV（Bone Formation Rate：骨形成速度（骨量基準）），Ac.f（Activation Frequency：活性化頻度）が石灰化関連パラメータである．

計測される一次パラメータは，sLS（single Labeled surface：一重標識面）とdLS（double Labeled surface：二重標識面）である．テトラサイクリン標識を行った標本を蛍光で観察すると（**計測写真5**）のように観察され，画面上でsLSとdLSをトレースすることにより計測される．この計測で他の一次パラメータ

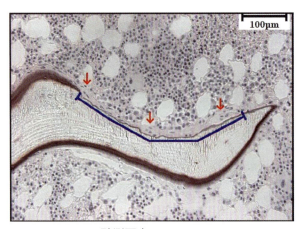

計測写真3．(x200)
青線：浸食面（ES: Erodeol surface），
↑：破骨細胞（Osteoclast）

であるL.Th（Labeled Thickness：二重標識幅）も同時に計測される．計測された一次パラメータの結果と，計測前に入力した標識スケジュールとの計算で二次パラメータのMAR，sLS/BS，dLS/BS，MS/BS，BFR/BS，BFR/BVが自動的に算出される．また，骨量関連パラメータで求めたW.Thと合わせてAc.fも算出される．

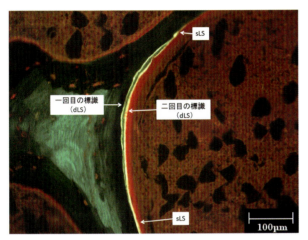

計測写真5．（x200）
標識面（蛍光写真）

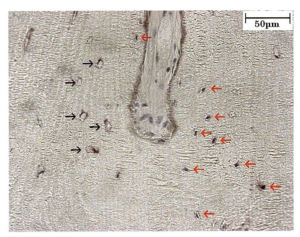

計測写真6a．（x400）Osteocyte（↑）と Empty lacuna（↑）

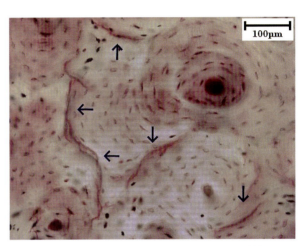

計測写真6b．（x200）マイクロクラック（↑）

3．その他の計測

これまで述べてきた骨形態計測とは，海綿骨計測のことである．皮質骨計測に関しては，今のところ完全に確立された計測法があるとは言い難い．しかし，皮質骨強度等を知るうえで皮質骨幅の測定や骨膜，骨内膜での標識，多孔率の算出などは重要な項目であるといえる．

他にも，薄切で作製された標本ではOsteocyteとEmpty lacunaの計測が可能であり，骨代謝の状態を知る一助となる．また，前染色でVillanueva Bone Stainではなく塩基性フクシンで染色を行ったMMA樹脂ブロックで，約100μm厚の研磨標本作製を行えば，マイクロクラックの計測が可能となる[6]．（**計測写真6a，b**）

計測編・おわりに

骨形態計測は標準化されたガイドラインが未整備であるため，計測者の主観的所見が入り易く，特に吸収関連のパラメータはその傾向が強い．これに対し，2011年にRekkerらは，「Issues in modern bone histomorphometry」としてSun Valley reportsを発表し[4]，その中で骨形態計測について様々な提言をしている．また，2013年にDempsterらは，ASBMRのガイドラインを発表し[7]，骨形態計測ではバラツキを少なくするため，最低3切片/検体での計測が必要であるとしている．

この骨形態計測で得られるデータは，新しい薬剤の効果や病態の解析に非常に有用であ

り，その評価方法として大きな役割を担っている．しかし，計測された数字だけを見ていては全体を理解することは難しく，より深く理解するために実際に顕微鏡下で標本を観察することが大事である．

■文献

1) 島倉剛俊, 梶原誠, 大熊健司, 他：標本作製.新しい骨形態計測（山本智章 編）．ウイネット出版, 新潟．2014, 70-76.
2) 今野俊幸, 髙橋榮明：非脱灰骨標本の作成法．骨形態計測ハンドブック（髙橋榮明 編）．西村書店, 新潟. 1997, 11-16.
3) 羽場輝夫, 松井謙治：描画装置．骨形態計測ハンドブック（髙橋榮明 編）．西村書店, 新潟. 1997, 121-124.
4) R.R. Recker, D.B. Kimmel, D. Dempster et al：Issues in modern bone histomorphometry. Bone. 2011; 49: 955-964.
5) 田中伸哉, 山本智章, 森諭史, 他：骨の組織学的形態計測法における日本語用語（2014年版改訂追補版）．日本骨形態計測学会雑誌．2015; 25: 1-8.
6) 真柴賛：標本作製.新しい骨形態計測（山本智章 編）．ウイネット出版, 新潟．2014, 199-203.
7) David W Dempster, Juliet E Compston, Marc K DreznerJournal, et al：Standardized Nomenclature, Symbols, and Units for Bone Histomorphometry: A 2012 Update of the Report of the ASBMR Histomorphometry Nomenclature Committee. Journal of Bone and Mineral Research, 2013; 28: 1-16.

c. パラメーターの実際と解釈

The basics of the human skeleton and tissues Practical interpretations of bone histomorphometry parameters

埼玉医科大学 整形外科
Department of Orthopaedic Surgery, Saitama Medical University

田中 伸哉
Shinya Tanaka

Summary

骨粗鬆症を始めとする代謝性骨疾患は，ホルモンの変化や加齢，薬剤や重力の変化が，骨の基本細胞単位（BMU）を構成する細胞の分化や機能，細胞死に影響した結果である．骨密度測定で単位面積あたりのカルシウム量を予測し，μCTで構造の変化を捉えることはできるが，骨代謝マーカーを組み合わせても，病態を詳しく理解できない．遺伝子を調べても，細胞を把握しなければ意味をなさない．骨形態計測でえられる情報を解説する．

Keywords リモデリング，基本細胞単位（BMU），基本構造単位（BSU），骨（梁）単位，骨形態計測

1. 基本細胞単位（BMU）と基本構造単位（BSU）

骨の新陳代謝は局所においてはリモデリングと表現され，破骨細胞と骨芽細胞のほか，骨細胞と辺縁（ライニング）細胞の4種類の細胞集団により担われている．この細胞集団を基本細胞単位（basic multicellular unit: BMU）といい，1つのBMUがリモデリングを完成させた形跡を基本構造単位（basic structural unit: BSU）という．BSUは，皮質骨ではオステオン，海綿骨ではパケットとして観察できる．骨細胞と辺縁細胞はいずれも骨芽細胞系の細胞であるが，その働きは未だに明らかでない．骨細胞の一つの働きは，骨小管を介したネットワークによって，力学的負荷やマイクロダメージを感知し，スクレロスチン（sclerostin）の分泌を介して，骨形成と骨吸収を調整し，骨新陳代謝をコントロールすることといわれている．また，辺縁細胞は，以前は休止している骨芽細胞と考えられていたが，骨の吸収～形成の場であるキャノピーの形成に関連しているといわれている．部位特異性はあるものの，ホルモンや栄養状態，加齢，力学負荷はこれらの細胞の分化や働きに影響をおよぼし，リモデリング速度や，骨形成と骨吸収のバランスに変換され，骨量，骨質，骨強度の変化として表現される．したがって，代謝性骨疾患の病態や，薬剤による治療効果はリモデリングを科学的に分析することにより，解釈が可能になる．

2. 海綿骨形態計測による骨リモデリングの評価

　海綿骨の骨形態計測では，構造を解析するために関心領域の組織量（TV: tissue volume），骨量（BV: bone volume），類骨量（OV: osteoid volume），骨面（BS: bone surface），類骨面（OS: osteoid surface）を測定する．これらの測定値を一次パラメーターといい，これらの数値をもとに構造の指標となる基本的な二次パラメーター，BV/TV（％）：骨量，OV/BV（％）：類骨量，OS/BS（％）：類骨面，Tb.Th＝2×（BV/BS）（μm）：trabecular thickness：骨梁幅（直接測定でも可），Tb.N＝（BV/TV）/Tb.Th（/mm）：trabecular number：骨梁数，Tb.Sp＝（1－BV/TV）/Tb.N（μm）：trabecular separation：骨梁間隙が求まる．骨形態計測法では，幅や高さ以外の数値は基準となる物体の量や長さ，時間に対する比を用いて評価する[1]．

　重要な構造の指標としては，その他に完成されたパケットの幅を表す骨梁単位壁幅（W.Th（μm）: wall thickness），類骨幅（O.Th（μm）: osteoid thickness）がある．W.Thは骨石灰化速度（MAR（μm/day）; mineral apposition rate）と骨石灰化に係る時間（活性化形成期間：FP（a+）（day）：active formation period:）の積で表される（FP（a+）＝W.Th/MAR）．したがって，骨形成を評価するための動的パラメーターが計測できなくとも，W.Thの値によって骨芽細胞の活動性や活動期間を推測することは可能である（図1）[2]．重要なパラメーターなので，可能であれば測定したほうが良い．W.Th測定の上で重要なことは，完成されたものであり，かつ浸食されたものでないこと．つまり，骨形成も骨吸収もみられないパケットを測定しなければならない．O.Thは直接計測もしくは

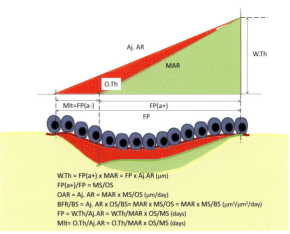

図1　骨形態計測の基本的な捉え方
W.Th; wall thickness（骨（梁）単位壁幅），MAR: mineral apposition rate（骨石灰化速度），FP(a+): active formation period（活性化骨形成期間），FP: formation piriod（形成期間），Aj.AR: adjusted apposition rate（補正石灰化速度），MS: mineralizing surface（骨石灰化面），OS: osteoid surface（類骨面），OAR: osteoid apposition rate（類骨形成速度），BFR: bone formation rate（骨形成速度），文献2より

OV/OSで求めることができる．骨軟化症のような骨石灰化異常の病態においては，OVおよびO.Thが上昇している．

　骨の動態評価をおこなうには，骨面に対する類骨部位の割合を示す類骨面（OS/BS（％））の他に，骨面に対する骨石灰化が進行中の部位の割合を示す骨石灰化面（mineralizing surface: MS/BS（％））や類骨部位に対する割合を意味する骨石灰化面（MS/OS（％）），および前述のMARが必要である．

　テトラサイクリンやカルセイン，アリザリンレッドなどの蛍光色素標識薬を適当な間隔（ラットであれば3日，ヒトであれば10日など）で投薬すると，これらの標識薬が骨石灰化とともに骨に沈着し，投与回数分の骨標識面として捉えられる．投与を2回行った場合，いずれの投薬時にも石灰化がおこっていれば二重標識となり，1回目もしくは2回目のいずれかに石灰化がおこっていれば一重標識となる．それぞれを二重標識面（double labeled surface: dLS（μm）），一重

標識面（single labeled surface: sLS（μm））といい，MS/BS=（dLS+sLS/2）/BSもしくはMS/BS = dLS/BSで示す2つの計算式が定義されているが，米国骨代謝学会（American society for bone mineral research: ASBMR）骨形態計測委員会では前者を推奨している．また，二重標識部分の標識間の距離の平均が標識間幅（inter-labels thickness: Ir.L.Th（μm））であり，標識をおこなった時間間隔（inter-labels time: Ir.L.t）で除するとMARが求まる（MAR = Ir.L.Th / Ir.L.t）．

骨芽細胞は類骨の形成とその後の骨石灰化により骨形成を行う．すなわち，類骨の形成開始と骨石灰化の開始には時間的なズレが生じることになるが，これを骨石灰化遅延時間（mineralization lag time: Mlt（days））という．類骨形成の開始からパケットの完成までにかかる時間を表す形成期間（formation period: FP（days））と骨石灰化開始からパケットの完成までにかかる時間を表す活性化形成期間（FP（a+））の差に相当する．このFPとFP（a+）は類骨面（OS）と骨石灰化面（MS）の長さの比として観察できるので，FP：FP（a+）= OS：MSと表される（図2）（表1）．これは，長さの比が時間の比という骨形態計

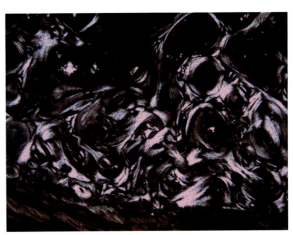

図2 ブタ大腿骨頸部の輪切り標本（偏光視野像）
皮質の骨膜面（画像下方）に近い部分から骨髄腔に向かって（画像上方）オステオンの徐々に径が拡大し空隙も大きくなりやがて海綿骨化する

表1 海綿骨形態計測で用いる基本的なパラメーター 文献1より（改）

種類	パラメーターの名前（英名）	パラメーターの名前（和名）	略語	単位	計算式
構造の指標（Structural）	Bone volume	骨量	BV/TV	%	
	Osteoid volume	類骨量（骨量基準）	OV/BV	%	
	Osteoid volume	類骨量（組織量基準）	OV/TV	%	
	Osteoid surface	類骨面	OS/BS	%	
	Osteoblast surface	骨芽細胞面	Ob.S/BS	%	
	Osteoid thickness	類骨幅	O.Th	μm	
	Eroded surface	浸食面	ES/BS	%	
	Osteoclast surface	破骨細胞面	Oc.S/BS	%	
	Osteoclast number	破骨細胞数	N.Oc/BS	/μm^2	
	Bone surface	骨面	BS/TV	μm^2/μm^3	
	Trabecular number	骨梁数	Tb.N	/mm	(BV/TV)/Tb.Th
	Trabecular separation	骨梁間隙	Tb.Sp	μm	(1-BV/TV)/Tb.N or 1/Tb.N-Tb.Th
	Trabecular thickness	骨梁幅	Tb.Th	μm	2*BV/BS
動的指標（Kinenic）	Mineralizing surface	骨石灰化面（骨面基準）	MS/BS	%	(dLS+sLS/2)/BS
	Mineralizing surface	骨石灰化面（類骨面基準）	MS/OS	%	(dLS+sLS/2)/OS
	Mineral apposition rate	骨石灰化速度	MAR	μm/day	Ir.L.Th/Ir.L.t
	Adjusted apposition rate	補正石灰化速度	Aj.AR	μm/day	MAR(MS/OS)
	Bone formation rate	骨形成速度（骨面基準）	BFR/BS	μm^3/μm^2/day	MAR(MS/OS)
	Mineralization lag time	骨石灰化遅延時間	Mlt	days	O.Th/Aj.AR or FP − FP(a+)
	Osteoid maturation time	類骨成熟時間	Omt	days	O.Th/MAR
	Active formation period	活性化形成期間	FP(a+)	days	
	Formation period	形成期間	FP	days	W.Th/Aj.AR
	Total period	全骨回転期間	Tt.P	days	FP(BS/OS)
	Activation frequency	骨（梁）単位活性化率	Ac.f	/year	1/Tt.P*365

測学の基本的な考え方の一つである．

骨芽細胞が類骨を添加する速度は類骨形成速度（osteoid apposition rate: OAR（μm/d））というが，これは骨（梁）単位壁幅（W.Th）を形成期間（FP）で除することで求まるOAR ＝ W.Th / FP．前述の理論よりFP ＝ FP（a+）＊OS / MSであるから，OAR ＝（W.Th / FP（a+））＊（MS / OS）＝ W.Th /（W.Th / MAR）＊（MS / OS）＝ MAR＊MS / OSとなる．すなわち，OARは骨石灰化速度（MAR）を骨石灰化面（MS）と類骨面（OS）の比で補正して求められるので，補正骨石灰化速度（adjusted apposition rate: Aj.AR（μm/d））という．

前述した，類骨の形成開始から類骨の骨石灰化開始までの時間的な差である骨石灰化遅延時間はMlt ＝ O.Th / Aj.ARと表されることも多いが，FP－FP（a+）と一致するとは限らない．類骨の石灰化遅延を一つの病態と捉えるのであれば，類骨の広がりが理解できる後者による評価が推奨される．一方，コラーゲンのクロスリンクなどにより骨石灰化の準備に要する時間を類骨成熟時間（osteoid maturation time: Omt（d））という．Omt ＝ O.Th / MARで表され，ヒトでは通常Mlt ＞ Omtである．石灰化が障害され類骨面が増えるとMltとOmtの差が大きくなる．

全身の海綿骨がリモデリングされるために必要な時間は，一つの骨梁単位のリモデリングに係る時間を，既に類骨の形成が始まっている部分を含めた骨形成面の長さ（OS）と海綿骨表面の長さ（BS）の比で補正することで求まる．つまり，全骨回転期間（total period: Tt.P（days））＝ FP＊（BS / OS）．これはTt.P ＝ FP（a+）＊（BS / MS）でもある．骨面に対して類骨面や骨石灰化面が少なければBS / OSもしくはBS / MSは大きくなり，Tt.Pが延長する．すなわち，骨形成をおこなっている骨芽細胞数が減少している状態であり，骨芽細胞分化が低下しているか，細胞死によって骨芽細胞の活動時間が減少している状態と考えられる．逆に，閉経後骨粗鬆症の高代謝回転状態では，破骨細胞の上昇によりリモデリング部位が増加するためBS / OS，BS / MSは小さくなり，Tt.Pは短縮する．Tt.Pの逆数に365を掛けると，1年あたりに体内の全海綿骨表面で生じるリモデリング回数を表す骨（梁）単位活性化率（activation frequency: Ac.f（/y））になる（1 / Tt.P＊365 ＝ Ac.f）．

また前述の式より，Ac.f ＝ 1/FP（a+）＊（MS/BS）＊365 ＝（MAR / W.Th）＊（MS / BS）＊365で表される．すなわち，体内の全海綿骨表面に対する1年間にリモデリングされる骨梁表面の割合と解釈することもできる．高代謝回転の状態では，Ac.fが大きくなり，広い範囲でリモデリングされていることになる．逆に低代謝回転ではAc.fが小さくなり，リモデリングが抑制されている状態である．Ac.fは通常，約0.3 /yであるが，テリパラチド毎日製剤の投与では約1 /y，週一回製剤では約0.4 /yになる．一方，ビスホスホネート投与では約0.05 /y，デノスマブ投与では約0.002 /yになると報告されている[14)〜17)]．

テリパラチド毎日製剤を投与すると1年で全身の海綿骨表面がリモデリングされ，週1回製剤では40％がリモデリングされることになるが，このリモデリングの亢進はMS / BSの上昇によるところが多い．つまり，テリパラチド投与により，破骨細胞性骨吸収も上昇するが，骨芽細胞の分化が促進され，細胞死が抑制されることにより，骨形成面が上昇しリモデリングが促進すると予測できる．一方，Ac.fの逆数であるTt.Pで考えると，ビスホスホネートの投与により全身の海綿骨表面がリモデリングされるには20年，デノス

マブでは500年かかることになる．つまり，骨形成はほとんど起こっていないことになるが，骨リモデリングの低下により二次石灰化が進行する．つまり，強力な骨吸収抑制薬の骨密度上昇効果は，石灰化度の上昇によるところが大きいと予測される．したがって，薬剤投与による骨強度の上昇分をΔ骨強度，骨密度の上昇分をΔ骨密度，骨質改善分をΔ骨質とすると，テリパラチドの投与の場合，Δ骨質の上昇が占める割合は大きく，そこには，骨量の増加と微細構造の改善という意味合いが含まれる．また，ビスホスホネートやデノスマブの場合には，Δ骨密度の占める割合が大きく，骨石灰化度の亢進により骨強度が増加していると予測される．

3．骨粗鬆症の病態の骨形態計測学的観察

3-1．加齢による骨代謝の変化を細胞学的に観察する

Rehman MTAらは，15歳～30歳および31歳以上を10歳ごとにくぎって，80歳までのヒト腸骨の骨形態計測データを報告した．31から40歳，51から60歳，71から80歳の女性について比較すると，海綿骨量はそれぞれ，22.6%，17.5%，14.6%と年齢の増加に従い低下している（表2）[3]．また，骨単位壁幅（W.Th）（パケットの幅）は52.9μm，39.7μm，32.8μmと低下する．骨石灰化速度（MAR）は0.63μm/day，0.57μm/day，0.49μm/dayになっており，これより概算される活性化骨形成期間（FP（a+））は，84.0 days，69.6 days，66.9 daysとなる．年齢とともに骨芽細胞が骨石灰化を持続する時間が短縮していることがわかる．一方，類骨形成の開始からパケット完成までの時間を示す，形成期間（FP）は158.9 days，146.2 days，173.9 daysと高齢

表2　女性の年代別腸骨海綿骨形態計測値　文献3より（改）

パラメーター名	略語	単位	年齢（歳） 31-40 平均	SD	51-60 平均	SD	71-80 平均	SD
骨石灰化速度	MAR	μm/day	0.63	(0.18)	0.57	(0.23)	0.49	(0.13)
骨量	BV/TV	%	22.6	(4.8)	17.5	(5.8)	14.6	(5.8)
骨梁単位壁幅	W.Th	μm	52.9	(3.9)	39.7	(3.7)	32.8	(0.9)
類骨幅	O.Th	μm	8.7	(3.0)	8.2	(3.6)	8.0	(4.5)
類骨面	OS/BS	%	15.30	(3.8)	12.60	(3.1)	11.1	(3.6)
破骨細胞面	Oc.S/BS	%	0.5	(0.2)	0.7	(0.4)	0.8	(0.6)
骨形成面	MS/BS	%	7.4	(2.2)	7.7	(2.5)	6.8	(4.1)
骨形成速度	BFR/BS	$\mu m^3/\mu m^2$/year	1.6	(0.7)	1.3	(0.9)	1.1	(0.5)
補正石灰化速度	Aj.AR	μm/day	36.2	(24.1)	27.5	(19.9)	22.4	(20.3)
形成期間	FP	days	158.9	(101.6)	146.2	(126)	173.9	(81.7)
活性化形成期間(計算値)	FP(a+)	days	84.0		69.7		66.9	
石灰化遅延時間(記載値)	Mlt	days	16.3	(9.1)	21.2	(6.8)	19.5	(6.4)
石灰化遅延時間(計算値)	Mlt	days	74.9		76.6		107.0	
骨単位活性化率	Ac.f	/year	0.32		0.4		0.37	

になると延長する．そのため，Mlt = FP - FP（a+）として求めると，それぞれ74.9 days，76.6 days，107.0 daysとなっており，70歳以上の高齢者においてMltは著しく延長する．つまり，類骨形成から石灰化が開始されるまでの時間が骨芽細胞機能に依存し，年齢とともに延長すると予測される．なお，この論文ではMlt = O.Th / Aj.ARとして計算しており，それぞれ16.3 days，21.2 days，19.5 daysと周閉経期以降に延長しているが，高齢者の延長は捉えられていない．一方，骨石灰化面（MS / BS）はそれぞれ7.4％，7.7％，6.8％で51～60歳の周閉経期に一旦増加するものの，さらに高齢になると減少してくる．これは，周閉経期にはエストロゲンの低下により破骨細胞が活性化するため，骨吸収面が拡大し，それに伴いリモデリングが誘導され増加するが，さらに高齢になると動員する骨芽細胞が減少し（分化能の低下と細胞死の増加による），リモデリング部位が減少すると推測される．実際に，リモデリング部位の割合を示す骨単位活性化率Ac.f = 1 / FP（a+）＊（MS / BS）を計算すると，0.32 /y，0.40 /y，0.37 /yとなる．つまり，51～60歳で一旦上昇し高代謝回転を示すものの，さらに高齢になると代謝回転が低下してくる．以上のような骨形成低下の病態に加えて，破骨細胞面（Oc.S / BS）は0.5％，0.7％，0.8％と増加し，骨吸収が骨量減少に拍車をかける．

3-2．ステロイド性骨粗鬆症（glucocorticoid induced osteoporosis: GIO）の骨リモデリング評価

ステロイド性骨粗鬆症では，投与開始後の一時的な骨吸収の上昇に引き続き，骨芽細胞の分化抑制，細胞死誘導，機能低下により

表3　リウマチ患者の腸骨海綿骨形態計測値　文献4より（改）

パラメーター名	略語	単位	同年齢対照群 Group C N = 28	C vs N	リウマチ患者 Group N N = 19	Group P N = 22	N vs P
骨石灰化速度	MAR	μm/day	0.63±0.23	p < 0.01	0.80±0..26	0.56±0.23	p < 0.01
骨量	BV/TV	％	14.38±3.92	0.1 > p > 0.05	12.06±5.03	10.93±3.92	ns
骨梁単位壁幅	W.Th	μm	34.01±3.58	p < 0.01	30.76±3.54	29.12±4.95	ns
類骨幅	O.Th	μm	8.43±2.02	p 0.05	6.97±2.04	6.76±1.79	ns
類骨面	OS/BS	％	18.20±9.09	ns	16.66±9.57	16.43±10.02	ns
破骨細胞面	Oc.S/BS	％	0.37±0.38	ns	0.25±0.36	0.80±1.07	p < 0.05
骨形成面（計算値）	MS/BS	％	9.1		5.5	4.9	
骨形成速度	BFR/BS	mm³/mm²/year	0.021±0.014	ns	0.016±0.011	0.010±0.009	0.1 > p > 0.05
補正石灰化速度	Aj.AR	mm/day	0.33±0.14	ns	0.28±0.13	0.15±0.10	p < 0.01
形成期間	FP	years	0.33±0.13	0.1 > p > 0.05	0.45±0.32	0.82±0.65	0.1 > p > 0.05
活性化形成期間（計算値）	FP(a+)	days	54.0		38.5	52.0	
石灰化遅延時間（計算値）	Mlt	days	66.5		125.8	247.3	
骨単位活性化率	Ac.f	/year	0.55		0.37	0.20	

Group C: 対象コントロール群，Group N: 未治療リウマチ患者群，Group P: ステロイド治療中リウマチ患者群

骨形成が低下し骨量が減少，骨脆弱性が生じるといわれている．Tanaka Tらの同年齢対照群，未治療リウマチ患者群およびステロイド投与中のリウマチ患者群から採取した腸骨の骨形態計測データを示す（**表3**）[4]．未治療リウマチ患者では骨石灰化速度（MAR）は寧ろ上昇しているが，ステロイド投与リウマチ患者では低下している．これは骨芽細胞の骨形成能が低下していることを表す．一方，類骨形成速度＝補正石灰化速度（Aj.AR）は未治療リウマチ患者でやや低下，ステロイド投与リウマチ患者では更に低下している．類骨形成から骨石灰化開始までにかかる時間をMlt＝FP－FP（a＋）として計算すると，正常で66.5日，未治療リウマチ患者で125.8日，ステロイド投与リウマチ患者で247.3日になる．したがって，ステロイド投与により骨芽細胞は骨形成能のみでなく，類骨の骨石灰化能も障害され，類骨面が増加していることが分かる．

また，表より骨石灰化面（MS／BS）を概算すると，コントロールが9.1％であるのに対し，未治療リウマチ患者では5.5％，ステロイド投与リウマチ患者では4.9％まで低下している．破骨細胞面（Oc.S）はそれぞれ，0.37％，0.25％，0.80％となっており，ステロイド投与で増加している．すなわち，骨吸収から骨形成へと変化するリモデリングにおいては，通常，骨石灰化面の増加は骨吸収面の増加に伴うが，ステロイド投与リウマチ患者では骨吸収面の増加に対して，骨形成面は低下しており，正常なカップリングが行われていないことになる．つまり，骨形態計測データから，ステロイド投与は骨芽細胞の骨形成機能，骨石灰化機能に障害を及ぼすのみでなく，分化を抑制し，細胞死を誘導していると読み解くことができる．

4．皮質骨形態計測による骨リモデリングの評価

4－1．皮質骨内の骨形態計測

皮質骨の骨形態計測は通常，骨膜面，骨内膜面と皮質骨内に分けておこなう．骨膜面，骨内膜面の骨形態計測については，二次元計測となるため用語と略語に違いがあるが，一次パラメーターの計測方法および二次パラメーターの計算方法は海綿骨と同様であるので割愛する．用語については表を参照にしていただきたい（**表4**）[1]．

皮質骨内では，オステオンのリモデリングが行われており，オステオンには，類骨面のみ，浸食面のみ，類骨面と浸食面を同時にともなうもの，ハバース管のみが観察されるものがある．オステオン数（類骨＋）（Osteoid osteon number: N.On.O）は類骨層のみを伴うオステオンの数で，オステオン数（浸食＋）（Erosive osteon number: N.On.E）は浸食面のみ観察されるオステオンの数を示す．移行オステオン数（Transitional osteons number: N.On.Tr）は，類骨層と浸食面を同時にともなうオステオンの数を示す．これらを用いて，二次パラメーターとして，全オステオン数（類骨＋）（皮質骨基準）: Osteoid number: Tt.N.On.O／Ct.Ar＝（Tt.N.On.O＋N.On.Tr／2）／Ct.Ar，全オステオン数（浸食＋）（皮質骨基準）: Erosion number: Tt.N.On.E／Ct.Ar＝（N.On.E＋N.On.Tr／2）／Ct.Arを求め，皮質骨内での骨新陳代謝を把握する．

一方，オステオンにおける平均的な侵食面と類骨面それぞれの比率を評価する場合は，類骨層の外周で骨石灰化前線に接する面の長さを示す類骨面（Osteonal osteoid perimeter: On.O.Pm），浸食の長さを示す浸食面（Osteonal eroded perimeter: On.E.Pm）を計測し，オステオンあたりの類骨面: Mean

4．ヒト腸骨 biopsy & Histomorphometry

表4　長管骨形態計測で用いる用語 文献1より（改）

一次パラメーター			二次パラメーター		
パラメーターの名前（和名）	略語	単位	パラメーターの名前（和名）	略語	単位
全断面	Tt.Ar	mm²	皮質骨面(%)	Ct.Ar(%)	%
骨膜周囲長	Ps.Pm	mm	皮質骨多孔率	Ct.P	%
骨髄面	Ma.Ar	mm²	全オステオン数（類骨+）（皮質骨基準）	Tt.N.On.O/Ct.Ar	/mm²
骨内膜周囲長	Es.Pm	mm	全オステオン数（浸食+）（皮質骨基準）	Tt.N.On.E/Ct.Ar	/mm²
皮質骨面	Ct.Ar	mm²	オステオンあたりの類骨面	On.O.Pm/Tt.N.On.O	mm
全断面	Tt.Ar	mm²	オステオンあたりの浸食面	On.E.Pm/Tt.N.On.E	mm
皮質骨面	Ct.Ar	mm²	標識オステオン数（皮質骨基準）	N.On.L/Ct.Ar	/mm²
骨膜周囲長	Ps.Pm	mm	標識オステオン(%)	N.On.L(%)	%
骨髄面	Ma.Ar	mm²	骨石灰化速度	On.MAR	mcm/d
骨内膜周囲長	Es.Pm	mm	補正石灰化速度	On.Aj.AR	mcm/d
オステオン数（類骨+）	N.On.O		骨形成速度	On.BFR	%/d
オステオン数（浸食+）	N.On.E		類骨成熟時間	On.Omt	D
移行オステオン数	N.On.Tr		骨石灰化遅延時間	On.Mlt	D
類骨面	On.O.Pm	mm	形成期間	On.FP	D
浸食面	On.E.Pm	mm	オステオン活性化率（類骨基準）	On.Ac.f.O	/mm²/d
類骨幅	On.O.Wi	μm	オステオン活性化率（骨標識基準）	On.Ac.f.L	/mm²/d
空隙面	Vd.Ar	mm²	皮質骨面(%)	Ct.Ar/Tt.Ar	%
二重標識オステオン数	N.On.dL		骨髄面(%)	Ma.Ar/Tt.Ar	%
一重標識オステオン数	N.On.sL		骨膜一重標識面	Ps.sL.Pm	Mm
標識オステオン数	N.On.L		骨膜二重標識面	Ps.dL.Pm	Mm
二重標識面	On.dL.Pm	μm	骨膜標識間幅	Ps.Ir.L.Wi	μm
一重標識面	On.sL.Pm	μm	骨膜骨石灰化速度	Ps.MAR	μm/d
標識面	On.L.Pm	μm	骨膜骨石灰化面	Ps.M.Pm	Mm
標識間幅	On.Ir.L.Wi	μm	骨膜骨石灰化面(%)	Ps.M.Pm(%)	%
オステオン壁幅	On.W.Wi	μm	骨膜骨形成速度	Ps.BFR(%)	μm/d*100
			骨内膜一重標識面	Es.sL.Pm	Mm
			骨内膜二重標識面	Es.dL.Pm	Mm
			骨内膜標識間幅	Es.Ir.L.Wi	Mm
			骨内膜浸食面	Es.E.Pm	Mm
			骨内膜骨石灰化速度	Es.MAR	μm/d
			骨内膜骨石灰化面	Es.M.Pm	Mm
			骨内膜骨石灰化面(%)	Es.M.Pm(%)	%
			骨内膜骨形成速度	Es.BFR(%)	μm/d*100

osteoid seam perimeter: On.O.Pm / Tt.N.On.O，オステオンあたりの浸食面：Mean eroded perimeter: On.E.Pm / Tt.N.On.E を二次パラメーターとする．いずれの方法でも，類骨幅（Osteonal osteoid width），浸食や類骨の有無とは関係なく全ての浸食窩とハバース管の面積を合計した空隙面（Void area: Vd.Ar），オステオン壁幅（Osteonal wall width: On.W.Wi）を計測する．

動的評価をする際にも，関心領域について，二重標識オステオン数（double labeled osteon number: N.On.dL），一重標識オステオン数（single labeled osteon number: N.On.sL）を評価する方法と，それぞれのオステオンの二重標識面（dLS），一重標識面（sLS），標識幅（Inter label width: Ir.L.Wi）を計測する方法がある．前者の場合は，二次パラメーターは，標識オステオン数（皮質骨基準）: Labeled osteon number: N.On.L / Ct.Ar，標識オステオン（%）: Labeled osteon: N.On.L（%）= N.On.L / Tt.N.On.O × 100 となる．一方，後者の場合の二次パラメーターは，骨石灰化速度：Osteonal mineral apposition rate: On.MAR = On.L.Wi / Ir.L.T（Ir.L.t: Inter labels time: 標識薬の投与間隔（日数）で1回の投与が複数日に及ぶ場合はその日数の1/2をさらに加える），補正石灰化速度：Osteonal adjusted apposition rate: On.Aj.AR = On.MAR × N.On.L / Tt.N.On.O，骨形成速度：Osteonal bone formation rate: On.BFR = On.L.Pm × On.MAR / Ct.Ar × 100，類骨成熟時間：Osteonal osteoid maturation time: On.Omt = On.O.Wi / On.MAR，骨石灰化遅延時間：Osteonal mineralization lag time: On.Mlt = On.O.Wi

/ On.Aj.AR：形成期間：Osteonal formation period: On.FP ＝ On.W.Wi / On.Aj.AR，類骨層を基準としたオステオン活性化率：Osteonal activation frequency, osteoid reference: On.Ac.f.O ＝ Tt.N.On.O / Ct.Ar / FP，骨標識を基準としたオステオン活性化率：Osteonal activation frequency, label reference: On.Ac.f.L ＝ N.On.L / Ct.Ar/FP，皮質骨面（％）：Cortical area（％）：Ct.Ar（％）＝ Ct.Ar / Tt.Ar × 100，皮質多孔率：Cortical porosity: Ct.P ＝ Vd.Ar / Ct.Ar × 100：が二次パラメーターとして計算できる．

4－2．皮質骨計測に関して

英国にCanterburyという古い大聖堂のある町がある．Miszkiewicz JJらは400年前の柩から大腿骨を取り出し，皮質骨オステオンの数や大きさと，大腿骨のrobustness（長さに対する太さの比）との関連を調査した[5]．彼らは，オステオン数は骨のrobustnessに比例し，オステオンの径は逆相関していると述べている．

豚の大腿骨頸部輪切り標本を示す（**図2**）．皮質骨のオステオンは，骨内膜面に近くなるに従い，空隙の拡大とともにその大きさを拡大し，骨内膜面に達すると海綿骨様の形態になり，同時にオステオンの形態はパケット化している．骨粗鬆症における，皮質骨の海綿骨化は内骨膜にみられる内板の断裂から始まるという説もあるが，実際には皮質骨と内骨膜の海綿骨を隔てているものが判然とすることは少ない．

皮質骨内のオステオンと内骨膜の海綿骨は異なるリモデリングをおこなっているという観点で，皮質骨形態計測については，これまで骨膜面（periosteal），内骨膜面（endosteal），皮質骨内部のオステオンのリモデリングを別々に評価することが一般的であった．確かに，骨膜面におけるリモデリングと，オステオンのリモデリングは別々に評価すべきだが，骨内膜に近い移行帯（transitional zone），さらに骨髄に近い海綿骨とオステオンのある皮質骨内部（compact cortical bone）とを明確に区別するのは現実的には難しいうえ，明確に区別をするための定義を作ることすらできない．これでは，科学的な定量化により，変化を数値化することができたとしても普遍性に疑問が生じる．

Delaisse JMのグループは，長管骨の長軸方向の断面標本から，オステオンのreverse surfaceでは破骨細胞と骨芽細胞が混在しており，この比率によりオステオンの形態が決定されるとしている[6]．つまり，パケットでは，キャノピーの中に破骨細胞と骨芽細胞が混在し，破骨細胞が空隙を拡大する間に骨芽細胞数が増加して骨形成が開始されるが，同様のことがオステオンでも起こっていることになる．この様に考えると，オステオンの径の大きさは破骨細胞性骨吸収の程度により規定され，オステオンの壁幅や空隙の大きさは骨芽細胞性骨形成，つまり，骨芽細胞の分化と細胞死，活動性とその時間によって規定されると推測される．例えば，骨芽細胞数と活動性が低下した状態では，オステオン内を新しい骨で十分に埋めつくすことはできなくなり，空隙が広がることになる．さらに，破骨細胞性骨吸収が増大すれば，巨大な空隙を閉鎖することができなくなり，弱拡大では海綿骨と観察されるようになる．このように考えると，海綿骨リモデリングの評価を皮質骨オステオンのリモデリング評価にあてはめることが可能なはずである．

オステオン幅（osteonal wall width: On.W.Wi）は海綿骨の骨単位壁幅（W.Wi）と同様に骨芽細胞の骨石灰化速度とその持続時間により規定されることになる（On.W.Wi ＝ MAR ∗ FP（a＋））．さらに，骨

膜面を除いた骨面に対する骨石灰化面の比（MS/BS）から，皮質骨における骨単位活性化率が求まる Ac.f = MAR * MS / BS / On.W.Wi * 365（/y）．また，吸収が形成を上回ると，皮質骨内部の空隙面（void area: Vd.Ar）が上昇し，transitional zone の海綿骨化が進行すると推測される．前述の Miszkiewicz JJ の報告を参照にこの考えを纏めると，骨代謝回転が正常の状態では，バランスよく一定の骨吸収の後に骨形成が始まり，オステオンの径はオステオン幅とほぼ等しく保たれる．骨代謝回転が上昇すると，同時にいくつものオステオンで BMU が働き，Vd.A 同志が結合することで巨大なオステオンが形成される．このような巨大オステオンでも，骨形成が低下していなければ，複数の BMU によってオステオンは閉鎖する．ただし，オステオンのセメントラインに対して同心円の形成はみられない．一方，骨形成が低下すると，オステオンが閉鎖されず，徐々に空隙が広がり，やがて海綿骨化が進行する．

■文献

1) 田中伸哉, 山本智章, 森諭史, 他; 骨の組織学的形態計測法における日本語用語（2014年改訂追補版），日骨形態誌 2014; 25: 1-8.
2) 田中伸哉: 新しい骨形態計測 第3章　遠藤直人監修・山本智章編　ウイネット出版　2014; 39-57.
3) Rehman MTA, Hoyland JA, Denton J, AJ Freemont; Age related histomorphometric changes in bone in normal British men and women. J Clin Pathol 1994; 47: 529-534.
4) Tanaka T, Hanyu T, Takahashi HE; Bone loss in iliac biopsies: A comparison between rheumatoid arthritis and postmenopausal osteoporosis using a histomorphometric study. Acta Medica et Biologica 2002; 50: 43-52.
5) Miszkiewicz JJ, Mahoney P, Histomorphometry and cortical robusticity of the adult human femur. J Bone Miner Metab 2019; 37: 90-104.
6) Lassen NE, Andersen TL, Pløen GG, et al.; Coupling of bone resorption and formation in real time: new knowledge gained from human haversian BMUs. J Bone Miner Res 2017; 32: 1395-1405.

ヒト骨生検からわかる骨形態計測と骨代謝動態
Bone Biopsies in Clinical Practice

- *a*. 腸骨生検での骨形態計測－成長から加齢変化まで
- *b*. 疾患における骨形態計測的所見
- *c*. 妊娠と出産の骨代謝
- *d*. 閉経後骨粗鬆症の骨動態
- *e*. 関節リウマチ症例における脛骨近位部の骨形態計測
- *f*. 慢性腎臓病患者の骨組織
- *g*. 変形性関節症における骨組織
- *h*. くる病と骨軟化症関連
- *i*. 栄養と骨組織
- *j*. 顎骨動態
- *k*. 薬剤性骨粗鬆症：薬物による骨代謝異常（ステロイド以外）

a. 腸骨生検での骨形態計測－成長から加齢変化まで
Iliac Bone Histomorphometry in Growth, Adult, and Aging

新潟リハビリテーション病院 整形外科
Department of Orthopaedic Surgery, Niigata rehabilitation hospital
新潟骨の科学研究所
Niigata Bone Science Institute

山本 智章
Noriaki Yamamoto

Summary

臨床における骨形態計測は生検した組織標本から得られたデータを解析し，各パラメーターの年齢基準値によって診断が行われる．成長期から高齢期まで各世代の健常者において腸骨生検が実施されて基準値が設定されている．

Keywords 腸骨生検，骨形態計測，標準値

はじめに

臨床における骨形態計測の意義としてデータの解析と診断するための年齢ごとの基準値が必要である．これまで成長期から老年期まで，各世代での骨代謝性疾患の無い健常者における腸骨生検が実施され，骨形態計測学的解析が報告されている．これらのデータは

小児期の骨形態計測

小児期における骨形態計測の報告はGlorieuxらが1歳半から23歳までの58例の腸骨生検を報告し，5つの年代に分類した比較から，年齢による皮質骨幅と骨梁幅の増加を伴う海綿骨量（BV/TV）の増加が生じることを示した[1]．骨形成指標では20歳代まで類骨幅（O.Th）は変化ないものの，類骨面（OS/BS）は減少，骨形成速度（BFR）も骨（梁）単位活性化率（Ac.f）も低下していくが，壁幅（W.Th）は増加していることから骨格の成熟過程での骨量増加のメカニズムを示している．全体として成長期は成人と比べて骨（梁）単位活性化率（Ac.f）は高く，浸食面（ES/BS）も大きい高代謝回転の様相であるが，骨形成が有意になって骨量の増加が生じている（**表1**）．

Rauchらは腸骨皮質骨Osteonのリモデリングについて観察し，Intracortical remodelingが年齢とともに低下しており，部位による違いとして内骨膜面側が外骨膜面側に比して高いことを報告している[2]．Parfittらは腸骨皮質骨の変化としてPeriostealの骨形成速度は外側骨皮質が内側骨皮質の8倍高く，逆にEndocorticalの骨形成速度は内側骨皮質が4倍高いと報告している．内外側骨皮質の代謝の違いによりPeriosteal appositionとEndocortical resorptionが骨格のモデリングとして成長期に進行していることを示している[3]．

成人期の骨形態計測

海外では多くの健常成人の腸骨生検データが報告されている．Rehmanらは234例の16

表1．成長期腸骨骨形態計測

Ages		1.5 – 6.9	7.0 – 10.9	11.0 – 13.9	14.0 – 16.9	17.0 – 22.9
項目	単位	Mean ± SD	Mean ± SD	Mean ± SD	Mean ± SD	Mean ± SD
BV/TV	%	17.7 ± 2.6	22.4 ± 4.2	24.4 ± 4.3	25.7 ± 5.3	27.8 ± 4.5
W.Th	μm	33.9 ± 3.8	40.6 ± 3.0	45.1 ± 6.9	44.4 ± 3.2	41.1 ± 2.5
O.Th	μm	5.8 ± 1.4	5.9 ± 1.1	6.7 ± 1.7	6.3 ± 1.0	6.9 ± 1.2
OS/BS	%	34.0 ± 6.7	29.1 ± 12.9	22.1 ± 7.8	25.7 ± 8.0	16.5 ± 5.4
Ob.S/BS	%	8.5 ± 4.1	8.2 ± 4.4	6.7 ± 4.5	7.9 ± 4.1	5.3 ± 2.7
ES/BS	%	14.8 ± 4.4	17.0 ± 6.0	14.9 ± 5.6	18.0 ± 5.7	18.0 ± 6.1
Oc.S/BS	%	1.11 ± 0.75	1.29 ± 0.62	0.94 ± 0.38	1.14 ± 0.74	1.04 ± 0.41
MAR	$\mu m/day$	1.04 ± 0.17	0.95 ± 0.07	0.87 ± 0.09	0.81 ± 0.09	0.75 ± 0.09
MS/BS	%	12.5 ± 4.5	14.9 ± 4.5	11.7 ± 5.0	12.5 ± 3.4	7.9 ± 2.7
BFR/BS	$\mu m^3/\mu m^2/year$	48.1 ± 19.4	51.8 ± 16.1	37.3 ± 16.7	36.7 ± 10.4	22.2 ± 9.2

Glorieux FH, et al:BONE Vol 26, No 2, 103-109 2000

歳～100歳までの男女のデータを報告している中で，16歳から閉経前50歳までの成人期の腸骨では骨量（BV/TV）が23から21％，壁幅（W.Th）は51から45（μm）と低下傾向があるが，その後閉経後に低下が進行している[4]．骨形成指標としてMAR，MS/BSはこの年代ではほとんど変化が無い．Reckerは40代～70代の健常者の腸骨生検データを報告し，加齢によるBV/TV，W.Th，BFR/BSの低下を示した（表2）[5]．

Weinsteinは白人黒人19歳～46歳の25例の男女の腸骨生検データからnormal valuesを示しており，皮質骨では皮質骨幅；1202±314（μm），Cortical Porosity；4.64±1.95（％），海綿骨ではBV/TV；21.56±4.52（％），Tb.Th；152.7±30.4，W.Th；59.0±7.3（μm）と報告している[6]．その中で人種による違いについて骨形成速度が黒人では白人に比べて35％低く，黒人における低代謝回転が骨密度の高さに寄与している可能性を述べている．Parfittらは白人と黒人における腸骨生検のデータの比較を実施し，黒人で海綿骨量も皮質骨量も高く，その差は骨梁幅と皮質骨幅の厚さに由来していることを報告した[7]．黒人でMS/OSが低いことから人種や遺伝的背景が成長期の骨格発達に関係すると報告している．海綿骨の減少は骨梁の消失と骨梁間隙の増加による変化で，皮質骨減少は内骨面からの皮質幅の減少よりむしろIntracortical canalの増加に伴うPorosityの増加によると報告している[8]．さらに近年Osteocyteの機能が注目され[9]，その形態や数の観察では，加齢によりOsteocyte densityは低下，Lacunar densityも低下，Empty lacunar densityの増加が報告され，骨形成との関連性も指摘されている[10]．

表2．成人～閉経後データ

Ages		16-20	21-30	31-40	45-54	55-64	65-74
項目	単位	Mean±SD	Mean±SD	Mean±SD	Mean±SD	Mean±SD	Mean±SD
BV/TV	%	24.1±5.1	23.8±4.7	22.6±4.8	23.19±4.37	20.79±4.37	19.56±5.62
W.Th	μm	52.6±7.2	53.2±4.7	52.9±5.9	34.16±2.32	30.34±3.45	28.29±3.74
O.Th	μm	9.0±4.0	8.7±3.0	8.7±3.0	10.34±2.05	9.16±1.94	8.31±1.99
OS/BS	%	16.1±4.8	16.2±4.7	15.3±3.8	12.1±4.64	16.7±6.99	14.0±6.64
Ob.S/BS	%	6.2±2.2	6.0±2.2	5.0±1.6	3.90±1.94	6.05±3.83	3.11±2.75
ES/BS	%	3.2±0.8	4.3±1.6	4.1±1.2	4.09±2.33	4.14±2.12	3.66±1.69
Oc.S/BS	%	0.5±0.2	0.6±0.3	0.5±0.2	0.69±0.61	0.82±0.80	0.59±0.73
MAR	μm/day	0.63±0.14	0.63±0.18	0.61±0.11	0.589±0.082	0.526±0.044	0.477±0.078
MS/BS	%	7.2±0.8	7.4±2.2	7.4±3.8	5.08±2.65	4.34±2.77	3.36±3.14
BFR/BS	μm³/μm²/year	1.6±0.4	1.6±0.7	1.8±1.0	1.1±0.6	0.8±0.5	0.6±0.6

(Rehman MT, et al : J Clin Pathol 47 529-534 1994)
(Recker RR, et al:JBMR Vol 3, No2, 133-144 1988)

閉経期の骨形態計測

Kimmelは閉経後骨粗鬆症患者90例と健常女性との腸骨生検データから，BV/TVが35％，W.Thが12％，Tb.Thが11％低下していることを報告している[11]．閉経前後の腸骨生検はReckerらが報告しているデータでは，閉経前後の女性の骨（梁）単位活性化率（Ac.f）は0.13（N/year）から0.24（N/year）と上昇し，閉経数年後（平均年齢60歳）にさらに上昇することが示されている[12]．一方で閉経後女性と骨粗鬆症患者の比較ではそれぞれ0.37（N/year）から0.42（N/year）と後者でやや高いものの有意な差はなかった（表3）．閉経後後期および骨粗鬆症患者には壁幅の大きな低下が認められており骨形成能の低下を示す所見である．Tanizawaらは腸骨のCancellous, Intracortical, Endocorticalの3骨面の代謝回転を計測し，Endocorticalの高い代謝回転と骨量減少との関連性を報告している[13]．

日本人における骨形態計測データ

日本における腸骨生検データは今野，上野らが20代から70代までの腸骨生検データを報告している[14],[15]．各世代のパラメーターの標準値として活用されている（表4）．80歳以降のデータは無い．

骨格のHeterogeneityと骨形態計測

現在のところヒトにおける腸骨以外の部位の骨形態計測学的評価はほとんど行われておらず，基準値も存在しない．解剖標本での研究では脊椎，腸骨，大腿骨，踵骨の海綿骨構造のHeterogeneityが報告されている[16]．腸骨と第2腰椎椎体の比較では年齢による傾向

表3．日本人形態計測基準データ

Ages	単位	21–30 Mean ± SD	31–40 Mean ± SD	41–50 Mean ± SD	51–60 Mean ± SD	61–70 Mean ± SD	71＜ Mean ± SD
項目							
BV/TV	%	22.9 ± 3.0	17.7 ± 1.0	22.8 ± 3.1	17.3 ± 3.5	11.1 ± 0.5	11.0 ± 1.8
W.Th	μm	44.7 ± 1.0	39.2 ± 2.5	44.5 ± 3.1	43.4 ± 3.1	41.4 ± 3.0	42.0 ± 2.0
O.Th	μm	11.6 ± 2.4	9.9 ± 1.3	11.9 ± 2.4	10.0 ± 1.7	9.5 ± 1.4	6.4 ± 0.8
OS/BS	%	15.6 ± 5.5	17.4 ± 3.0	20.4 ± 7.6	28.0 ± 7.4	20.0 ± 7.2	12.8 ± 2.2
Ob.S/OS	%	3.6 ± 3.6	1.0 ± 1.0	0.5 ± 0.5	4.4 ± 2.6	1.7 ± 1.7	7.7 ± 7.7
ES/BS	%	6.0 ± 1.9	3.5 ± 1.1	2.5 ± 0.3	2.4 ± 0.7	5.3 ± 0.3	3.0 ± 1.0
Oc.S/ES	%	0.8 ± 0.8	0 ± 0	0 ± 0	1.8 ± 1.8	0 ± 0	3.7 ± 3.1

Ages	単位	20–29 Mean ± SD	30–39 Mean ± SD	40–49 Mean ± SD	50–59 Mean ± SD	60–69 Mean ± SD	70–79 Mean ± SD
項目							
BV/TV	%	20.6 ± 10.5	18.5 ± 6.7	25.0 ± 12.5	20.7 ± 4.4	12.7 ± 1.8	18.2
W.Th	μm	46.5 ± 1.1	43.2 ± 9.8	37.5 ± 4.4	36.9 ± 6.0	42.8 ± 6.5	31.0
OS/BS	%	27.0 ± 20.1	27.6 ± 6.3	19.1 ± 11.2	33.6 ± 18.0	26.2 ± 5.3	25.0
ES/BS	%	16.9 ± 2.7	8.7 ± 1.2	14.4 ± 2.8	15.4 ± 2.0	17.1 ± 5.3	15.5
MAR	μm/day	0.73 ± 0.32	0.83 ± 0.05	0.75 ± 0.05	0.96 ± 0.09	0.68 ± 0.01	0.68
BFR/TV	%/year	11.4 ± 11.4	6.1 ± 2.7	2.5 ± 0.5	4.7 ± 3.8	5.0 ± 0.2	1.3

今野俊幸：日整会誌61, 1081〜1091 1987
上野欣一：新潟医学会雑誌 第103巻 第4号, 310-322 1989

表4. 閉経期前後から閉経後，骨粗鬆症患者データ

		閉経期 normals				閉経後 normals		閉経後 骨粗鬆症	
		First biopsy		Second biopsy					
		Mean	SD	Mean	SD	Mean	SD	Mean	SD
Age	year	49.4	1.9	54.6	2.2	60	7.6	67	7.2
		Median	95% CI	Median	95% CI	Median	95% CI	Median	95% CI
Ac.f	N/year	0.13	0.02–0.63	0.24	0.01–0.77	0.37	0.06–0.94	0.42	0.00–1.40
BFR/BS	mm^3/mm^2/year	0.005	0.001–0.022	0.009	0.001–0.027	0.012	0.001–0.032	0.012	0.000–0.035
W.Th	μm	38.1	28.6–68.8	37.7	26.3–53.4	32.2	23.2–39.3	28.3	20.1–34.8

Recker R. et al JBMR 2004, 19, 1628-1633

が示すものの弱い相関関係と報告されている[17]．動的パラメーターについては動物実験で示されるように骨代謝回転の部位による違いは存在し，骨標識後に事故で死亡した女性の全身24か所の骨標本では骨格による差とともに同一の骨においても部位による骨形成速度の違いが顕著であることを示している[18]（図1）．一方長管骨の研究では20歳～90歳の大腿骨および脛骨の骨幹部では男性に加齢による外骨膜面の骨添加が多く認められていることが骨折発生の男女差に寄与していると考察している[19]．大腿骨頸部ではOsteon mineralizationが測定され若年期に比して高齢者での石灰化度の低下が報告されている[20]．

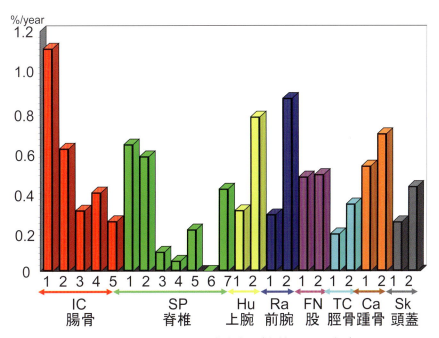

図1．74歳女性ヒト別部位別骨形成速度　（文献18より引用）

まとめ

骨形態計測は腸骨生検が計測部位として確立し普及することで，各世代のNormal dataが蓄積されていった．その結果として骨形態計測学は骨粗鬆症および骨代謝性疾患の病態の解明や診断に大きく貢献するとともに，薬剤の効果や有害事象の判定にも不可欠な検査方法として重要な意義を持つに至っている[21]．しかしながら全身の骨組織の限られた部位で海綿骨を主に計測していることから，骨格の部位特異性を理解した上でデータの解釈が求められている．

■文献

1) Glorieux FH, et al：Normative Data for Iliac Histomorphometry in Growing Children. Bone 2000; 26: 103-109.
2) Rauch F. et al. Cellular activity on the seven surfaces of iliac bone: a histomorphometric study in children and adolescents. JBMR 2006; 21: 513-519.
3) Parfitt AM et al. Structural and cellular changes during growth in healthy children. Bone 2000; 27: 487-494
4) Rehman MT, et al : Age related histomorphometric changes in bone in normal British men and women. J Clin Pathol 1994; 47: 529-534.
5) Recker RR, et al : Static and tetracycline-based bone histomorphometric data from 34 normal postmenopausal females. JBMR 1988; 3:133-144.
6) Weinstein RS. Bell NH. Diminished rates of bone formation in normal black adults. N Engl J Med 1988; 319: 1698-1701.
7) Parfitt AM. Et al Effects of ethnicity and age or menopause on osteoblast function, bone mineralization, and osteoid accumulation in iliac bone. JBMR 1997; 12: 1864-1873.
8) Han Z-H et al Effect of ethnicity and age or menopause on the structure and geometry of iliac bone. JBMR 1996; 11: 1967-1975.
9) Mets LN, et al. Histomorphometric analysis of the effects of osteocyte density on osteonal morphology and remodeling. Bone 2003; 33(5): 753-759.
10) Qiu S, et al. Relationships between osteocyte density and bone formation rate in human cancellous bone. Bone, 2002; 31: 709-711.
11) Kimmel DB, et al A comparison of iliac bone histomorphometric data in post-menopausal osteoporotic and normal subjects. Bone Miner. 1990; 11: 217-235.
12) Recker R. et al. Bone remodeling increases substantially in the years after menopause and remains increased in older osteoporosis patients. JBMR 2004; 19: 1628-1633.
13) Tanizawa T et al. Changes in cortical width with bone turnover in the three different endosteal envelopes of the ilium in postmenopausal osteoporosis. Bone 1999; 25: 493-499.
14) 今野俊幸　他. 人腸骨の組織形態計測学的研究　日整会誌 1987;61: 1081～1091.
15) 上野欣一　他. 一次性骨粗鬆症における骨動態の組織形態計測学的研究. 新潟医学会雑誌 1989; 103: 310-322.
16) Amling M et al Heterogeneity of the skeleton: comparison of the trabecular microarchitecture of the spine, the iliac crest, the femur, and the calcaneus. J Bone Miner Res 1996; 11: 36-45.
17) Thomsen JS. Et al. Static histomorphometry of human iliac crest and vertebral trabecular bone: a comparative study. Bone 2002; 30: 267-274.
18) Podenphant J, Engel U. Regional variations in histomorphometric bone dynamics from the skeleton of an osteoporotic woman. Calcif Tissue Int 1987; 40: 184-188.
19) Ruff CB Hayes WC. Sex differences in age-related remodeling of the femur and tibia. Journal of Orthopaedic Research 1988; 6 : 886-896.
20) Crofts RD et al Aging changes in osteon mineralization in the human femoral neck. Bone 1994; 15: 147-152.
21) Recker RR. et al. Perimenopausal bone histomorphometry before and after menopause. Bone 2018; 108: 55-61.

b. 疾患における骨形態計測的所見
Bone histomorphometry in clinical disorders

新潟リハビリテーション病院 整形外科
Department of Orthopaedic Surgery, Niigata rehabilitation hospital
新潟骨の科学研究所
Niigata Bone Science Institute

山本 智章
Noriaki Yamamoto

Summary

様々な全身疾患で骨代謝が影響を受けることがあり，骨病変や非特異的な骨折が発症した際に骨形態計測はその病態解明と治療方針の判断に重要な情報をもたらす．腸骨生検は侵襲的な検査法であるが，DXAや骨代謝マーカーからは得られない情報として骨組織の形態と代謝状態，細胞の動態が得られることから，病態への理解と診断確定のために腸骨生検の必要性を検討することが重要である．

Keywords 腸骨生検，骨代謝疾患，骨代謝回転

はじめに

臨床的に様々な疾患が組織変化や骨脆弱性を生じることがあり，その結果として骨折または特異的な骨病変を発症することが報告されている．DXAや骨代謝マーカーでは病態診断は困難であり，腸骨生検によって骨代謝動態について骨形態計測学的な評価がされている．腸骨生検データは病態の解明や治療方針に重要な情報をもたらしている．本章では各疾患における骨形態計測学的な所見について解説する．

閉経後骨粗鬆症
Postmenopausal Osteoporosis

閉経後骨粗鬆症患者における骨形態計測所見は一様ではなく，heterogeneityが存在するとされる．その基本的変化は，骨梁連結性の低下と骨梁幅のthinningに伴う海綿骨骨量の減少および，骨皮質内骨膜面から皮質骨の海綿骨化が進行して皮質骨骨量の減少をもたらしている[1]．骨代謝回転指標である骨（梁）単位活性化率（Ac. f）は閉経後に上昇し，閉経後骨粗鬆症患者ではさらに上昇して高代謝回転状態になって骨量減少が加速する[2]．閉経後骨粗鬆症患者における腸骨生検データは高回転から低回転まで様々な状態を示しており，これは海綿骨の評価が主体であることと，閉経後の時期によって異なる代謝状態を表していることが考えられる[3]．椎体骨折患者の腸骨海綿骨における検討では骨形成および骨吸収パラメーターが健常者に比べて低下している[4]．海綿骨の骨梁におけるosteocyte density, empty lacunae densityの低下も報告されている[5]．大腿骨頸部の皮質骨の菲薄化は

前方骨皮質の内骨膜面における骨吸収亢進と下方骨皮質の骨形成低下が主因と報告している[6]．閉経後骨粗鬆症のさらに詳細な骨代謝動態については別項で詳述している．

若年性骨粗鬆症
Idiopathic Juvenile Osteoporosis

小児期に発症する特発性骨粗鬆症で椎体骨折や長管骨骨幹端骨折を生じる．10～12歳の女子のIdiopathic Juvenile Osteoporosis（IJO）における腸骨生検では健常小児との比較で明らかな骨量の低下，骨梁幅と骨梁数の減少が示された．骨標識面の減少およびMARの低下，骨形成速度も低下しており低骨代謝回転の状態である[7]．本疾患では成長期の力学的要請に対する主に海綿骨での骨形成能の低下が病態と考えられる．

骨形成不全症
Osteogenesis Imperfecta

遺伝的に著しい骨脆弱性に起因する多発性骨折を呈す疾患であり，コラーゲン異常が主因とされる．本疾患の骨形態計測所見についてRauchらは70例の骨形成不全症の小児（1.5～13.5歳）の腸骨生検を行い，海綿骨の骨梁数の著しい減少を認めている．リモデリング指標の軽度亢進を認めているが石灰化障害の徴候はなく，成長期のモデリングによる骨形態変化の停滞や海綿骨の骨梁幅の増加不全を報告している[8]．

消化管疾患における骨代謝異常

消化管での吸収や消化の障害によって骨代謝に影響が及ぶことが報告されている．胃切除など消化管手術後の骨軟化症がよく知られている[9]．セリアック病患者（Celiac disease）の腸骨生検では類骨量や類骨面の増加が認められていることから，石灰化障害が生じて骨軟化性変化が進行していると報告されている[10]．

原発性副甲状腺機能亢進症
Primary Hyperparathyroidism

副甲状腺ホルモンの過剰による骨脆弱性をもたらす疾患である．主に皮質骨に骨量低下が生じているが海綿骨での低下は無く，むしろ軽度増加しているとの報告もある[11]．その変化は皮質骨の多孔化と内骨膜面での骨吸収亢進による海綿骨化が顕著に認められる．骨代謝動態では著しい類骨面の増加が生じるが類骨幅は軽度の変化であり，破骨細胞数と骨芽細胞数も増加する．石灰化指標については石灰化面の増加と石灰化速度の低下，石灰化遅延時間は正常範囲であると報告されている[12]．さらに高代謝回転骨の特徴として未熟骨（woven bone）や骨髄中に線維組織が散見される．

副甲状腺機能低下症
Hypoparathyroidism

副甲状腺ホルモン低下状態で骨代謝回転は低下する．腸骨生検データでは海綿骨および皮質骨のすべての骨表面で類骨面，石灰面や石灰化速度，骨形成速度は低下し，浸食面も低下する．その結果，海綿骨量，骨梁幅，皮質骨幅は増加している[13]．

神経疾患関連

てんかん患者におけるanti-convulsant drugの長期服用は骨脆弱性との関連が指摘されて

いる．腸骨生検の結果では皮質骨のporosityの増加，海綿骨での類骨面の増加が報告されているが，類骨幅，石灰化速度，石灰化遅延時間は正常であったことから，骨軟化症と診断はされないが，石灰化障害の病態診断と骨粗鬆症との鑑別に腸骨生検が推奨される[14]（**写真1**）．

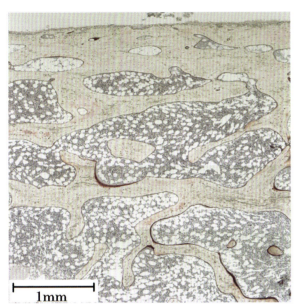

写真1．抗てんかん薬長期服用（約50年）の腸骨（女性　59歳）．
皮質骨のporosityの増加と海綿骨での類骨面の増加が認められる．（西新潟中央病院　高橋美徳先生提供）

性腺機能低下症　hypogonadism

男女とも性腺機能低下は高代謝回転を示し，活性化率の上昇に伴い海綿骨と皮質骨の減少をもたらしている[15]．

末端巨大症　Acromegary

腸骨生検のデータでは皮質骨幅の増加と海綿骨量の増加，類骨面の増加および石灰化面，MARの上昇も伴っている．豊富な骨芽細胞と破骨細胞の存在も観察されている[16]．

マスト細胞症　Mastcytosis

マスト細胞増殖による多様性の組織障害を来す疾患であるが，骨組織にでは脆弱性が生じる．腸骨生検では骨代謝回転の上昇が認められ骨芽細胞および破骨細胞の増加が観察されている[17]．

Paget's disease

腸骨生検データでは海綿骨量，皮質骨量ともに2倍以上の増加を認めている．海綿骨骨梁構造は不規則で皮質骨との境界が不明瞭である．破骨細胞の増加と線維骨が出現する．特に細胞核を多数もつ巨大破骨細胞が特徴である．類骨面も増加し，MARは大きく亢進し石灰化面も増加する[18]．

アルコール障害　Alcoholism

アルコール多飲者の骨組織所見として海綿骨における骨量低下，壁幅の減少，類骨の消失など骨形成の障害が認められる．骨芽細胞や破骨細胞もほとんど認められず，二重標識が観察されないため骨形成速度も計測不能であり，極端な低骨代謝回転を呈している[19]．

糖尿病 Diabetes mellitus：DM

Ⅰ型DM患者における腸骨生検ではコントロールとの比較で各パラメーターに有意な差はないものの，骨折群と非骨折群の比較では骨折群の類骨面，石灰化面，骨形成速度の低下が報告されている[20]．一方Ⅱ型DM患者における骨形態計測では皮質幅や海綿骨の骨量低下，骨形成パラメーターの低下など低骨代謝回転の状態が報告されている[21]．

Hypovitaminosis D osteopathy

　ParfittはビタミンD低下による骨障害をHypovitaminosis D osteopathy（HVO）として3つのステージに分類した[22]．HVO Ⅰでは活性化率と類骨面が上昇するが類骨幅は変化なく，pre-osteomalaciaとなる．HVO ⅡとHVO Ⅲは石灰化遅延時間の延長および類骨幅の上昇があり骨軟化症と診断される．HVO Ⅲでは二重骨標識が観察されない重症骨軟化症に分類される．HVOの進行例では骨髄領域に線維組織が出現するとされている．

低フォスファターゼ症
Hypophosphatasia

　低フォスファターゼ症は骨系統疾患の一つで，非特異的アルカリフォスファターゼ（ALP）の欠損が原因で，骨変形など骨病変を生じる．腸骨生検では骨軟化症の所見として類骨面，類骨量，類骨幅の異常な増加を特徴とする．骨量は正常値であるが，未石灰化組織の増加に由来している．骨芽細胞面は正常下限か認められず，テトラサイクリン（Tc）標識はわずかしか確認されず，びまん性の標識となっている[23]．

肝臓疾患関連

　肝臓疾患の初期では骨形態計測的に変化は少ないものの，肝硬変の末期には骨芽細胞面の低下や二重標識の欠如など骨芽細胞機能の低下による骨形成障害が生じる[24]．

　慢性C型肝炎においてX線で骨硬化や臨床的に骨痛を来す特徴的な骨病変はHepatitis C-associated osteosclerosisとして報告されている[25]．そのメカニズムは不明の部分も多く，腸骨生検では類骨面，石灰面の増加に伴い骨梁幅と骨量の大きな増加が示されている（写真2）．

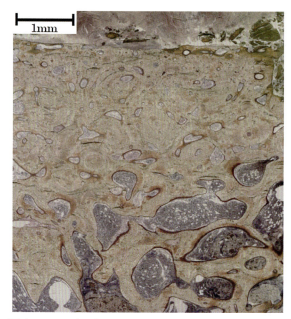

写真2．C型肝炎ウイルス関連骨硬化症の腸骨（男性　50歳）．
類骨面，石灰化面の増加に伴い骨梁幅と骨量の大きな増加が認められる．（宇城総合病院　宮村信博先生提供）

まとめ

　様々な全身疾患が骨代謝に影響し，骨病変を生じている．その病態メカニズムは不明な点がいまだあるものの，骨形態計測は骨代謝動態について重要な情報をもたらしている．

■文献

1) Whyte MP, Bergfeld MA, Murphy WA, Avioli LV, Teitelbaum SL. Postmenopausal osteoporosis. A heterogeneous disorder as assessed by histomorphometric analysis of Iliac crest bone from untreated patients. Am J Med. 1982; 72: 193-202.
2) Recker R, Lappe J, Davies KM, Heaney R. Bone remodeling increases substantially in the years after menopause and remains increased in older osteoporosis patients. J Bone Miner Res. 2004; 19: 1628-33.
3) Eriksen EF, Hodgson SF, Eastell R, Cedel SL, O'Fallon WM, RiggsBL. Cancellous bone remodeling in type I postmenopausal osteoporosis:quantitative assessment of rates of bone formation, resorption, and bone loss at tissue and cellular levels. J Bone Miner Res. 1990; 5: 311-319.
4) Parfitt M. et al. Abnormal bone remodeling in patients with

spontaneous painful vertebral fracture. JBMR 2011; 26: 475-485.
5) Qiu S, Rao DS, Palnitkar S, Parfitt AM.Reduced iliac cancellous osteocyte density in patients with osteoporotic vertebral fracture. J Bone Miner Res. 2003; 18: 1657-1663.
6) Power J. et al Bone Remodeling at the Endocortical Surface of the Human Femoral Neck: A Mechanism for Regional Cortical Thinning in Cases of Hip Fracture. JBMR 2003; 18: 1775-1780.
7) Rauch F1, Travers R, Norman ME, Taylor A, Parfitt AM, Glorieux FH. Deficient bone formation in idiopathic juvenile osteoporosis: a histomorphometric study of cancellous iliac bone. J Bone Miner Res. 2000; 15: 957-963.
8) Rauch F Static and dynamic bone histomorphometry in children with osteogenesis imperfecta. Bone 2000; 26: 581-589.
9) Mosekilde L, Melsen F. Dynamic differences in trabecular bone remodeling between patients after jejuno-ileal bypass for obesity and epileptic patients receiving anticonvulsant therapy. Metab Bone Dis Relat Res. 1980; 2: 77-82.
10) Arnala I1, Kemppainen T, Kröger H, Janatuinen E, Alhava EM Bone histomorphometry in celiac disease. Ann Chir Gynaecol. 2001; 90: 100-104.
11) Eriksen EF1. Primary hyperparathyroidism: lessons from bone histomorphometry. J Bone Miner Res. 2002; 17 Suppl 2: N95-97.
12) Parisien M, Silverberg SJ, Shane E, De La Cruz L, Lindsay R, Bilezikian J, Dempster DW. The histomorphometry of bone in primary hyperparathyroidism: Preservation of cancellous bone structure. J Clin Endocrinol Metab. 1990; 70: 930–938.
13) Rubin MR, Dempster DW, Zhou H, Shane E, Nickolas T, Sliney J Jr,et al. Dynamic and structural properties of the skeleton in hypoparathyroidism. J Bone Miner Res. 2008; 23: 2018-2024.
14) Weistein RS Decreased serum ionized calcium and normal vitamin D metabolite levels with anticonvulsant drug treatment. J Clin Endocrinol Metab 1984; 58: 1003-1009.
15) Jackson JA, Kleerekoper M, Parfitt AM, Rao DS, Villanueva AR, Frame B. Bone histomorphometry in hypogonadal and eugonadal men with spinal osteoporosis. J Clin Endocrinol Metab. 1987; 65: 53-58.
16) Halse J et al Iliac crest bone mass and remodelling in acromegaly. Acta Endcrinol 1981; 97: 18-22.
17) Seitz S1, Barvencik F, Koehne T, Priemel M, Pogoda P, Semler J, Minne H, Pfeiffer M, Zustin J, Püschel K, Eulenburg C, Schinke T, Amling M Increased osteoblast and osteoclast indices in individuals with systemic mastocytosis. Osteoporos Int. 2013; 24: 2325-2334.
18) Seitz S1, Priemel M, Zustin J, Beil FT, Semler J, Minne H, Schinke T, Amling M Paget's disease of bone: histologic analysis of 754 patients. J Bone Miner Res. 2009; 24: 62-69.
19) Crilly RG, Anderson C, Hogan D, Delaquerrière-Richardson L. Bone histomorphometry, bone mass, and related parameters in alcoholic males. Calcified Tissue International 1988; 43: 269-276.
20) Armas LA et al Trabecular bone histomorphometry in humans with Type 1 Diabetes Mellitus. Bone 2012; 50: 91-96.
21) Moreira CA Bone histomorphometry in diabetes mellitus. Osteoporpsis Int 2015; 26: 2559-2560.
22) Parfitt A.M., Qiu S., Rao D.S. The mineralization index—a new approach to the histomorphometric appraisal of osteomalacia. Bone. 2004; 35: 320-325.
23) Barvencik F1, Beil FT, Gebauer M, Busse B, Koehne T, Seitz S, Zustin J, Pogoda P, Schinke T, Amling M Skeletal mineralization defects in adult hypophosphatasia--a clinical and histological analysis. Osteoporos Int. 2011; 22: 2667-2675.
24) Diamond TH Hepatic osteodystrophy. Static and dynamic bone histomorphometry and serum bone Gla-protein in 80 patients with chronic liver disease. Gastroenterology 1989; 96: 213-221.
25) Miyamura N. A case of hepatitis C-associated osteosclerosis: accelerated bone turnover controlled by pulse steroid therapy. Endocrinol Diabetes Metab Case Rep 2016; 12: 1-7.

c. 妊娠と出産の骨代謝
Bone metabolism during pregnancy

愛知医科大学医学部 産婦人科学講座
Department of Obstetrics and Gynecology, School of Medicine, Aichi Medical University

松下 宏
Hiroshi Matsushita

Summary

妊娠中には母体から胎児へと多量のカルシウムが供給される．母体の骨組織はカルシウムの供給源として重要であり，腸管からの吸収，腎臓からの排泄とともに，骨代謝回転を調節し，カルシウムを胎児に効率的に輸送している．妊娠初期は骨吸収が亢進するものの，骨形成は低下したままであり，母体の骨量は低下する．妊娠後期になると遅れて骨形成も亢進し，結果として妊娠による骨量減少は軽度となる．

Keywords 妊娠，副甲状腺ホルモン，ビタミンD，妊娠授乳関連骨粗鬆症

はじめに

母体は妊娠・授乳期に胎児・新生児の成長に重要な役割を担っており，妊娠中には約30グラムのカルシウムが母体から胎児に移行する[1]．妊娠・授乳期に母体は非妊娠時にみられない骨・カルシウム代謝動態を呈しており，腸管からの吸収，腎からの排泄とともに骨代謝回転を調節し，胎児・新生児の成長に必要なカルシウムを調達している．

1. 妊娠による骨密度の変化

妊娠の前後で骨密度（bone mineral density; BMD）を測定，比較した縦断的研究はわずかしかない．表1に二重エネルギーX線吸収測定（dual energy x-ray absorptiometry; DXA）法により，妊娠が母体BMDにおよぼす影響について検討した縦断的研究の一覧を示した（表1）．

妊娠中に母体から胎児に移行するカルシウム（約30グラム）は成人女性の総カルシウム量1,000グラムの約3％に相当する．仮に，これらがすべて母体の硬組織より調達された場合，妊娠により母体の骨量は約3％減少することが推測される．しかし，表1に示したように妊娠による全身BMDの変化は不変～低下（-1.6～-2.4％）であると報告されており，カルシウムの腸管からの吸収促進，腎からの排泄抑制により，ある程度代償されているものと考えられる．

一方，骨量測定を行った部位別に見ると，海綿骨優位である部位（腰椎，大腿骨）では不変～減少する傾向が見られるものの，皮質骨優位である部位（上下肢）では減少する，変わらない，増加するという報告があり，妊娠が母体の骨に及ぼす影響は部位により，また症例ごとに異なる可能性が示唆される．

表1 妊娠による骨密度の変化（文献[2]より改変作成）

著者	症例数	年齢(才)	測定機器	測定部位[*1]
Ritchie et al. (1998)	14	29.4±2.3 (25-34)	Lunar DPX	全身, 上肢, 下肢, 体幹
Holmberg-Marttila et al. (1999)	5	23.2-30.4	Norland XR	腰椎L2-4, 大腿骨頸部, 橈骨遠位
Naylor et al. (2000)	16	29 (20-36)	Lunar DPX	全身, 上肢(+2.8%), 下肢(+1.8%), 肋骨, 骨盤(-3.2%), 脊椎(-4.5%)
Black et al. (2000)	10	30 (23-40)	Hologic QDR	腰椎L1-4(-2.0%), 橈骨(骨幹遠位端部, 遠位1/3, 骨幹中部) 大腿骨(近位部(-3.6%), 頸部(-2.0%), 転子部(-4.8%), ワード三角(-3.4%))
More et al. (2001)	38	26 (19-36)	Lunar DPX	腰椎L2-4(-2.1%), 橈骨(骨幹遠位端部(-2.1%), 遠位1/3(-3.9%))
Ulrich et al. (2003)	15	32.7±3.4	Hologic QDR	腰椎L1-4(-3.4%), 前腕(全, 近位1/3(+1.3%), 遠位端部), 大腿骨(近位部, 頸部, 転子部(-4.3%))
Pearson et al. (2004)	60	30.9±4.5	Hologic QDR	腰椎L1-4(-1.5%), 大腿骨(近位部(-1.2%), 頸部, 転子部(-3.9%))
Olausson et al. (2008)	34	31.7±3.7	Lunar DPX	全身(-1.6%), 腰椎L1-4(-2.8%), 橈骨(遠位端, 骨幹), 大腿骨(近位部(-2.2%), 骨幹部(-1.6%), 頸部(-1.4%), 転子部(-3.2%))
Møller et al. (2012)	73	29 (25-35)	Hologic QDR	全身(-2.4%), 腰椎(-1.8%), 前腕(超遠位部, 全, 遠位部近位1/3)(-3～-2%), 大腿骨近位部(-3.2%)

[*1] （　）内は統計学的有意差が認められた変化を示す．

Olaussonら[3]はその原因として，妊娠前後の遺伝的，内分泌学的，栄養学的因子の影響に加え，妊娠中の体重増加による荷重の変化や，DXA法による骨幅（骨面積）検出に対する技術的な影響を示唆している．しかし，これまでの報告は症例数の少ない研究が多く，今後より詳細な報告が期待される．

2. 妊娠による骨代謝マーカーの変化

骨代謝マーカーは検査による胎児への影響を考慮する必要がないため，妊娠中でも測定が可能である．骨密度測定と比較し，これまで比較的多くの報告がみられるが，その多くが同様の結果を報告している[4]．それらによると，骨吸収マーカーは妊娠初期よりすでに上昇が認められ，妊娠後期にピークに達する．一方，骨形成マーカーは妊娠中期にかけて低下したのちに上昇に転じ，妊娠後期になって有意に増加するため，母体の骨代謝動態は妊娠中期まで骨形成と骨吸収が乖離した状態となっている．

妊娠前，妊娠中（10週，22週，34週），分娩後に，DXA法により前腕（超遠位部，全，遠位部近位1/3）BMDを測定したMøllerら[5]の研究によれば，妊娠10週より海綿骨優位である前腕超遠位部で有意なBMD減少が認められており，妊娠中の骨代謝マーカーの変化を裏付ける結果を示している．

3. 妊娠中のカルシウム代謝

腸管からのカルシウム吸収は妊娠初期より増加し，妊娠中期には非妊娠時の約2倍となる．妊娠中は血中アルブミン濃度の低下により，総カルシウム濃度は低下するが，生理活性を有するイオン化カルシウムは一定に保たれる．腸管からのカルシウム吸収亢進を反映し，尿中カルシウム排泄は妊娠初期より増加するが，これは妊娠により糸球体濾過量が増加するものの，尿細管の再吸収能に限界があるためである[2), 6]．

腸管からのカルシウム吸収の亢進は血中1,25-ジヒドロキシビタミンD（1,25(OH)$_2$D）の作用によるものが大きく，これは腸管におけるビタミンD依存性カルシウム結合蛋白が増加することによる．一方，血中副甲状腺ホルモン（parathyroid hormone: PTH）値は妊娠初期に非妊娠時の基準値下限まで低下し，

妊娠後期にやや回復はするものの，妊娠期間中低値で推移する．カルシトニンはPTHと拮抗し，妊娠初期より増加し，妊娠中期には非妊娠時より約20％増加する．破骨細胞にはカルシトニン受容体が存在するため，カルシトニンが妊娠中の骨吸収をある程度抑制している可能性が示唆されている．また妊娠による高エストロゲン状態，荷重増加も母体の骨吸収抑制に有利に働いているものと考えられる[6]．

母体の血中総カルシウム濃度低下に反し，臍帯血中のカルシウム濃度は母体血中カルシウム濃度よりも高値となる．これは胎盤がカルシウムポンプとしての役割を担っているためと考えられており，副甲状腺ホルモン関連蛋白（parathyroid hormone-related protein:PTHrP）の関与が考えられている[1,6]．

4. 妊娠による骨組織形態の生理的変化

妊娠中の骨標識剤の投与や骨生検は倫理的に困難であり，妊娠による骨組織形態の生理的変化を骨形態計測法により検討した研究はほとんどない．これまでに報告された縦断的研究はなく，Purdieらの研究グループによる2つの症例対照研究[7,8]があるのみである．

Purdieらのグループは妊娠8-10週に人工妊娠中絶手術を施行した女性15名（妊娠初期群），妊娠39-40週に帝王切開術を施行した女性13名（妊娠後期群）より腸骨生検を行い，非妊娠女性（対照群）と骨形態計測パラメーターを比較検討している（**表2**）．骨代謝マーカーの推移から推測される妊娠中の骨代謝動態と同様に，妊娠8-10週の妊娠初期にはすでに骨吸収パラメーターである浸食面（ES/BS）の有意な上昇が観察され，骨量（BV/TV），骨梁幅（Tb.Th）の有意な低下が

表2 妊娠に伴う骨形態計測パラメーターの変化

	妊娠8-10週[*1]	妊娠39-40週[*2]
骨量（BV/TV）	低下	上昇
骨面（BS/TV）	-	-
骨梁幅（Tb.Th）	低下	-（低下[*1]）
骨梁間隙（Tb.Sp）	-	低下
類骨面（OS/BS）	低下	-
類骨幅（O.Th）	-	上昇
浸食面（ES/BS）	上昇	低下
骨石灰化速度（MAR）	-	未評価（標識できず）
結節数（N.Nd）	低下	上昇
終末数（N.Tm）	-	-
結節終末比（Nd:Tm）	低下	-
全支柱数	-	上昇（上昇[*1]）
全支柱長	-	-

文献7), 8)より作成
*1 vs. 非妊娠, *2 vs. 妊娠8-10週

認められる．妊娠後期になるとES/BSは妊娠初期と比較し有意に低下するとともに，骨形成パラメーターである類骨幅（O.Th）が有意に上昇し，BV/TVもほぼ非妊娠女性のレベ

(a) 非妊娠時

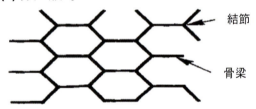

(b) 妊娠初期

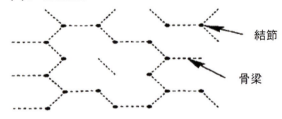

(c) 妊娠後期

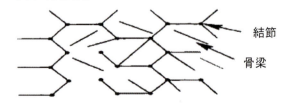

図1 妊娠による海綿骨構造の変化
　　（文献[8]より引用改変）

ルまで回復する．しかし，妊娠後期となってもTb.Thは非妊娠レベルには回復していないものの，骨梁数が非妊娠時を凌駕するとともに連結性（N.Nd）の増加が観察され，妊娠後期の骨量増加が非妊娠時の状態への回復とは質的に異なる可能性が示唆される（図1）．

5．妊娠授乳関連骨粗鬆症の骨代謝動態

妊娠授乳関連骨粗鬆症（pregnancy and lactation associated osteoporosis: PLO）は1955年にNordinとRoperにより初めて報告された疾患であり，妊娠後期から産褥授乳期に高度の腰背部痛を主訴として発症し，多発椎体骨折を伴う．PLOの報告はこれまで約100例程度と非常に稀であるが，そのうちいくつかの症例では骨生検が行われ，骨形態計測によりPLOにおける骨代謝動態の検討が行われている[9),10)]．

Yamamotoら[9)]は報告したPLO 5例中3例で腸骨生検を行い，骨形態計測により，その全例でBV/TV，類骨量（OV/BV），O.Th，Tb.Thの低下と，ES/BSの上昇が認められたとし，PLOではもともと低peak bone mass，低remodelingの状態が存在するところに，妊娠・授乳により急速に負のカルシウムバランスが進行し，骨量が骨折閾値を下回るために発症するのではないかと考察している．

Grizzo[10)]らも同様な所見を報告する一方，対照と比較し，骨形態計測学的に有意な所見を認めなかったとする報告も散見される．PLO症例における骨形態計測学的検討は少なく，これまで報告された症例では発症から骨生検までの期間が数ヶ月〜数年までと幅があり，授乳，産褥無月経など様々な因子の影響が考えられる．PLOの病態の解明には今後，さらなる症例の蓄積とより詳細な検討が必要であろう．

おわりに

骨吸収は妊娠初期から亢進するが，骨形成は遅れて亢進する結果，母体の骨量は妊娠により軽度の減少をきたす．母体の海綿骨骨梁は妊娠により菲薄化するものの，骨梁数が増加し，連結性が増加する．

近年，女性の生殖活動が将来の骨折予防に有効であるという疫学研究も散見され，妊娠により骨微細構造が骨力学的に有利な方向に変化する可能性も示唆される．今後より詳細な検討が期待される．

■文献

1) Pitkin RM. Calcium metabolism in pregnancy and the perinatal period: a review. Am J Obstet Gynecol. 1985; 151(1): 99-109.
2) 松下宏，若槻明彦．妊娠・授乳期における骨量減少および骨粗鬆症．産科と婦人科．2012; 79(12): 1483-1488.
3) Olausson H, Goldberg GR, Laskey MA, Schoenmakers I, Jarjou LM, Prentice A. Calcium economy in human pregnancy and lactation. Nutr Res Rev. 2012; 25(1): 40-67.
4) Sanz-Salvador L, García-Pérez MÁ, Tarín JJ, Cano A. Bone metabolic changes during pregnancy: a period of vulnerability to osteoporosis and fracture. Eur J Endocrinol. 2015; 172(2): R53-65.
5) Lee AM, Sawyer RK, Moore AJ, et al. Adequate dietary vitamin D and calcium are both required to reduce bone turnover and increased bone mineral volume. J Steroid Biochem Mol Biol. 2014; 144 Pt A:159-162.
6) Kovacs CS. Calcium and bone metabolism disorders during pregnancy and lactation. Endocrinol Metab Clin North Am. 2011; 40(4): 795-826.
7) Purdie DW, Aaron JE, Selby PL. Bone histology and mineral homeostasis in human pregnancy. Br J Obstet Gynaecol. 1988; 95(9): 849-854.
8) Shahtaheri SM, Aaron JE, Johnson DR, Purdie DW. Changes in trabecular bone architecture in women during pregnancy. Br J Obstet Gynaecol. 1999; 106(5): 432-438.
9) Yamamoto N, Takahashi HE, Tanizawa T, Kawashima T, Endo N. Bone mineral density and bone histomorphometric assessments of postpregnancy osteoporosis: a report of five patients. Calcif Tissue Int. 1994; 54(1): 20-25.
10) Grizzo FM, da Silva Martins J, Pinheiro MM, Jorgetti V, Carvalho MD, Pelloso SM. Pregnancy and lactation-associated osteoporosis: bone histomorphometric analysis and response to treatment with zoledronic acid. Calcif Tissue Int. 2015; 97(4): 421-425.

d. 閉経後骨粗鬆症の骨動態
The bone dynamics in postmenopausal osteoporosis

埼玉医科大学 整形外科
Department of Orthopaedic Surgery, Saitama Medical University

田中 伸哉
Shinya Tanaka

Summary

女性の骨は周閉経期を経て骨粗鬆症化が進行する．一般的に閉経後骨粗鬆症は破骨細胞性骨吸収の亢進により進行すると考えられているが，閉経前後の骨形態計測パラメータからは骨芽細胞機能の低下がわかる．エストロゲン欠乏に加えて加齢によっても骨粗鬆症化は進行する．ホルモン補充療法（HRT）により，低下した骨芽細胞機能が改善し，破骨細胞性骨吸収が低下することから，加齢とは独立したエストロゲンの作用が理解できる．

Keywords 閉経（menopause），エストロゲン（estrogen），ホルモン補充療法（hormone replacement therapy: HRT），選択的エストロゲン受容体作動薬（selective estrogen receptor modulator: SERM）

1. エストロゲン欠乏と骨代謝（閉経後骨粗鬆症の骨形態計測）

閉経の数年前から閉経後8年くらいまでの間に，海綿骨ではパケットの幅（骨梁単位壁幅：W.Th: wall thickness）が低下し海綿骨量が減少する．代謝回転が上昇するので，二次石灰化に要する時間が不十分になり，骨密度は顕著に低下する．

閉経期前後での変化をみてみたい．骨単位活性化率（Ac.f: activation frequency）とは，全身の海綿骨表面に対し1年間でリモデリングが生じる部位の割合を示す．この研究に参加した平均49.4歳の女性の身体では，1年間に海綿骨表面の約13%がリモデリングすることになる．しかし，5年後には約24%に上

表1 閉経期前後での骨形態計測パラメーターの変化と閉経後非骨粗鬆症女性，閉経後骨粗鬆症女性の骨形態計測パラメーター 文献1より（改）

			周閉経期女性（非骨粗鬆症）				閉経後（非骨粗鬆症）		閉経後（骨粗鬆症）	
			生検(1回目)		生検(2回目)					
			平均	標準偏差	平均	標準偏差	平均	標準偏差	平均	標準偏差
年齢		(years)	49.4	1.9	54.6	2.2	60.0	7.6	67.0	7.2
身長		(m)	1.65	0.05	1.65	0.05	1.62	0.05	1.56	0.06
体重		(kg)	1.65	0.05	1.65	0.05	1.62	0.05	1.56	0.06
	略語		中央値	95%信頼区間	中央値	95%信頼区間	中央値	95%信頼区間	中央値	95%信頼区間
骨単位活性化率	Ac.f	(#/year)	0.13	0.02-0.63	0.24	0.01-0.77	0.37	0.06-0.94	0.42	0.00-1.40
骨形成速度	BFR/BS	(mm³/mm²/year)	0.005	0.001-0.022	0.009	0.001-0.027	0.012	0.001-0.032	0.012	0.000-0.035
骨梁単位壁幅	W.Th	(μm)	38.1	28.6-68.9	37.7	26.3-53.4	32.2	23.2-39.3	28.3	20.1-34.8

昇している.

　Ac.fは骨形成速度（BFR/BS: bone formation rate / bone surface）をW.Thで除して求まる（Ac.f = BFR / BS / W.Th）．しかし，この表では，5年間のW.Thの変化はわずかなので，BFR/BSの上昇が，リモデリング率の上昇によることになる（**表1**）[1]．

　さらに高齢になり，平均年齢60.0歳の閉経後（非骨粗鬆症）の集団では，骨単位活性化率（Ac.f）がさらに上昇し0.37 /yearになっている．54.6歳の集団と比較すると，骨形成速度（BFR/BS）が上昇しているうえ，骨梁単位壁幅（W.Th）が減少しているのが原因であると判断できる．しかし，この集団と平均年齢67.0歳の閉経後骨粗鬆症の集団を比較すると，骨形成速度（BFR/BS）に変化がなく，骨梁単位壁幅（W.Th）が低下し，骨単位活性化率（Ac.f）が上昇している．つまり，リモデリング速度の上昇には，骨形成速度の上昇でなく，パケットの幅の狭小化が関連している．

　詳細に検討するために，同じくRecker RRらの45歳から65歳までの閉経後女性の腸骨生検による骨形態計測データを示した（**表2**）[2]．55歳から64歳のグループでは，45歳から54歳のグループと比較して，骨石灰化速度（MAR: mineral apposition rate）とW.Thが低下している．W.ThをMARで除した活性化形成期間（FP(a+): active formation period）は両グループとも同じ57.7日である．一方，類骨形成の開始からパケットが完成するまでの時間を表す，形成期間（FP: formation period）は55歳から64歳のグループでは少し延長し，65歳から74歳のグループでは著しく延長する．これは，類骨形成から石灰化が始まるまでの時間（石灰化遅延時間: Mlt）の延長によるものと考えられる．恐らく，石灰化遅延時間は骨芽細胞の機能により延長するが，エストロゲン欠乏もその一因と考えられる．一方，55歳から64歳のグループでは破骨細胞面（Oc.S/BS）と骨石灰化面（MS/BS）が上昇しているが，これはエストロゲン欠乏の進行による破骨細胞性骨吸収の活性化により，カップリング効果で骨芽細胞の動員も上昇し，海綿骨表面の骨リモデリングが盛んにおこなわれている状態である．骨単位活性化率；Ac.f = OS/BS [*1]/FP = $\frac{MS}{BS}$ [*1] /FP(a+)であることを考慮すると，こ

表2　45～54歳，55～64歳，65～74歳女性の骨形態計測パラメーター　文献2より（改）

パラメーター名	略語	単位	45 - 54歳 平均±標準偏差	55 - 64歳 平均±標準偏差	65 - 74歳 平均±標準偏差
骨量	BV/TV	%	23.19 ± 4.37	20.79 ± 4.37	19.56 ± 5.62
骨梁単位壁幅	W.Th	mm	34.16 ± 2.32	30.34 ± 3.45	28.29 ± 3.74
類骨面	OS/BS	%	12.1 ± 4.64	16.7 ± 6.99	14.0 ± 6.64
破骨細胞面	Oc.S/BS	%	0.69 ± 0.61	0.82 ± 0.80	0.59 ± 0.73
骨石灰化速度	MAR	mm/day	0.589 ± 0.082	0.526 ± 0.044	0.477 ± 0.078
骨石灰化面	MS/BS	%	7.38 ± 3.75	7.77 ± 4.20	5.79 ± 4.38
骨石灰化遅延時間	Mlt	days	39.5 ± 39.2	43.5 ± 24.5	68.0 ± 55.5
骨形成速度	BFR/BS	mm^3/mm^2/year	0.016 ± 0.008	0.025 ± 0.008	0.010 ± 0.008
形成期間	FP	/year	0.37 ± 0.34	0.41 ± 0.24	0.70 ± 0.64
活性化形成期間（計算値）	FP(a+)	/year	0.159	0.158	0.162
骨単位活性化率（計算値）	Ac.f	/year	0.127	0.134	0.10

のグループでは形成期間（FP）が延長しているにも関わらず，リモデリング部位が増加し，Ac.f が上昇している．また，FP と FP(a+) の差が拡大し類骨の石灰化開始が遅延している．すなわち，骨石灰化速度の低下による骨梁単位壁幅の減少と，骨石灰化の遅延，破骨細胞性骨吸収の亢進にともなう骨リモデリングの亢進が，高代謝回転を示す閉経後骨粗鬆症の病態である．

2．閉経後骨粗鬆症の治療 1
（Hormone replacement therapy: HRT）

閉経年齢になると，加齢とエストロゲン低下の骨新陳代謝への影響を分けて考えることは難しいが，エストロゲンの補充により，骨新陳代謝が正常化するか否かで明らかになる．

平均年齢65.4歳，閉経後平均16.9年を経た女性を対象に，estradiol 75 mg/6ヵ月を6年間投与した研究では，治療開始前と比較して，海綿骨量の有意な増加と海綿骨構造（終端/結節比：N.Tm/N.Nd）の改善傾向が示されている（**表3**）[3]．エストロゲンは骨芽細胞機能を改善すると考えられ，骨石灰化速度（MAR）と，骨芽細胞が骨石灰化を行う期間を表す活性化形成期間（FP(a+)）が改善傾向を示し，パケットの幅（W.Th）は有意に増加している．一方，骨形成面（MS/BS）には増加がみられない．これは，前述の閉経後骨粗鬆症の病態の裏返しになるが，骨吸収の亢進が正常化するために，リモデリング部位の上昇も抑制されることによると判断される．

興味深いのは前述したように閉経後骨粗鬆症では，石灰化遅延時間（Mlt）が45.89日と延長傾向にあったのに対し，エストロゲン投与により29.86日に短縮傾向を示していることである．類骨形成から石灰化が始まるまでの時間は骨芽細胞機能によるものと推測されるが，加齢による影響ばかりでなくエストロゲンの作用も重要であるらしいということである．以上より，エストロゲンは骨吸収を抑制するのみでなく，骨芽細胞機能を部分的に改善し，また骨芽細胞による類骨の石灰化時間（活性化形成期間）を延長しパケットの

表3　エストロゲン投与により骨形態計測パラメーターの改善　文献3より（改）

パラメーター名	略語	単位	治療前 中央値	25%-75%	治療開始後6年 Estradiol 75 mg/6-m s.c. 中央値	25%-75%	中央値の差 中央値	95%信頼区間	p
骨石灰化速度	MAR	μm/day	0.68	0.51-0.90	0.73	0.50-0.85	0.095	-0.17/0.17	0.8313
骨量	BV/TV	%	10.75	7.72-14.89	17.31	12.66-21.30	5.70	2.05/7.35	0.0001
骨梁単位壁幅	W.Th	μm	31.20	28.65-34.05	38.30	35.20-41.45	5.90	2.02/8.10	0.0001
類骨面	OS/BS	%	5.07	4.21-9.61	3.76	2.51-7.49	-2.16	-2.46/-0.07	0.0312
骨石灰化面	MS/BS	%	2.76	0.92-4.85	2.67	1.01-3.16	-0.4	-1.77/1.32	0.5016
骨形成速度	BFR/BS	μm³/μm²/day	1.8	0.04-0.34	0.14	0.05-0.23	-0.13	-0.83/1.13	0.9826
骨単位活性化率	Ac.f	/year	0.18	0.04-0.34	0.14	0.05-0.23	-0.03	-0.09/0.03	0.4777
形成期間	FP	days	93.55	80.17-248.25	81	65.80-307.00	-3.5	-35.10/35.50	0.796
活性化形成期間	FP(a+)	days	47.66	36.82-64.02	51.14	42.34-120.80	1.16	-0.33458	0.4265
終端/結節比	N.Tm/N.Nd		6.1	3.83-10.79	2.4	1.61-7.42	0.21	-6.98837	0.2043

幅の低下を抑制し，骨量を増加させる．

この研究では，エストロゲン投与により，有意な変化を示した骨形態計測パラメータの変化量を説明因子とし，血清estradiol濃度を目的因子とした多変量回帰解析をおこなっている．最も相関が高いものは類骨量（$r^2 = 0.9903$）で強い相関，次いで骨梁間隙（$r^2 = 0.8359$）で強い逆相関，終端数（$r^2 = 0.8111$）で強い逆相関となっており，エストロゲンが骨吸収の抑制のみでなく，骨形成の調節においても重要な役割を担っており，このことが構造の改善にも表れていると考えられる（**表4**）．ただし，日本では骨粗鬆症治療薬として承認されたエストロゲン製剤はない．

3. 閉経後骨粗鬆症の治療2（選択的エストロゲン受容体作動薬：SERM）

骨粗鬆症治療薬として用いられている選択的エストロゲン受容体作動薬（SERM）は，ラロキシフェン（raloxifene）とバゼドキシフェン（bazedoxifene）である．SERMは組織特異的にエストロゲン作動薬もしくは拮抗薬として働く．子宮内膜に対しては刺激作用がないことや，エストロゲン受容体陽性乳癌細胞に対し抑制的に働くという安全性を有し，骨に対しては骨吸収抑制作用があることから，閉経後骨粗鬆症治療薬として用いられている．

ラロキシフェン60 mg/日（平均年齢63.1歳，閉経後平均16.5年）と結合型エストロゲン（Premarin®）0.625 mg/日（平均年齢65.6歳，閉経後平均19.9年）を6ヵ月間骨粗鬆症患者に投与し，投与前からの変化を検討した研究によると，ラロキシフェン投与により，石灰化速度（MAR）の平均値が中央値で7.5％投与前より低下し，結合型エストロゲン投与により4.6％低下している（**表5**）[3]．パケットの幅（W.Th）の中央値は，ラロキシフェン投与で6.5％増加に対し，結合型エストロゲンでは16.8％増加となっている．こ

表4　エストロゲン投与により変化のみられた骨形態計測パラメーターと，血清エストラジオール値の相関　文献3より

パラメーター名	r2	回帰係数	標準誤差	p
海綿骨量	0.5497	0.0053	(0.0014)	0.0014
骨梁幅	0.4462	0.1198	(0.0087)	0.1854
骨梁間隙	0.8359	-0.1676	(0.06793)	0.0265
骨梁数	0.6197	2.4988	(9.9110)	0.0110
終端	0.8111	02.5922	(1.3427)	0.0694
骨梁単位壁幅	0.4536	6.5651	(0.0017)	0.7087
類骨量	0.9903	1.0092	(1.2914)	0.4101
類骨面	0.1155	-0.0020	(0.0027)	0.4817
侵食面	0.1874	-0.0014	(0/0018)	0.4414

血清エストラジオール値(pmol/L)

表5　閉経後骨粗鬆症患者に対するラロキシフェンと結合型エストロゲンの投与効果の比較 文献4より（改）

パラメーター名	略語	単位	ラロキシフェン(60 mg/日); n = 12 治療前	治療6ヵ月後*	中央値の%変化	結合型エストロゲン(0.625 mg/日); n = 11 治療前	治療6ヵ月後*	中央値の%変化
骨石灰化速度	MAR	μm/day	0.58±0.03	-0.02±0.03	-7.5	0.54±0.02	-0.03±0.02	-4.6
骨量	BV/TV	%	19.09±1.85	-0.50±1.50	3.6	18.69±1.72	-0.24±1.72	0.7
骨梁単位壁幅	W.Th	μm	29.46±0.89	1.54±1.07	6.5	29.82±1.84	2.36±2.20	16.8
類骨面	OS/BS	%	9.21±0.45	-1.41±1.90	-10.7	10.85±2.87	-1.01±0.37	-89.4
骨石灰化面	MS/BS	%	7.62±0.96	-0.67±0.83	-11.3	8.44±0.88	-2.10±1.10	-21.1
骨形成速度	BFR/BS	μm³/μm²/day	0.02±0.002	-0.002±0.001	-14.3	0.02±0.004	-0.007±0.003	-25.0
骨単位活性化率	Ac.f	/year	0.53±0.06	-0.07±0.04	-18.1	0.69±0.13	-0.29±0.09	-31.1
形成期間(計算値)	FP	days	61.39	0.74		71.01	26.94	
活性化形成期間(計算値)	FP(a+)	days	50.79	4.56		55.24	7.88	
破骨細胞面	Oc.S/BS	%	0.17±0.05	-0.07±0.06	-69.4	0.17±0.06	-0.05±0.07	-79.1

＊:治療6ヵ月後の変化量

れは骨芽細胞が骨石灰化をおこなう時間を示す活性化形成期間（FP(a+)）が両剤ともに延長していることを意味する．一方，形成期間（FP）はラロキシフェンで短縮し，結合型エストロゲンでは延長している．この研究では，ラロキシフェンにより類骨形成から石灰化開始までの時間をあらわす石灰化遅延時間（Mlt）が短縮しているが，結合型エストロゲンでは，骨石灰化面に対する類骨面の比の上昇に伴い延長し表3の治療開始後6年の値とほぼ同様になっている．破骨細胞面（Oc.S/BS）の中央値はラロキシフェン投与で69.4%，エストロゲン合剤で79.1%減少し，骨石灰化面（MS/BS）の中央値も，それぞれ11.1%と21.1%低下している．ラロキシフェンの骨作用は部分的にエストロゲンと同等と判断できる．

■文献

1) Recker R, Lappe J, Davies M, Rovert Heaney, Bone remodeling increases substantially in the years after menopause and remains increased in older osteoporosis patients. J Bone Miner Res 2004; 19: 1628-1633.
2) Recker RR, Kimmel DB, Parfit AM, et al., Static and tetracycline-based bone histomorphometry data from 34 normal postmenopausal females. J Bone Miner Res 1988; 3: 133-144.
3) Khastgir G, Studd J, Holland N, et al., Anabolic effect of estrogen replacement on bone in postmenopausal women with osteoporosis: histomorphometric evidence in a longitudinal study. J Clin Endocrinol Metab 2001; 86: 289-295.
4) Prestwood KM, Gunness M, Muchmore DB, et al., A comparison of the effects of raloxifene and estrogen on bone in postmenopausal women. J Clin Endocrinol Metab 2000; 85: 2197-2022.

e. 関節リウマチ症例における脛骨近位部の骨形態計測
Bone histomorphometric findings of subchondral bone of proximal tibiae in patients with rheumatoid arthritis who received total knee arthroplasty

新潟大学大学院 医歯学総合研究科 機能再建医学講座 整形外科学分野
Division of Orthopedic Surgery, Department of Regenerative and Transplant Medicine, Niigata University Graduate School of Medical and Dental Sciences

近藤 直樹, 奥村 剛, 遠藤 直人
Naoki Kondo, Go Okumura, Naoto Endo

Summary

人工膝関節全置換術を受けた関節リウマチ症例17例18膝を対象とし, 摘出した脛骨の外側プラトー部分で非脱灰Villanueva骨染色標本を作製し, 軟骨下骨における骨形態計測学的パラメータを評価した. 疾患活動性を低活動以下, 中等度以上で2群に分け検討した. 骨形成, 骨吸収ともに有意な差を認めなかった. 過去の報告に比して吸収パラメータが低値であった. 抗リウマチ薬の導入により骨吸収亢進が抑えられたことが示唆された.

Keywords 骨形態計測, 疾患修飾性抗リウマチ薬, 関節リウマチ, 脛骨近位軟骨下骨, 人工膝関節置換術

背景

関節リウマチの骨病変としては, 関節周囲骨の骨破壊（骨びらん）と全身の骨量の減少があるが, これらは滑膜炎に由来する炎症性サイトカインによってReceptor activator of NF-kappa B ligand（RANKL）を介して誘導された破骨細胞が関与している[1].

国内では1999年に市販されたメトトレキサート（Methotrexate; MTX）や2003年から相次いで市販されたtumor necrosis factor（TNF）阻害薬, 抗インターロイキン6（interleukin-6）受容体抗体, T細胞共刺激調節阻害薬を総称した生物学的製剤（biological disease modifying anti-rheumatic drugs; bDMARDs）には関節炎改善のほかに, 関節周囲の骨破壊抑制効果が示されている. TNF阻害薬は亢進している血清中の骨吸収関連マーカーすなわちRANKLやI型コラーゲン架橋テロペプチド（crosslinked telopeptide of type I collagen;CTX-1）を改善させるという報告がある[2].

特にアバタセプトは, indolamine 2,3-dioxygenase（IDO）を抑制して破骨細胞を直接的に抑制している作用を有する[3].

骨形態計測は, 細胞レベルで骨組織を解析し骨代謝の動態を定量的に評価できる方法である. 元来は, 人腸骨組織に用いられてきたが関節周囲骨など局所の骨代謝の評価にも用いられる. 関節リウマチ症例における骨形態計測所見は1980年から90年代, すなわちメトトレキサートが国内で市販される前に多く行われてきた.

辻らは, 脛骨の骨形態計測にて, 対照であ

る変形性関節症に比較し骨吸収パラメータが高値であること，血沈と有意な正の相関があることを報告している[4]．また杉田らは変形性関節症と関節リウマチの形態計測学的検討を行い，関節リウマチ症例では骨吸収パラメータが有意に高値であったことを見出した．[5] 我々は主に薬剤の効果判定のために，RA患者の人工関節置換術，人工骨頭置換術時に摘出した骨組織（大腿骨頭，上腕骨頭，脛骨）の骨形態計測を行ってきた．RA治療はMTXやbDMARDsの導入で飛躍的な進歩を遂げたが，局所の骨代謝に関する詳細な報告は少なくcontroversialである．

今回我々は，MTX, bDMARDs は局所の骨代謝亢進を改善させるとの仮説を立て，これまでの結果を臨床所見と合わせて解析した．

対象と方法

対象は2009年から2015年までの期間で，MTXもしくはBioのいずれかでRA治療中に，人工膝関節置換術（Total Knee Arthroplasty: TKA），を行い摘出した脛骨の骨形態計測をおこなった17例18膝．これを手術時の関節リウマチ疾患活動性（Disease activity score 28; DAS 28-CRP（3））で寛解（DAS 28＜2.3）および低疾患活動性群（DAS 28；2.3以上2.7未満）（総じてL群と称する），中疾患活動性（DAS 28；2.7以上4.1未満）および高疾患活動性（DAS 28; 4.1以上）（総じてH群と称する）の2群に分けた．

評価項目は，人工膝関節置換術までの疾患（RA）罹病期間，手術時年齢，ステロイド・MTX，bDMARDsの使用歴，骨粗鬆症治療薬（特にビスホスホネート製剤）の使用歴，臨床データとして手術直前のCRP, Rheumatoid factor（RF），MMP-3を検証した．

骨形態計測；人工膝関節置換術時に脛骨関節部を採取後，70%エタノール固定（1週間），Villanueva骨染色を行い脱水，脱脂後メタクリル酸メチル樹脂包埋にて非脱灰標本を作製した．薄切は5μmにて行い脛骨外顆部中央の矢状断面における中央1/3をRegion of Interest（ROI）に設定した（**図1**）．骨形態計測はHistometry RT Camera（システムサプライ社）を用い，骨量・骨形成・骨吸収関連の静的パラメータを計測した．

統計学的解析は対応のないt検定，χ^2検定を用い，p＜0.05を統計学的有意差ありと判定した．GraphPad Prism 6Jを解析ソフトとして用いた．

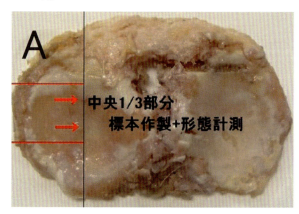

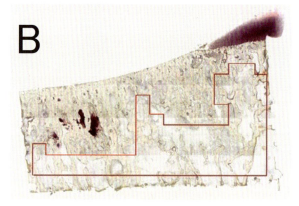

図1 脛骨関節面での形態計測評価領域
（A）人工膝関節置換術に伴い採取した左脛骨．図の上方が前方である．脛骨外側の中央1/3の切断面を評価領域として統一して採取し，標本作成，形態計測を行った．
（B）Villanueva骨染色後の脛骨組織像．赤線で囲んだ部位を，形態計測学的に評価した．

結果

17例18膝中,男性2例2膝,女性16例17膝.平均年齢は67.8±8歳（55-83歳）,RA罹病期間は17±11年（0-40年）,ビスホスホネート製剤は4例（24％）,ステロイドは8例（47％）に使用されていた.平均一日メチルプレドニゾロン使用量は3.4mgであった.MTXは14例（82％）,平均7.8mg/週,bDMARDsは9例（53％）に使用されていた.L群（7膝）とM群（11膝）を比較すると年齢,罹病期間,ビスホスホネート製剤,ステロイド,MTX,bDMARDsの使用率,平均PSLおよびMTX投与量に有意差は見られなかった（表1）.

疾患活動性DAS28-CRP（3）は全例の平均が2.94±0.86でL群2.07±0.49とH群3.50±0.47に有意差を認め（p<0.001）,臨床検査所見ではCRPは全例平均が1.87±2.1mg/dlでL群0.23±0.39mg/dlに対しH群2.91±2.15mg/dlで有意に高かった（p=0.002）.RFはL群74±33IU/L,H群142±189IU/L（p=0.26）,MMP-3はL群158±147ng/mlにたいしてH群560±479ng/mlであり（p=0.053）,有意な差を認めなかった（表1）.

骨形態計測所見を示す（表2）.骨量パラメータは骨量（BV/TV）（p=0.88）,骨梁幅

表1. 症例の概要

		すべての症例群	L群	H群	p値
症例数		17例18膝	7例7膝	11例11膝	
男：女		2:15	1:06	1:10	
年齢	歳	67.8±8.0 (55-83)	66.1±7.9 (55-75)	68.9±8.3 (55-83)	0.49
RA罹病期間	年	17.1±11.2 (0-40)	18.3±8.9 (8-30)	16.4±12.8 (0-40)	0.73
ビスホスホネート	例	4	1	3	0.52
ステロイド	例	8	4	4	
平均ステロイド使用量	mg/日	1.5±1.9 (0-5)	2.1±2.2 (0-5)	1.1±1.7 (0-5)	0.27
MTX	例	14	5	9	
平均MTX使用量	mg/週	6.1±4.0 (0-14)	5.7±4.1 (0-10)	6.4±4.1 (0-14)	0.75
bDMARDs	例	10	5	5	
種類,延べ症例数	例	ETN7 IFX5 TCZ5 CZP1	TCZ 4 ETN 3 IFX 2	ETN 4 IFX3 TCZ 1 CZP 1	
DAS28CRP（3）		2.94±0.86 (1.15-4.29)	2.07±0.49 (1.15-2.58)	3.5±0.47 (2.91-4.29)	<0.0001
CRP	mg/dl	1.87±2.14 (0.01-7.04)	0.23±0.39 (0.01-1.08)	2.91±2.15 (0.57-7.04)	0.002
RF	IU/L	116±150 (0-649)	73.5±33 (16.5-98.1)	142±189 (0-649)	0.2623
MMP-3	ng/mL	388±418 (27.4-1248)	158±147 (27.4-427)	560±479 (105-1248)	0.0532

表2. 脛骨の骨形態計測学的パラメータ（全般, L群, H群）

	パラメータ	略号	単位	全般	L群	H群	p-value
骨量	骨量	BV/TV	%	22.9±8.37	23.3±10.6	22.6±7.2	0.88
	骨梁幅	Tb.Th	μm	120±27.4	119±35.5	121±22.7	0.9
	骨梁単位壁幅	W.Th	μm	30±5.73	31.1±5.28	29.4±6.29	0.65
類骨	類骨量（組織量基準）	OV/TV	%	0.28±0.27	0.22±0.14	0.30±0.33	0.58
	類骨量（骨量基準）	OV/BV	%	1.19±0.92	1.21±0.92	1.16±0.99	0.92
	類骨面	OS/BS	%	11.3±7.25	11.1±6.83	10.9±8.29	0.95
	類骨幅	O.Th	μm	5.95±1.81	5.51±0.99	6.22±2.09	0.42
	骨芽細胞面	Ob.S/BS	%	3.62±3.96	3.06±1.77	3.77±4.85	0.7
吸収	浸食面	ES/BS	%	3.47±6.07	2.28±3.16	3.55±7.09	0.66
	破骨細胞面	Oc.S/BS	%	0.97±1.72	0.97±1.67	0.79±1.68	0.83

（Tb.Th）（p=0.9），骨形成パラメータは類骨量（OV/BV）（p=0.58），類骨面（OS／BS）（p=0.95），骨吸収パラメータは浸食面（ES/BS）（p=0.66），破骨細胞面（N.Oc/BS）（p=0.83），いずれもL群とH群で有意な差を認めなかった．

＜症例提示＞

69歳女性（H群）．61歳時RA発症．サラゾスルファピリジンで治療開始．63歳時MTX導入され8mg/週，プレドニゾロン2mg/日，64歳でインフリキシマブ（infliximab）導入となったが，右膝関節破壊，疼痛にたいし69歳時右は人工膝関節置換術を施行した．手術時のCRPは2.15，RF45.6，DAS28CRPは3.31で中等度疾患活動性であった．以後70歳（L群），トシリズマブ（Tocilizumab）が導入され疾患活動性は改善するも，左側の膝関節破壊に対してトシリズマブ導入後5か月間で人工膝関節置換術を施行．手術時のCRPは0.01　RF16.5，DAS28-CRP(3)は2.31だった．H群からL群に推移した同一症例での骨形態計測関連パラメータを比較すると骨量はやや低下し，骨形成は上昇し，骨吸収は著しく低下した（**表3**）．

表3．同一症例での骨形態計測所見の比較

		略号	単位	H群	L群
	年齢		歳	69	70
	CRP		mg/dl	2.15	0.01
	DAS28-CRP(3)			3.31	2.31
	bDMARDs			IFX	IFX→TCZ
	Side of TKA			Rt	Lt
Bone volume parameters	骨量	BV	%	23.54	19.8
	骨梁幅	Tb.Th.	μm	122.54	108.68
	骨梁単位壁幅	W.Th	μm	36.7	27.1
Osteoid parameters	類骨量（組織量基準）	OV/TV	%	0.2	0.33
	類骨量（骨量基準）	OV/BV	%	1	2.64
	類骨面	OS/BS	%	9.52	16.96
	類骨幅	O.Th	μm	5.59	6.28
	骨芽細胞面	Ob.S/BS	%	2.21	6.45
Bone resorption parameters	浸食面	ES/BS	%	1.08	0.6
	破骨細胞面	Oc.S/BS	%	0.3	0.06
	線維量	Fb.V/TV	%	0	0.03

考察

今回，関節リウマチ症例の膝関節破壊症例を対象に，脛骨の骨形態計測学的検討を行った．

疾患活動性を2群に分けて各パラメータを比較したが，いずれのパラメータも有意な差を見いだせなかったことから，関節リウマチの疾患活動性が脛骨軟骨下骨の骨代謝動態には影響を与えなかったと言える．

TNF阻害薬は関節リウマチ症例の亢進している血清RANKLやCTX-I濃度（骨吸収マーカー）を著しく低下させる[2]．

当科の既報では，60歳男性でMTX投与1年，およびinfliximab投与3か月で関節リウマチによる股関節破壊にたいし右人工股関節置換術を施行された．大腿骨頭の形態計測所見は，骨量の低下，骨梁幅の低下（菲薄化），類骨量の低下，tetracycline hydrochlorideによる骨標識（2-7-2-5）にて二重の骨標識は確認されたことから，石灰化は保持されていることが確認された．また，破骨細胞は全視野で同定できず，骨吸収は低下が認められたと

報告している[6]．すなわちInfliximabによるTNF阻害がTNFを介した破骨細胞の分化に抑制的に作用した可能性が示唆された．

本研究では，同一症例の左右でTKAを施行した際に，H群からL群に推移し骨形態計測パラメータを2回計測しえた貴重な症例が存在する（**表3**）．所見からはインフリキシマブのあと疾患活動性の悪化からトシリズマブが導入され5か月間経過した時相であった．左右の違いや，物理的刺激の影響などの影響は否定しきれないものの，骨形成パラメータが上昇し，骨吸収パラメータが低下し，骨代謝回転が局所軟骨下骨にて改善した可能性が示唆された．

1985年から95年にかけてのMTXやbDMARDsが認可前の過去の報告と値を比較すると，骨量や骨形成マーカーにはかなりばらつきがある．

ShimizuらはRA12例（膝10，股1，肘1）とOA6例（膝4，股2）の軟骨下骨の形態計測学的検討を行い，OAに比してRAでは骨形成（類骨）パラメータと骨吸収パラメータが有意に上昇していることを報告した[7]．

諸家の報告を含めるとEroded surfaceは5.6から9.3%[4,5,7]であり，本研究の3.1%はこれらに比して低値であったことから，骨吸収が抑制されたことが示唆された．

本研究はMTX，生物学的製剤導入以降初となる日本人RA患者の脛骨近位部の骨形態計測所見である．単純な比較はできないが，リウマチ治療の進歩に伴い疾患活動性そのものが制御され，続発的に脛骨局所の骨吸収が低下した可能性がある．

疾患活動性で比較しても骨形態計測各パラメータに有意差は認められなかった．その影響として，まず症例数が少ないこと，強力なDMARDsにより全体に疾患活動性が制御され，疾患活動性自体の差が小さいこと，骨代謝に直接影響するステロイドやビスホスホネートの影響が排除されていないこと，DAS28は局所の骨代謝に影響しない可能性など，さまざまなlimitationが挙げられる．

■文献

1) Tanaka S, Tanaka Y, Ishiguro N, et al. RANKL: A therapeutic target for bone destruction in rheumatoid arthritis. Mod Rheumatol 2018; 28: 9-16.
2) Perpetuo IP, Caetan-Lopes J, Rodrigues AM, et al. Effect of tumor necrosis factor inhibitor therapy on osteoclasts precursors in rheumatoid arthritis. Biomed Res Int 2017; ID 2690402.
3) Bozec A, Luo Y, Engdahl C, et al. Abatacept blocks anti-citrullinated protein antibody and rheumatoid factor mediated cytokine production inhuman macrophage in IDO-dependent manner. Arthritis Res Ther 2018: 20: 24.
4) 辻 寿，立石 博臣，楊 鴻生，ほか．RAの罹患膝関節周辺の骨粗鬆化についての硬組織学的検討．日関外誌 1990; 9: 179-184.
5) 杉田健彦．慢性関節リウマチの骨萎縮に関する組織計測学的研究．リウマチ 1985; 35:62-71
6) 藤沢純一，荒井勝光，村井丈寛．Infliximab投与中に，人工股関節置換術と骨形態計測を施行した関節リウマチの1例．中部リウマチ 2005; 36: 144-145.
7) Shimizu S, Shiozawa S, Shiozawa K, et al. Quantitative histologic studies on the pathogenesis of periarticular osteoporosis in rheumatoid arthritis. Arthritis Rheum 1985; 28: 25-31.

f. 慢性腎臓病患者の骨組織
Bone histrogy in CKD patients

福島県立医科大学 腎臓高血圧内科
Department of Nephrology and Hypertension, Fukushima Medical University

風間 順一郎
Junichiro James Kazama

Summary

慢性腎臓病患者では全身性ミネラル代謝ネットワークの崩壊によって腎外臓器が障害を受け，この状態はChronic Kidney-Disease-Mineral and Bone Disorder ＝ CKD-MBDと呼称される．異常な骨代謝はCKD-MBDの構成要素であるが，慢性腎臓病患者に見られる全ての骨代謝異常がCKD-MBDに起因するわけではない．CKD患者は原則として副甲状腺機能亢進状態にあるが，骨代謝回転や骨石灰化障害の程度は広いスペクトラムを呈し，これを骨生検検査以外の方法で伺い知ることは不可能である．腎性骨症5分類はこの病態を論理的に分類するが，近年では臨床症状と分類所見が一致しない．昨今の透析患者の骨脆弱性の主因は，組織学的に検知できない，すなわち骨吸収・骨形成・石灰化の異常で定義できないタイプの骨代謝異常であるからなのだろうか．

Keywords 慢性腎臓病（Chronic Kidney Disease），Chronic Kidney-Disease-Mineral and Bone Disorder ＝CKD-MBD，腎性骨症5分類（Renal osteodystrophy (ROD) Classification），古典的腎性骨症（Classic Renal Bone Disease），尿毒症性骨粗鬆症（Uremic Osteoporosis）

はじめに

全身のミネラル代謝は複数の臓器がフィードバックで牽制しあうネットワークによって営まれている．腎臓はそのネットワークの主要構成メンバーである．慢性腎臓病患者ではその腎臓の機能が障害されるため，フィードバックの暴走によって腎臓以外のネットワーク構成臓器の機能も障害される．その代表が副甲状腺であり，骨である．このように，腎臓が障害されたことによって起こる全身性ミネラル代謝異常とその結果の諸症状がChronic Kidney-Disease-Mineral and Bone Disorder ＝ CKD-MBDと呼ばれる疾患概念である．正確には「骨や心血管の異常を呈するに至りうる慢性腎臓病に伴う全身性ミネラル代謝異常」と定義されている[1]．骨代謝の異常もCKD-MBDの重要な構成要素である．ただし，慢性腎臓病患者の骨代謝異常が全てCKD-MBDの骨病変という訳ではない．あくまでも「慢性腎臓病に由来する全身性ミネラル代謝障害の結果引き起こされた骨代謝障害」がCKD-MBDの骨病変と呼ばれる骨病態なのである．

用語の整理

慢性腎臓病に伴う代謝性骨疾患は，かつては「腎性骨異栄養症＝Renal Osteodystrophy (ROD)」と総称されていた．ところがCKD-MBDの疾患概念が提唱された2005年のマドリッド国際会議において，RODはそれまでの疾患概念的意義を失い，CKD-MBDの骨組織，すなわち病理形態学的概念であると再定義されたのである[1]．上述したように慢性腎臓病患者の骨代謝異常が全てCKD-MBDの骨病変というわけではない．しかし，骨組織形態には異常なミネラル代謝の結果が現れやすいことから，RODは慢性腎臓病患者の骨組織形態と同義であるといっても大きな間違いにはならない．実際に，そう考えられて運用されている．

腎機能が障害されると骨代謝はどう変わるか？

遅くともCKD stage 3bに達すると腎臓における25水酸化ビタミンD1α水酸化能のポテンシャルは低下する．こうして消化管からのCa吸収能が低下したりそれ自体の副甲状腺抑制機能が制限されたり，あるいは尿細管からのP排泄能が低下したりすると，生体は副甲状腺機能亢進状態によって適応を試みる．このように，CKD患者は原則として副甲状腺機能亢進状態にある．

副甲状腺ホルモン（PTH）は強力な骨リモデリング刺激因子である．したがって副甲状腺機能亢進状態にあるCKD患者は，ステレオタイプなイメージとしては高代謝回転骨となる．

ところが実際には必ずしもそれは正しくない．尿毒症病態ではPTHに対する骨の感受性が鈍磨している．そしてCKD病態では尿中へのCa排泄能も低下している．絶えず尿中に失われるCaを細胞外液に補うことがリモデリングの一つの契機であり，このために引き起こされた骨吸収とその後に続く骨形成・石灰化の「動的平衡」の下で細胞外液のCaは緩衝されるが，その働きが弱い場合にはそもそもリモデリングを開始すべき動機が希薄なのだ．透析患者には極端に骨の代謝回転が遅いケースも存在しうる．このように，CKD患者の骨代謝回転は極端に低いものから極端に高いものまで幅広いスペクトラムを取りうることが特徴である（図1）．

一方，1980年代にはAlやFeが石灰化前線

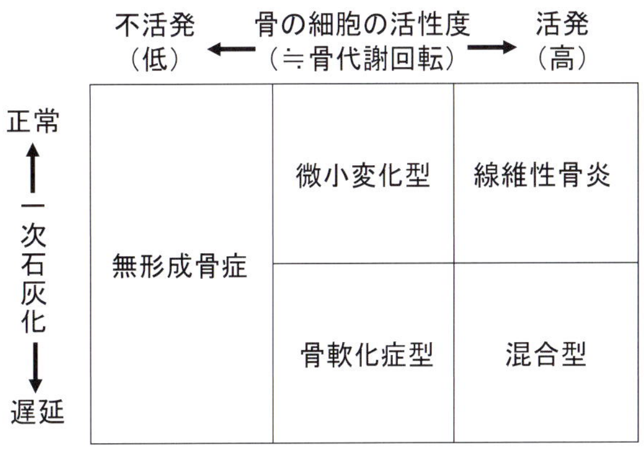

	骨の細胞の活性度（≒骨代謝回転）	
不活発（低） ←		→ 活発（高）
正常 ↑ 一次石灰化 ↓ 遅延	無形成骨症	微小変化型 / 線維性骨炎
		骨軟化症型 / 混合型

図1　維持透析患者の骨組織

骨の細胞の活性がどの程度活発であるか，一次石灰化は遅延していないかどうかの2つの評価軸で3×2のカテゴリーを形成する．このうち骨芽細胞の活動が不活発で類骨が十分に産生されないと形態的には石灰化障害があるかどうか判定できないので，ここは石灰化の敷居を取り払って3×2−1＝5つのカテゴリーとしたものが古典的ROD組織5分類である．

ただし，どのような物差しを用いてこの骨の細胞の活性と一次石灰化の2つの軸を評価するかについては未だに議論の余地がある．従来から単位線維組織量，類骨量，骨形成速度の3つが用いられることが多かったが，病態生理学的には批判も多い．昨今の透析患者の病態とも乖離が生じている．

また，これはあくまでも病理形態学的分類である．本文にも強調したように，病理形態学的変化は必ずしも臨床的意義を伴うものではない．骨生検の場合，病理形態変化の方が明らかに鋭敏であり，overdiagnosisと批判されても仕方がないかもしれない．

を占有して競合的な石灰化障害を示す症例が多かった．しかし，AlやFeの過剰が実臨床ではほぼ根絶された今日においても，CKD患者骨の一次石灰化障害は依然として必ずしも稀ではない．原因は不明である．石灰化障害を示す透析患者ではCa x P積がやや低いという意見はあるものの，少なくとも決定的な差ではない．腎臓における25水酸化ビタミンD1α水酸化能の欠如が直接的に骨石灰化を阻害していると考えることは困難である．尿毒症病態にしばしば観察される骨細胞アポトーシスの亢進が石灰化に悪影響を及ぼしている可能性も想定される．いずれにせよ，CKD患者の骨石灰化は今日でも障害されていることが多いが，その程度には個人差が大きく，そしてその個人差を骨生検検査以外の方法で伺い知ることは不可能である．

腎性骨異栄養症

このようにCKD患者，中でも透析患者の骨は，一般に骨代謝回転と呼称されている骨の細胞の活性度と石灰化速度に個人差が大きく，それぞれが広いスペクトラムをとることが特徴である．この二者を確実に評価しうるツールが生検骨の組織形態計測である．

古典的な腎性骨症（ROD）5分類の考え方を**図2**に示す．CKD患者で広いスペクトラムをとる骨の細胞の活性度（≒骨代謝回転）と一次石灰化をそれぞれX軸とY軸に置き，3×2＝6のカテゴリーに分別する．このうち，細胞の活性度が低い場合には類骨が産生されないので一次石灰化能を組織上で知ることができない．したがってその中敷居を取り払って残った5つのカテゴリーが腎性骨症5分類の組織型である[2]．なお，筆者はこの分類のコンセプトを説明する際，評価軸には「骨代謝回転」という言葉を避け，代わりに「骨の細胞の活性＝bone cell activity」という言葉を用いるようにしている．それは「骨代謝回転」とは骨吸収＋骨形成に骨石灰化も加えて一回りとする考え方なので，もう一つの軸である「骨石灰化」が重複してしまい，分類の論理的厳密性が保てなくなると考えるからである．

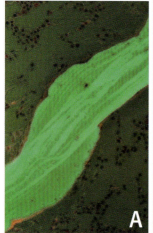
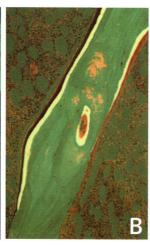
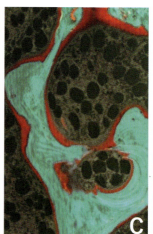
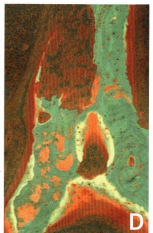

図2　古典的ROD組織5分類の概念図
　透析患者の骨組織は，骨の細胞の活性という評価軸においても，石灰化という評価軸においても，きわめて広いスペクトラムを呈することがその最大の特徴である．**図2**に示す通り，健常者に類縁の骨組織を呈する症例もいれば，骨の細胞の活性が乏しくそもそも類骨量がきわめて少ない症例，類骨は豊富だがそこにテトラサイクリン標識で示されるはずの石灰化が見られない症例，逆に骨の細胞の活性が以上に亢進している症例など，実にバラエティに富む所見が得られる．

このROD 5分類は，骨の細胞の活性度と一次石灰化速度というCKD患者で多様な値を示す二項目を評価軸に採用して明確にカテゴライズしており，分類としての訴求力は強い．ただ，これに単位海綿骨量を第3の評価軸として採用したTurnover-Mineralization-Volume（TMV）分類は明らかな改悪だろう（**図3**）．そもそも単位海綿骨量を採用した理由が意味不明である．エンドユーザーは正直で，このTMV分類は全く市民権が得られず，未だに古典的腎性骨症5分類のカテゴリー名が堂々とまかり通っている．まあ，そうだろうな，と思う．

今日，RODは形態概念である．ただし，骨吸収・骨形成・石灰化の計算値を基にした形態概念であるため，病態概念ときわめて近い関係にあるとはいえる．しかし，少なくともこれは疾患概念ではない．線維性骨炎とか，無形性骨症とか，そういう名前の疾患を合併した患者がいるわけではないのである．

慢性腎臓病患者の骨組織が意味するもの

慢性腎臓病患者の骨は，骨の細胞の活性という指標においても，一次石灰化速度という指標においても，きわめて広いスペクトラムを取る．これを非侵襲的な方法で精密に知ることは難しい．骨組織形態計測はこの情報を正確に把握するためには最良の手段である．そして，骨の細胞の活性と一次石灰化速度という2つの指標は，いずれも全身のミネラル代謝に濃密に関連している．したがってCKD-MBDの骨への影響が最もよく反映されるのがその骨組織像，すなわちRODなのである．

ただ，慢性腎臓病患者の骨病変が，時代を経るごとに，ゆっくりと，しかし着実に変貌してきていることを忘れてはならない．

かつて透析患者には身長が縮む症例が多かった．年間数センチ縮む症例もいた．近年はあまりそのイメージはない．統計を取ることはできないが，脊椎骨圧迫骨折は激減しているものと思われる．同様に，透析患者の典型的骨病変として教科書でおなじみのsalt and pepper徴候やrugger jersey徴候，あるいはbrown tumorなども本当に見ることは稀になった．顔面や胸郭などの骨格変形をきたす例もほぼ見ない．すなわち，かつて透析骨症の典型像と呼ばれた病態はもはや目にする機会が乏しいほどに減少してしまったのである．このかつての典型像を古典的透析骨症としよう．

わが国で二次性副甲状腺機能亢進症対策が軌道に乗り始めたのは1980年代からである．それ以前はそもそもベッドサイドで副甲状腺機能をモニターすることもできなかった．1981年にC端PTH測定が可能になり，同時にアルファカルシドールの処方も可能になっ

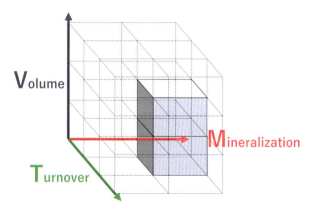

図3　Turnover-Mineralization-Volume（TMV）分類
骨代謝回転と石灰化の他に単位海綿骨量を第3の評価軸と定めた分類方法である．今日，KDIGOに正式に採用されている組織分類法であるが，現場からの評判は悪く，あまり普及していない．古典的ROD 5分類は優れたコンセプトに見合う優れた物差しがないところが問題であったが，TMV分類はそれ以前にコンセプトが破綻している．

たことで，透析患者の副甲状腺機能亢進症対策は革命的に進歩した．そして，これは古典的透析骨症を見かけなくなってきた時期にも一致する．更に，1980年代とはアルミニウムや鉄に由来する一次石灰化障害症例が本格的に減少し始めた時期でもある．これらが克服されたことで，透析治療の黎明期に先人たちを苦しめた古典的透析骨症はほぼ撲滅されたものと考えられる．

透析患者の骨病変を組織形態で評価できるようになったのはこの臨床像が劇的に変化してきた1980年代からである．当時はまだ骨格変形をきたすような重症な古典的透析骨症症例にも時に遭遇した．それらの症例の骨生検所見は確かに線維性骨炎，骨軟化症，そしてそれらが組み合わさった混合性変化型の組織像を呈した．骨生検の組織型と臨床像はある程度シンクロしていたのである．

ところが，古典的透析骨症に遭遇することは稀になった今日でも，骨生検を行ってみると透析患者のうち微小変化型の組織像を呈する症例は未だに少数派である．一方，透析患者の大腿骨近位部骨折リスクは今日においても異常に高い．そして，2000年代以降の透析患者を対象とした臨床研究においては副甲状腺機能と大腿骨近位部骨折リスクとの間に明瞭な関係が見出せなくなった[3)〜7)]．各論文のタイトルだけ見ていると勘違いしてしまうのだが，一部の論文では副甲状腺機能が亢進している方に骨折が多く，別の論文では副甲状腺機能が抑制されている方に骨折が多いと報告され，一定の傾向がない．そしてそのいずれにおいても副甲状腺機能による骨折リスクの寄与危険度は2にも達せず，健常者に比較して5倍前後という透析患者の高い大腿骨近位部骨折リスクを説明する因子としては弱すぎる．このように副甲状腺機能が今日の透析患者の大腿骨近位部骨折リスクとあま

り関連しない一方で，骨の細胞の活性や一次石灰化速度を鋭敏に反映する骨組織形態は副甲状腺機能との関連が強い．ということは，確認はされていないが，骨組織形態も臨床像とシンクロしなくなった可能性が高い．

これらはいったい何を意味しているのだろうか？

骨形態計測による組織評価では骨の細胞の活性や一次石灰化速度の情報を正確かつ鋭敏に得ることができる．これらは慢性腎臓病に伴う全身性のミネラル代謝異常に大きく影響される指標である．これが極端な異常を呈する，あるいは極端な異常を持続する状況では古典的透析骨症が発症した．今日でもなお透析患者の全身性ミネラル代謝は正常ではない．しかし，古典的透析骨症を呈するほどの極端例は少なくなった．ところが，臨床症状を呈するまで酷くもない骨の細胞の活性や一次石灰化の異常をも骨形態計測は鋭敏に指摘してしまう．すなわち，over-diagnosisしてしまうのが今日の骨形態計測による透析骨症の診断なのだろう．おそらく，今日の透析患者に大腿骨近位部骨折が多発するのには骨の細胞の活性や一次石灰化速度とは別の理由がある．これを骨形態計測で知ることはできない．もはや「骨代謝とは骨吸収と骨形成／石灰化である」と考える20世紀の骨代謝観が通用する時代ではないのである．

「骨生検は慢性腎臓病患者の骨病態を知るためのゴールドスタンダードである」とする意見がある[8)]．古典的透析骨症花盛りの時代に提唱された意見であり，確かに古典的透析骨症を標的にするならそれも説得力のある意見だったかもしれない．しかし透析患者の病態も，病態に対する理解も，もはや1980年代とは全く様相を異にしている．だというのに，検査法だけは40年たっても一つのゴールドスタンダードで変わらないと考える方が

おかしい．今日の透析患者の骨の異常の本質は不明だが，全身のミネラル代謝に対する治療介入が成功してから顕性化してきたのだから，ミネラル代謝異常に基づく病変，すなわちCKD-MBDではないであろう[9]．ならば骨生検組織から有用な情報を得ることは難しい．多角的に情報を収集し，その中から，今日の透析患者の骨病態にマッチした評価法を探し出していくべきだ．確かに骨生検は多彩かつ有用な情報を提供してくれる素晴らしいツールであり，その中には我々がまだ十分に咀嚼しきれていない真実も隠されていることだろう．この手技を確立した先人の偉業は最大限にリスペクトされるべきである．だからこそ，敢えてこれを超える検査法の開発に乗り出すことこそが後に続く我々のあるべき姿なのだ．病態も，技術も，学問も，時代を経るごとに姿を変えていく．この流れを無視し，思考を止めて，ゴールドスタンダードという看板の上に胡坐をかき，漫然と守旧に徹する怠慢は，先人たちのパイオニアスピリッツとは真逆の立場にある．

■文献

1) Moe S, Drüeke T, Cunningham J, Goodman W, Martin K, Olgaard K, Ott S, Sprague S, Lameire N, Eknoyan G; Kidney Disease: Improving Global Outcomes (KDIGO). Definition, evaluation, and classification of renal osteodystrophy: a position statement from Kidney Disease: Improving Global Outcomes (KDIGO). Kidney Int. 2006; Jun; 69(11): 1945-53.
2) Kazama JJ. Bone histology in chronic kidney disease-related mineral and bone disorder. Ther Apher Dial. 2011; Jun; 15 Suppl 1: 23-5.
3) Malluche HH, Mawad HW, Monier-Faugere MC. Renal osteodystrophy in the first decade of the new millennium: analysis of 630 bone biopsies in black and white patients. J Bone Miner Res. 2011; Jun; 26(6): 1368-76.
4) Stehman-Breen CO, Sherrard DJ, Alem AM, Gillen DL, Heckbert SR, Wong CS, Ball A, Weiss NS. Risk factors for hip fracture among patients with end-stage renal disease. Kidney Int. 2000; Nov; 58(5): 2200-5.
5) Danese MD, Kim J, Doan QV, Dylan M, Griffiths R, Chertow GM. PTH and the risks for hip, vertebral, and pelvic fractures among patients on dialysis. Am J Kidney Dis. 2006; Jan; 47(1): 149-56.
6) Coco M, Rush H. Increased incidence of hip fractures in dialysis patients with low serum parathyroid hormone. Am J Kidney Dis. 2000; Dec; 36(6): 1115-21.
7) Jadoul M, Albert JM, Akiba T, Akizawa T, Arab L, Bragg-Gresham JL, Mason N, Prutz KG, Young EW, Pisoni RL. Incidence and risk factors for hip or other bone fractures among hemodialysis patients in the Dialysis Outcomes and Practice Patterns Study. Kidney Int. 2006; Oct; 70(7): 1358-66.
8) Evenepoel P, Behets GJS, Laurent MR, D'Haese PC. Update on the role of bone biopsy in the management of patients with CKD-MBD. J Nephrol. 2017; Oct; 30(5): 645-65
9) Kazama JJ, Iwasaki Y, Fukagawa M. Uremic osteoporosis. Kidney Int Suppl (2011). 2013; Dec; 3(5): 446-450

g. 変形性関節症における骨組織
Bone histomorphometry of osteoarthritis of hip; 3 case series.

新潟大学大学院 医歯学総合研究科 機能再建医学講座 整形外科学分野
Division of Orthopedic Surgery, Department of Regenerative and Transplant Medicine,
Niigata University Graduate School of Medical and Dental Sciences

近藤 直樹, 奥村 剛, 遠藤 直人
Naoki Kondo, Go Okumura, Naoto Endo

Summary

変形性股関節症の骨形態計測組織の3症例を提示した．いずれも変形性股関節症に骨粗鬆症を合併した症例であった．大腿骨頭における基準値は存在しないため，直接的な比較は困難であるが腸骨のパラメータと比較して3症例とも，形成および吸収パラメータが低い傾向を示した．関節軟骨の変性の程度と骨形態計測所見の関連，石灰化速度を含めた骨代謝回転については今後さらなる検討を要する．

Keywords 骨形態計測（Bone histomorphometry），変形性関節症（Osteoarthritis），股関節（Hip joint）

はじめに

変形性関節症に対しては，骨形態計測の検討が行われてきたが，当初は関節リウマチ（RA）との比較として用いられてきたことが多く，骨吸収パラメータ（eroded surface）はRAに比べて低いと報告されている[1)〜3)]．近年は画像診断の技術が進歩しMRIでのtexture検討やマイクロCTなどによる解析が行われてきているが，骨形態計測は組織を定量化する意味でいまだevidenceの高い手法であることには変わりない[4)]．

今回我々は，変形性股関節症に対して骨形態計測学的検討を行った3症例を提示する．

症例1 57歳　女性，肝細胞癌および原発性胆汁性肝硬変の既往があり，2009年11月生体肝移植を受けた．メチルプレドニゾロン5mg/日内服．骨粗鬆症と診断（骨密度T-score；-3.1）．2011年4月　転倒のepisodeなく左股関節部痛自覚，歩行困難となり単純X線像にてGarden分類IVの左大腿骨頸部骨折と診断し（図1A），同年5月左人工骨頭置換術を施行された（図1B）．血清25（OH）D濃度は8.0ng/mlと欠乏していた．術後全荷重にて歩行訓練開始し，独歩可能となった．摘出した左大腿骨頭に対しVillanueva骨染色を施し，骨形態計測を行った（図1C）．基準値がないため，腸骨のreference dataと比較すると骨量は正常，類骨パラメータは類骨面が低く，骨梁幅は高かった．吸収パラメータは低値であった（表1，症例1）．

症例2 68歳　男性，不安定性狭心症，慢性腎不全，悪性リンパ腫の既往あり．2009

g．変形性関節症における骨組織

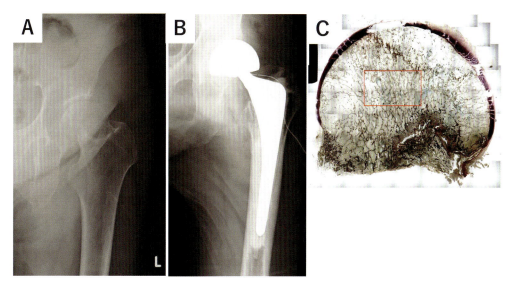

図1　症例1．左股関節単純X線前後像．左大腿骨頸部骨折と診断した．左股関節は軽度の変形性股関節症を呈する(A)．左人工骨頭置換術を行った．ステムは骨セメントにて固定した(B)．(C) 摘出した左大腿骨頭Villanueva骨染色標本．倍率x100．枠内130視野を計測した．

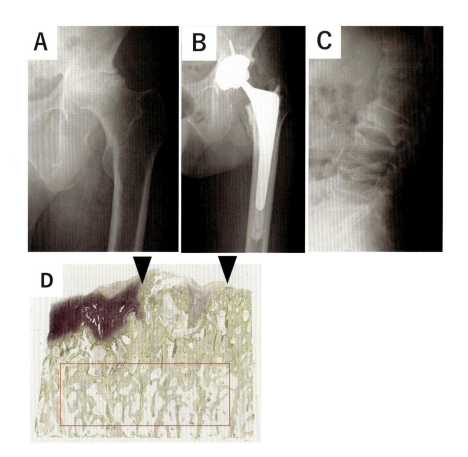

図2　症例2．左変形性股関節症が高度となり，骨頭が扁平化している（A）．左人工股関節置換術を施行した（B）．腰椎側面像では第1,3,4,5腰椎圧迫骨折を呈する（C）．（D）左大腿骨頭骨染色標本．倍率x200．枠内136視野を計測した．黒矢頭間の関節軟骨は変性消失している．

年より左股関節部痛自覚した．2012年9月左変形性股関節症（**図2A**）に対して人工股関節置換術を施行した（**図2B**）．このときすでに多発腰椎圧迫骨折を生じており骨粗鬆症であると診断した（**図2C**）．摘出した左大腿骨頭に対しVillanueva骨染色を施し，骨形態計測を行った（**図2D**）．基準値がないため，腸骨のreference dataと比較すると骨形成，吸収パラメータともに低値であった（**表1，症例2**）．2017年3月の右大腿骨頸部骨密度はTスコア-2.4であった．

症例3　76歳　女性，糖尿病，高血圧，高脂血症の既往があり，30歳時より誘因なく左股関節部痛自覚．しだいに歩行時痛も高度となり近医整形外科受診．1995年（37歳時）発育性股関節形成不全に伴う二次性の左変形性股関節症と診断され（**図3A**），1988年（50歳時）5月Bombelli（大腿骨30度外反骨切り）及び棚形成術を施行（**図3B**）．以後インプラントの抜去を行い，経過観察するもしだいに変形性関節症がさらに進行した．2011年5月（73歳）転倒にて左大腿骨骨幹部骨折（非定型大腿骨骨折）を受傷（**図3C**）し，逆行性髄内釘挿入術および骨折部の掻破術，腸骨移植術を施行．骨接合術後2年4か月でようやく骨癒合を得た（**図3D**）．骨粗鬆症薬はそれまでリセドロネートを服用していたが2011年5月以後休薬となった．以後2014年7月インプラント抜釘，左人工股関節置換術を行った（**図3E**）．左股関節高位にあったため骨頭は一部残し股関節navigation guide下に

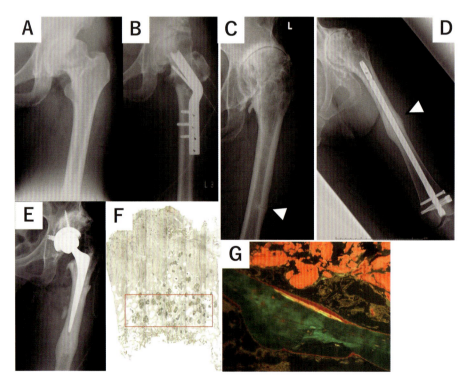

図3　症例3．37歳時に左股関節臼蓋形成不全にともなう左変形性股関節症と診断された（A）．50歳時，Bombelli（大腿骨30度外反骨切り）及び棚形成術を施行（B）．以後抜釘された．73歳時，転倒により左大腿骨非定型骨幹部不全骨折（白矢頭）を認めた（C）．髄内釘固定術後，2年4か月後に骨折部は癒合が得られた（白矢頭）（D）．左股関節部痛持続するため，髄内釘抜釘と人工股関節置換術を施工した（E）．骨切りした左大腿骨頸部を骨染色標本とし，形態計測を行った（x 200で,）枠内の132視野を計測した（F）．（G）二重標識が確認された．

表1. 変形性股関節症3例の骨形態計測所見

カテゴリ	パラメータ	略号	単位	症例1 57歳 女性 左大腿骨頭	基準値 55-64F 腸骨	症例2 67歳男性 左大腿骨頭	基準値61-70M腸骨	症例3 76歳 女性 左大腿骨頸部	基準値 71-F 腸骨
骨量	骨量	BV/TV	%	15.29	20.8 ± 4.37	47.19	18.7 ± 7.6	30.49	11.0 ± 1.8
	骨梁幅	Tb.Th	μm	124.11	133.0 ± 34.4	222.42	122.7 ± 7.3	168.26	131.3 ± 28.1
	骨梁単位幅	W.Th	μm	NM	30.34 ± 3.45	NM	41.0 ± 3.2	26.43	28.3 ± 3.7
類骨	類骨量（組織量）	OV/TV	%	0.32	0.44 ± 0.24	0.39		0.12	0.36 ± 0.31
	類骨量（骨量）	OV/BV	%	2.08	2.17 ± 1.14	0.82	2.8 ± 0.7	0.41	1.6 ± 0.4
	類骨面	OS/BS	%	6.41	16.7 ± 6.99	8.65	23.1 ± 9.8	6.28	12.8 ± 2.2
	類骨幅	O.Th	μm	19.6	9.16 ± 1.9	10.15	9.8 ± 2.1	5.2	6.4 ± 0.8
吸収	骨芽細胞面	Ob.S/BS	%	NM		1.35		0.3	
	吸収面	ES/BS	%	0.15	4.14 ± 2.12	1.25	4.0 ± 1.3	1.07	3.0 ± 1.0
	破骨細胞数	Oc.N/BS	#/mm	0.003		0.29		0.02	
	線維量	Fb.V/TV	%	0	0	0	0	0	0
石灰化	石灰化	MAR	μm/day	NM		NM		0.84	0.48 ± 0.08
	一重標識面	sLS/BS	%	NM		NM		0.29	
	二重標識面	dLS/BS	%	NM		NM		0.47	
	骨石灰化面（骨面基準）	MS/BS	%	NM		NM		0.62	*5.79 ± 4.38
	骨形成速度（骨面基準）	BFR/BS	mm3/mm2/yr	NM		NM		0.002	*0.01 ± 0.008
	骨形成速度（骨量基準）	BFR/BV	%/year	NM		NM		2.25	*16.2 ± 12.5
	骨梁単位活性化率	Ac.f	N/year	NM		NM		0.07	*0.35 ±

骨形態計測所見（症例1-3）．NM；not measured.
大腿骨頭，および頸部の基準値が不明のため，参考値として腸骨基準値を記載．＊：65-74歳の基準値を記載．

置換術を行った．ラベリングは二重標識（2-5-2-4）で行った．手術時に得られた大腿骨頸部の骨染色（リセドロネート休薬後3年3か月）を行い，骨形態計測を行った（図3F）．骨量は高かったが，類骨パラメータは低値で，吸収パラメータも低値であった．骨石灰化速度は高い値であったが，骨形成速度などの石灰化パラメータは低値であり，骨代謝回転の低下がうかがえた（表1，症例3）．

考察

正常骨あるいは骨粗鬆症症例と変形性股関節症を対象とした大腿骨頭組織での骨微細構造の検討は既報があり，骨粗鬆症症例では正常骨および変形性関節症例にくらべ骨量（BV/TV），骨表面（BS/TV），骨梁数（Tb.N）が有意に低かったものの，変形性関節症と正常骨との差は見られなかった．これらの傾向は，マイクロCTでの解析ともよく一致していた[5]．

Bobinacらは，人工股関節置換術を行った際に摘出した大腿骨頭の関節軟骨と軟膏下骨の組織を詳細に検討した．骨粗鬆症症例では，関節軟骨の変性の程度が低いほど軟骨下骨の厚さは増加する傾向が認められた．軟骨下骨の骨梁構造は骨粗鬆症例では変形性関節症例に比較して骨量（BV/TV），骨梁幅（Tb.Th），骨梁数（Tb.N）ともに有意に低値を示した[6]．

ただ，OAと骨粗鬆症が合併した病態においては明らかなことはこれまで報告されていない．我々の経験した3症例とも，変形性股関節症に骨粗鬆症を合併していた．

一般に変形性関節症症例では，骨形成パラメータは骨粗鬆症に比して高いといわれているが，本研究では同一性，年齢の腸骨の対照データに比していずれも低値を示していた．

特に症例3は腸骨組織にてbiopsy-proven SSBTであった．以後リセドロネートを3年休薬したことから，骨回転の上昇が期待されたが，骨形成速度は低いままであった．この症例に関してはビスホスホネート製剤の休薬による骨吸収パラメータの上昇は認めなかったと思われる．二重標識を行ったのはこの症例3のみで骨代謝動態については今後もさらなる検討を要する．

■文献

1) 辻 寿, 立石 博臣, 楊 鴻生, ほか. RAの罹患膝関節周辺の骨粗鬆化についての硬組織学的検討. 日関外誌 1990; 9: 179-184.
2) 杉田健彦. 慢性関節リウマチの骨萎縮に関する組織計測学的研究. リウマチ 1985; 35: 62-71.
3) Shimizu S, Shiozawa S, Shiozawa K, et al. Quantitative histologic studies on the pathogenesis of periarticular osteoporosis in rheumatoid arthritis. Arthritis Rheum 1985; 28: 25-31.
4) MacKay JW, Murray PJ, Kasmai B, et al. Subchondral bone in osteoarthritis: association between MRI texture analysis and histomorphometry. Osteoarthritis and Cartilage 2017; 25: 700-707.
5) Zupan J, Hof RJ, Vindisar F, et al. Osteoarthritic versus osteoporotic bone and intra-skeletal variations in normal bone: evaluation with μCT and bone histomorphometry. J Orthop Res 2013; 31: 1059-1066.
6) Bobinac D, Marinovic M, Bazdulj E, et al. Microstructural alterations of femoral head articular cartilage and subchondral bone in osteoarthritis and osteoporosis. Osteoarthritis and Cartilage 2013; 21: 1724-1730.

h. くる病と骨軟化症関連
Rickets and Osteomalacia

新潟大学大学院 医歯学総合研究科 機能再建医学講座 整形外科学分野
Division of Orthopedic Surgery, Department of Regenerative and Transplant Medicine, Niigata University Graduate School of Medical and Dental Sciences

遠藤 直人
Naoto Endo

Summary

くる病・骨軟化症では石灰化が障害されるため，未石灰化骨（類骨）が増加する．したがって成人においては類骨過剰状態を組織学的に評価することで確定診断できる．他の類骨増加疾患との鑑別が必要である．このように骨組織形態計測は骨組織を直接に観察し，定量評価できることから臨床症例の病態解明や治療効果の評価において有用な情報を与えてくれる．

Keywords　類骨，FGF 23，ビタミンD，Looser Zone，TIO

はじめに

骨は骨基質の形成（matrix formation）後に，ミネラル（カルシウム，リン）の沈着／石灰化（mineralizatiom／calcification）により形成される．くる病・骨軟化症ではビタミンD作用不全やリン欠乏（低リン血症）などの要因により，骨石灰化が障害され，組織学的には未石灰化骨（類骨 osteoid：石灰化していない骨）の過剰状態を呈する．その結果，骨形成の障害と骨脆弱性の亢進をきたす．成長期では成長軟骨板での骨化障害，軟骨細胞の不規則配列や不整，成長軟骨板の横径拡大がみられる．X線所見として骨端線の拡大，不整がある．

骨端線閉鎖以前ではくる病 rickets，骨端線閉鎖完了後の成人では骨軟化症 osteomalacia と呼ばれる．

くる病・骨軟化症での臨床所見

低身長，下肢変形（長管骨の弯曲，O脚，X脚），あひる歩行 goose gait（動揺歩行 waddling gait）を呈する．小児や乳児ではくる病数珠 rachitic rosary，横隔膜付着部の陥凹〔Harrison（ハリソン）溝〕などの胸郭変形，頭蓋軟化 craniotabes，歯牙の出現遅延がみられ，成人では筋力低下，筋肉痛，脆弱性の亢進による骨萎縮や骨折，骨痛・圧痛がある．

成因 および分類（表1）

原因としては，I．ビタミンD関連病態（ビ

表1　くる病，骨軟化症の分類

ビタミンD作用不全 ［ビタミンDの欠乏，作用障害，活性化障害］	ビタミンD欠乏性くる病・骨軟化症 ビタミンD依存性くる病・骨軟化症 I 型（VDDR—I） ビタミンD依存性くる病・骨軟化症 II 型（VDDR—II） 腎性骨異栄養症（慢性腎不全）renal osteodystrophy（ROD）
リン欠乏（低リン血症）	家族性低リン血症性くる病・骨軟化症 X連鎖性低リン血症性くる病・骨軟化症（XLH） 腫瘍性骨軟化症（TIO）
アシドーシス （低リン血症，腎尿細管におけるリン再吸収障害）	尿細管性アシドーシス 腎尿細管性アシドーシス Fanconi（ファンコーニ）症候群 アルミニウム中毒，カドミウム中毒，鉛中毒
その他	低フォスファターゼ症 薬剤性くる病・骨軟化症

タミンD欠乏や作用不全），Ⅱ．リン関連の病態（リン漏出・欠乏による），Ⅲ．アシドーシス，Ⅳ．薬剤性，そのほか，に分けられる．

Ⅰ．ビタミンD関連の病態によるくる病・骨軟化症

1）ビタミンD充足度の評価とビタミンD欠乏性くる病・骨軟化症 vitamin D deficiency rickets／osteomalacia

ビタミンDの充足度は血清25-水酸化ビタミンD［25（OH）D］による．ビタミンD不足・欠乏の判定基準（厚生労働省難治性疾患克服研究事業ホルモン受容機構異常に関する調査研究班 一般社団法人 日本骨代謝学会 一般社団法人 日本内分泌学会，2016年）は以下である[1]．
①血清25（OH）D濃度が30ng/ml以上をビタミンD充足状態と判定する
②血清25（OH）D濃度が30ng/ml未満をビタミンD非充足状態と判定する
　a. 血清25（OH）D濃度が20ng/ml以上30ng/ml未満をビタミンD不足と判定する
　b. 血清25（OH）D濃度が20ng/ml未満をビタミンD欠乏と判定する

2）ビタミンD欠乏性くる病・骨軟化症 vitamin D deficiency ricket／osteomalacia

ビタミンDやカルシウム摂取不足，吸収不良による．生活習慣や職業による紫外線（日光）曝露不足，食物アレルギーによりビタミンDを摂取できないこと，過度なダイエットなどによる摂食制限や極端な偏食の症例にみられる．

また胃切除後，消化管疾患による吸収障害（postgastrectomy osteomalacia），肝・胆道疾患症例でみられる．

また過度の菜食主義，自然食主義で肉，魚，卵などを摂取しない食生活の方でみられることもある．血清カルシウム値は正常あるいは低値．ALP高値．

血清25（OH）Dは低値である．「くる病・骨軟化症の診断マニュアル（厚生労働省難治性疾患克服研究事業ホルモン受容機構異常に関する調査研究班，日本骨代謝学会および日本内分泌学会）」によれば[2]，血清25（OH）D濃度20ng/ml未満ではビタミンD欠乏性くる病・骨軟化症がおこりうる．小児の栄養性くる病に関する国際コンセンサス指針[3]では，25（OH）D 12ng/ml未満の場合，あるいは25（OH）D 20ng/ml未満にカルシウム摂取不足が合併した場合に，ビタミンD欠乏性くる病の危険が高まる．

25（OH）Dが30ng/mlより下がるに伴い，PTH値が高くなり，二次性上皮小体機能亢進症を呈する．

3）ビタミンD依存性くる病・骨軟化症 vitamin D dependent rickets／osteomalacia（VDDR）Ⅰ型およびⅡ型

Ⅰ型はビタミンD-1α水酸化酵素の遺伝子（C27B1YP）変異で活性化が障害されている．Ⅰ型は稀で，生後早期から成長障害，骨変形を呈する．血中1,25（OH)$_2$D$_3$は低値．

Ⅱ型はビタミンD受容体遺伝子変異による．出生時に異常は認めず，生後6カ月以降にくる病を発症する例が多い．テタニー，骨折，歩行障害のほかに，脱毛症alopeciaを50％の症例に伴う．血中カルシウム低値，1,25（OH)$_2$D$_3$高値，PTH高値．

4）腎性骨ジストロフィー renal osteodystrophy（ROD），骨ミネラル代謝異常（CKD-MBD）

腎機能低下に伴い骨，カルシウム，リン代謝異常を呈し，骨関節障害や全身性の合併症をきたす．リンの貯留やビタミンDの活

性化障害がある．骨組織では種々の骨病変を示し，KDIGO（Kidney Disease Improving Global Outocome）機構によりTMV（Turnover-Mineralization-Volume）分類による整理が提示されている．診断と病態解明において骨形態計測法は有用な情報を与えてくれる[4]．

II．リン関連の病態によるくる病・骨軟化症

リン代謝とFGF23：FGF-23 associated syndrome

FGF23は腎におけるリンの再吸収を抑えることから，FGF23の生物活性が亢進すると，リンは喪失し低リン血症を生じ，骨軟化症・くる病に至る．代表的な疾患としてXLH X-linked hypophosphatemic rickets（PHEX遺伝子異常），ADHR autosomal dominant hypophosphatemic rickets（FGF23遺伝子変異），TIO tumor induced osteomalacia（腫瘍でのFGF23過剰産生）がある．

1）低リン血症性ビタミンD抵抗性くる病・骨軟化症，X連鎖性低リン血症性くる病・骨軟化症 hypophosphatemic vitamin D resistant rickets／osteomalacia（VDRR），X-linked hypophosphatemic rickets／osteomalacia（XLH）

伴性優性遺伝で家族性である．Phosphate-regulating gene with homologies to endopeptidases PHEX）遺伝子の異常により線維芽細胞増殖因子23（FGF23）が分解されないことから，FGF23が過剰となり，そのため腎からのリン利尿が亢進し，低リン血症，石灰化障害を呈する．出生直後から低リン血症で過リン酸尿，低身長を呈する．成人発症例もある．

2）遺伝性低リン血症疾患：常染色体優性遺伝性低リン血症性くる病・骨軟化 autosomal dominant hypophosphatemic rickets／osteomalacia（ADHR）

FGF23遺伝子変異により産生されたFGF23の分解が進まず，低リン血症を呈する．

3）腫瘍性骨軟化症 tumor-induced osteomalacia（TIO）

腫瘍が産生する液性因子：FGF23がリンの再吸収を抑制し低リン血症をきたすことにより，骨軟化症を呈する．TIOをきたす腫瘍として良性間葉系腫瘍が多い．腫瘍は1cm程度の小さなものも多い．局在診断が難しく，確定までに長期間を要した例もある．腫瘍摘出により，骨軟化症は改善する．悪性腫瘍例の報告もある．

III．アシドーシスによる（低リン血症）

1）尿細管性アシドーシス renal tubular acidosis（RTA）

尿細管障害により，酸塩基バランスの異常，リン喪失をきたし，骨の石灰化障害を呈する．多飲，脱水，腎の石灰化，低カリウム血症を示す．

2）Fanconi（ファンコーニ）症候群

近位尿細管におけるリン，アミノ酸などの再吸収が障害され，尿の酸性化が障害される．尿からのカルシウム排出増加，リン酸尿，腎性糖尿を示し，血液では低リン血症を呈する．低リン血症と代謝性アシドーシスにより，くる病・骨軟化症をきたす．

3）二次性Fanconi症候群

原因として後天性疾患（多発性骨髄腫，リンパ腫など）や，薬物（アルミニウム，カド

ミウム，鉛中毒）がある．

IV. そのほか，薬剤性のくる病・骨軟化症

抗痙攣薬（フェノバルビタール，ジフェニルヒダントインなど）や肝炎治療薬（近年，アデホビル ピボキシルでの骨軟化症の報告あり）の長期服用により，肝でのビタミンD活性化障害が起こり，くる病・骨軟化症に至ることもある．

診断：身体，画像（X線），血液検査所見と骨組織所見から

1）食事，日光曝露などの生活習慣，食物アレルギー，肝・消化器疾患の有無，家族歴などは有用な情報となる．

2）画像（X線所見）では石灰化障害と骨萎縮による骨陰影濃度の低下．長管骨弯曲や骨端線閉鎖以前での骨端線拡大・不整，骨幹端での不規則な透亮像，杯状変化（cupping），横径拡大（fraying），辺縁不整（flaring）を呈する．

X線でのLooser改構層（Looser zone），偽骨折（pseudofracture）は特徴的であり，この所見があれば骨軟化症と診断できる．骨皮質長軸にほぼ垂直に入る亀裂状の透明帯であり，石灰化障害のある骨に負荷が加わり生じるもので長管骨皮質部，骨盤（坐骨，恥骨），大腿骨頚部，肋骨，肩甲骨などにみられる．（**表2**）

3）血液生化学的検査所見ではアルカリフォスファターゼ（ALP）はいずれの病態のくる病・骨軟化症でも著明高値．血清リン値はビタミンD欠乏性，低リン血症くる病・

表2 くる病・骨軟化症の診断と鑑別に必要な検査と考える病態

1. X線：Looser zoneの確認＝確定診断
2. 血液検査：
   - Ca　　　…基本的検査
   - iP　　　…血清リン値の測定は基本
     　　　　低値では低リン血症骨軟化症
   - ALP　　…くる病・骨軟化症では高値
     　　　　（高値をきたす他の病態を鑑別）
   - 25(OH)D…ビタミンDの充足状態を示す
     　　　　低値ではビタミンD不足（欠乏性）
     　　　　（25(OH)低下にしたがい、PTHは上昇へ）
   - FGF23　…低リン血症症例では精査へ
     　　　　高値ではリン利尿により低リン血症をきたす
     　　　　（腫瘍性(TIO)産生過剰、分解障害（遺伝子異常など）はFGF23高値を示し、骨軟化症を呈する）

骨軟化症では低値．なおリン値は成人では一定であるが，乳児から小児では年齢により基準値が異なることに留意する．PTH, 25 (OH) D, 1,25(OH)$_2$D$_3$値は病態ごとに異なる．

ALP高値を示す上皮小体（副甲状腺）機能亢進症，甲状腺機能亢進症，骨転移などの骨破壊性病変，骨Paget病と鑑別が必要である．（**表2**）

5）骨組織生検で石灰化障害（類骨過剰状態や石灰化遅延）を認めれば，診断確定する（後述）．

6）骨粗鬆症と紛らわしい症状，所見を呈する例もある．成人や高齢者で多発性の脊椎椎体骨折様の変形やLooser zoneを骨粗鬆症性の脆弱性骨折や疲労骨折と判断されていたとの報告例もある．

治療

薬物療法として，小児では骨成長障害，骨端線の著明な拡大の所見を認める例にはビタミンD製剤〔1α(OH)D$_3$, 1,25(OH)$_2$D$_3$〕の単独あるいは中性リン製剤との併用療法を行う．低リン血症性くる病では尿中へのリン漏出の程度が高度なほど骨変化も著明であ

り，リン補充も必要である．定期的に血液あるいは尿検査を行い，高カルシウム血症に注意し，原則として薬物療法を成長完了まで続ける．成長完了以後の薬物治療の可否や継続についての指針はないものの，骨痛，Looser改構層，骨折を認める例では，薬物治療（ビタミンD投与）継続が望ましいと思われる．

腫瘍性骨軟化症では腫瘍摘出する（腫瘍局在が不明な例もある）現在，抗FGF23抗体の開発と治験がおこなわれており，腫瘍摘出不可能例への治療として期待される．

下肢変形高度例には下肢骨の矯正骨切り術がおこなわれる．骨癒合遅延の可能性もあり，その対策として薬物の増量等も検討される．

骨形態計測所見：骨生検からわかること

1）くる病・骨軟化症の組織学的所見，診断

類骨増加（過剰）状態であり，骨芽細胞の機能不全である．骨形態計測では類骨パラメータ値（類骨量，類骨面，類骨幅）の高値，石灰化障害（石灰化速度の低下，骨形成率の減少）を示す．Parfittは骨軟化症の定義として，「類骨幅は12.5μm以上，類骨量は10％以上，Mlt 100日以上」をしめした（**写真**）[5]．

なおくる病・骨軟化症での類骨増加は上皮小体機能亢進症などの高回転骨でみられる類骨（面）増加と鑑別することが必要である．

2）骨標識パターン（動的パラメーター）

くる病・骨軟化症ではテトラサイクリン2回投与での骨標識パターンとして2重標識は見られず，多彩なパターンを呈し，これらの所見は「類骨形成と成熟ならびに石灰化の障害」を示す[6]．

3）ビタミンD不足・欠乏による病態

成人剖検標本（ドイツ，665人）の組織学的所見によれば，血清25（OH）D濃度が30ng/ml以上では類骨量の2％以上の増加例はなかった．一方，20ng/ml以上30ng/ml未満では，8.5％（82例中7例）に骨石灰化障害が認められたと報告された．このことから30ng/ml以上ではくる病・骨軟化症の可能性はないものの，20ng/ml以上30ng/ml内ではく

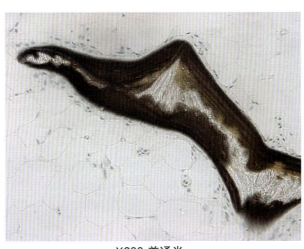

X200 普通光

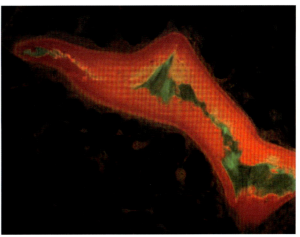

X200 蛍光

写真 骨軟化症：39歳男性　骨軟化症（低リン血症）．下肢変形に対して下腿の変形矯正ならびに延長術を施行されている．その後，新潟大学で　ホスリボン，ビタミンD処方を行う．高カルシウム血症時にはビタミンD減量あるいは中止にて対応．下腿の残存する変形に対し，骨切り術施行，その際切除した腓骨骨組織である．類骨過剰状態を呈している．

る病・骨軟化症をきたす可能性があり，留意する必要がある[7]．

靭帯石灰化・骨化とFGF23関連低リン血症くる病・骨軟化症（XLH）

低リン血症骨軟化症（XLH）ではenthesopathy（腱・靭帯付着部炎）として石灰化・骨化を呈する例がある．症例によっては脊柱（頚椎から腰椎まで）で広範囲に靭帯付着部の骨棘が椎体を架橋するようにつながり，強直性脊椎炎，DISH（diffuse idiopathic skeletal hyperostosis,びまん性特発性骨増殖症）などと類似の所見を呈する[8, 9]．XLHの病態・病因であるFGF23がこの靭帯骨化にどのように関連しているのかは不明である．

一方，靭帯骨化症例（前あるいは後縦靭帯骨化症，黄色靭帯骨化症，DISH）に広くリン代謝異常があるのか，あるいは一部の例に石灰化障害（類骨過剰）を呈するのかについても必ずしも十分なデータがなく明らかではない．今後の検討と解明が待たれる．

まとめ

くる病・骨軟化症では類骨過剰状態である．成人において類骨状態を組織学的に評価することで確定診断できる．

骨組織形態計測は骨組織を直接に観察し，定量評価できることから臨床症例の病態解明や治療効果の評価において有用な情報を与えてくれる[10]．

■文献

1) 岡崎亮，大薗恵一，福本誠二，井上大輔，山内美香，皆川真規，竹内靖博，道上敏美，松本俊夫，杉本利嗣．ビタミンD不足・欠乏の判定指針 厚生労働省難治性疾患克服研究事業ホルモン受容機構異常に関する調査研究班．一般社団法人 日本骨代謝学会 一般社団法人 日本内分泌学会

2) 厚生労働省難治性疾患克服研究事業ホルモン受容機構異常に関する調査 研究班，日本骨代謝学会,日本内分泌学会．くる病・骨軟化症の診断マニュアル．日本内分泌学会雑誌．2015; 91(Supple): 1-11.

3) Munns CF, Shaw N, Kiely M, Specker BL, Thacher TD, Ozono K, Michigami T, Tiosano D, Mughal MZ, Mäkitie O, Ramos-Abad L, Ward L, DiMeglio LA, Atapattu N, sinelli H, Braegger C, Pettifor JM, Seth A, Idris HW, Bhatia V, Fu J, Goldberg G, Sävendahl L, Khadgawat R, Pludowski P, Maddock J, Hyppönen E, Oduwole A, Frew E, Aguiar M, Tulchinsky T, Butler G, Högler W. Global Consensus Recommendations on Prevention and Management of Nutritional Rickets. J Clin Endocrinol Metab. 2016; 101(2): 394-415.

4) Alshayeb HM., Quarles D., Treatement of chronic kidney diseases- mineral bone disorder（CKD-MBD）In Primer on the Metabalic Bone Diseases and Disorders of Mineral Metabolism, Eighth Edition, Eds Rosen CJ., WILEY-BLACWELL, pp640-650, 2013

5) Parfitt AM., osteomalacia and related disorders In Metabolicc Bone Diseases, eds.,Aviolo L, Krane SM., Saunders pp329- 396, 1990

6) 髙橋榮明 くる病・骨軟化症におけるテトラサイクリン骨標識パターン．骨形態計測ハンドブック p125-131，西村書店，新潟，1983

7) Priemel M, von Domarus C, Klatte TO, Kessler S, Schlie J, Meier S, Proksch N, Pastor F, Netter C, Streichert T, et al. Bone mineralization defects and vitamin D deficiency: histomorphometric analysis of iliac crest bone biopsies and circulating25-hydroxyvitamin D in 675 patients. J Bone Mineral Res. 2010; 25(2): 305-12.

8) 吉川靖三 くる病と骨軟化症の臨床 日整会誌50:535, 1976

9) 伊藤拓緯，髙橋榮明，羽場輝夫，遠藤直人 関利明，棘間靭帯，椎間関節骨化を伴った低燐血症性ビタミンD抵抗性クル病の一例 東北整災紀要 30: 365-368, 1986

10) 遠藤直人，髙橋榮明：組織学的骨形態計測法．辻陽雄，髙橋榮明（編）：整形外科診断学改訂第3版．pp745-757，金原出版，1999．

i. 栄養と骨組織
Nutrition and Bone histology

大分県立看護科学大学 人間科学講座
Department of Health Sciences, Oita University of Nursing and Health Sciences

岩﨑 香子
Yoshiko Iwasaki

Summary

骨は他の器官と同様,機能維持のためにその材料となる栄養を必要とする.食事に含まれるカルシウムやリンは骨を構成する材料である.またビタミンDやビタミンKは骨の機能を調節する.カルシウム,ビタミンDの不足は破骨細胞,骨芽細胞機能を変化させ,骨組織像を変化させる.ビタミンKの摂取は,主に骨芽細胞機能を亢進させることにより骨構造を変化させる.

Keywords 骨粗鬆症,カルシウム,ビタミンD,ビタミンK,破骨細胞,骨芽細胞

はじめに

食事から摂取する栄養素は様々な形態で骨代謝に関わる.栄養摂取が骨代謝に及ぼす影響については1990年代から多数の検討が行われており,骨粗鬆症治療においても食事指導は薬物以外の一般的な治療法として重要とされている.しかしながら,栄養摂取が骨組織形態や骨代謝状態に及ぼす影響をヒト腸骨生検にて検討した報告はほとんど見当たらない.そこで本稿では食事に含まれる栄養素のうち,特に骨代謝に大きく影響するカルシウム,ビタミンD,ビタミンKについて,主に動物を用いた試験結果からその摂取と骨組織変化との関連を概説する.

1. カルシウム(Ca)

カルシウム(Ca)は細胞分裂,筋収縮など生体の機能維持に重要なミネラルである.骨リモデリングの際,成人では一日当たり約200mgのCaが骨から放出され,新たにCaを沈着させる.そのため食事からの十分なCa摂取が必要となる.加えてCaは腸管からの吸収率が低いことから容易にCa不足に陥りやすい.骨はCa貯蔵器官として機能することから,食事からのCa摂取量が不足すると代償として骨吸収が亢進する.

食餌性Ca摂取量を0.1%に制限したラットでは通常食(Ca含量1.0%)を摂取したラットと比較し海綿骨における著しい骨梁数の減少と骨梁連結性低下が観察される[1].この動物では破骨細胞面(osteoclast surface/bone surface: Oc.S/BS)の著明な増加は観察されないものの,尿中カルシウム排泄および尿中ピリジノリン排泄の増加がみられ,骨吸収が亢進していることが確認された.石灰化速度(mineral apposition rate: MAR)や骨形成速度(bone formation rate/bone surface: BFR/BS)の亢進は見られなかったことか

ら，低Ca食の摂取によって生体のCaバランスが負に傾いた状態になっている．食事からのCa摂取不足が続くと副甲状腺が刺激され，副甲状腺ホルモン（parathyroid hormone: PTH）分泌が亢進し，PTHによる腎での1, 25-dihydroxyvitamin D_3（1, 25D）産生が増加する．PTHや1, 25Dの濃度上昇は骨芽細胞でのreceptor activator of NF-κB ligand（RANKL）の発現を亢進し，破骨細胞の分化や活性化を誘導することで骨吸収を増加させる．さらにこの動物に卵巣摘出術（ovariectomy: OVX）によるエストロゲン欠乏状態を加えると骨吸収の程度が増加する．動物にOVXを施すと骨吸収が亢進することはよく知られているが，これは骨組織でのRANKL発現の亢進とosteoprotegerin（OPG）発現の低下により破骨細胞活性が増加することによる．エストロゲンは腸管からのCa吸収にも関わるため，OVXに低Ca摂取が加わると骨は極端な骨吸収亢進状態を呈する．よって，閉経後骨粗鬆症でみられる骨吸収亢進を抑制するには食事から十分量のCaを摂取する必要がある．

食事からのCa摂取はCaそのものの摂取量だけでなく同時に摂取するリン（P）の量も重要である．食事性Ca/P比が0.5程度まで低下すると十分量以上のCaを摂取しても破骨細胞数（N.Oc/B.Pm）の増加がみられ，著明な海綿骨骨梁数（Tb.N）減少が観察される[2]．食餌性のCa/P比の低下は腸でのP吸収を亢進させ，血中P濃度上昇をきたしやすい．血中P濃度の上昇は骨細胞でのFGF23（線維芽細胞増殖因子産生を亢進させ，PTHやCYP27B1（1α水酸化酵素）作用を減弱することから骨代謝にも変化が生じる．逆にCa/Pが適切（1.0〜1.5程度）であれば摂取Ca量に応じた骨梁構造の発達や骨力学強度の上昇などの効果を得ることが示されている．

2．ビタミンD

ビタミンDの生体での主な役割は小腸からの能動的Ca輸送と腎でのCa再吸収を行うことによりCa恒常性を維持することである．魚類などビタミンDを多く含む食品の摂取，もしくは日光照射による皮膚での合成により供給され，大部分が肝臓で25-hydroxyvitamin D（25D）に変換される．25Dはさらに腎臓でCYP27B1による水酸化を受け1, 25Dとなって Ca 恒常性維持に関与する．

前述のように骨芽細胞に作用した1, 25DはRANKL発現を促進し，破骨細胞の分化，活性化を誘導するだけでなく，骨の石灰化にも関与する．通常，骨の石灰化成分であるハイドロキシアパタイトは基質小胞に取り込まれたCaやPから形成されるが，基質小胞に取り込まれるリンは無機リンやadenosine triphosphate（ATP）から供給される．ATP分解過程で生じるピロリン酸はCaとの結合能が高いため，ピロリン酸の蓄積は石灰化を抑制する．1, 25DはATPからピロリン酸を供給する酵素 ectonucleotide pyrophosphatase/phosphodiesterase 1やピロリン酸を輸送するprogressive ankylosisの発現を高めることから，骨での石灰化を抑制する作用を有する．

ビタミンD含量を変化させた餌を摂取したラットではその含量依存性に血中の25D濃度が低下することが示されている[3]．一方，このラットの血中1, 25D濃度はほぼ一定に保たれていた．ビタミンD摂取量が通常の半分以下になるとN.Oc/B.Pm高値，骨でのRANKL発現増加が観察された．血中CaおよびPTH濃度はいずれの動物も正常範囲であったことから，摂取ビタミンD量が減少すると25D代謝が亢進し，骨吸収を増加させると考えられる．骨吸収の亢進に伴い類骨面（osteoid surface/bone surface: OS/BS）やMARも増加

し，骨形成の増加も認められた．また，ビタミンD含量が通常食の1/10である餌を摂取したラットではmineralization lag time（MLT）値が著明に上昇しており，石灰化の遅延が観察された．1,25D産生は腎以外でも行われることが知られているが，骨芽細胞も25D-vitamin D binding protein複合体を取り込んで細胞内で1,25Dへと代謝する．1/10量のビタミンDを摂取したラットの骨組織ではCYP27B1発現レベルは低下していなかったことから，MLT値の上昇は骨組織で増加した1,25Dによるものと考えられる．

前述のように血中25D濃度は食事（食餌）から摂取するビタミンD量を反映するが，この濃度には同時に摂取するCa量が強く影響することも報告されている[4]．Andersonらは食餌に含まれるCaが不足すると腎でのCYP27B1発現が上昇し，血中1,25D濃度が12倍から18倍に上昇することを示した[4]．彼らはまた9か月齢のラットを用いた実験で，食餌中のビタミンD含量が0であっても食餌Ca含量が十分な場合，25D代謝は亢進せず血中25D濃度が維持されることを確認している[5]．この実験では十分量のビタミンDを摂取しても同時に摂取するCa量が少ないとN.Oc/B.PmやBFRの高値が観察され，骨の代謝回転が亢進することも示された[5]．さらに適切量のビタミンDとCa摂取は海綿骨の構造維持に必要であるだけでなく，25Dの代謝調節を介して皮質骨量の維持にも重要であることが明らかとなった．よって十分量のビタミンDとCaの摂取は骨代謝回転を亢進させないために必要であり，血中25Dレベルを維持することが重要であると考えられる．

3．ビタミンK

ビタミンKの生体における最も基本的役割は血液凝固因子を活性化するgamma-glutamyl carboxylase（GGCX）の補酵素としての機能であるが，骨に対しても重要な役割を担っている．天然にはビタミンK1（フィロキノン）とビタミンK2（メナキノン類：側鎖イソプレン単位数によって2～14の同族体が存在）が存在し，通常の食事によって多く摂取されるのはビタミンK1とメナキノン-7（MK-7）である．また薬剤としてMK-4が使用されている．

ビタミンK摂取に関する基礎研究は主に閉経後骨粗鬆症モデル[6),7)]，不動性骨粗鬆症モデル[8),9)]を用いて行われているが，摂取不足に対する影響の検討ではなく，補充摂取に関するものが多い．ビタミンKの補充摂取によってN.osteoclast/B.Pmの低下[6),8)]，OS/BSやBFRの著しい増加が生じ[8),9)]，海綿骨の骨梁構造維持[7),8)]や骨密度減少抑制効果[6),8)]などがもたらされる．またCaやビタミンDの検討と比較すると，ビタミンKの補充効果は主として骨芽細胞を介した作用として得られる．

ビタミンK（特にビタミンK2）は骨芽細胞の増殖，分化を促進し，Fasリガンド誘導性のアポトーシスを抑制することで骨形成を促進する．また転写を調節する核内受容体steroid and xenobiotic receptor: SXR（SXR）を活性化し，OPGなどの骨代謝調節遺伝子だけでなく，osteocalcin（OC），bone gla protein（BGP）などの骨基質タンパク質の遺伝子発現を増加させる．SXRの活性化はコラーゲンの蓄積作用も誘導する．ビタミンKはOCやBGPのグルタミン酸残基をカルボキシル化することによりハイドロキシアパタイトとの親和性を高める．その結果，骨組織の石灰化が促進する．加えて，ビタミンKは破骨細胞に対してもその効果を表す．骨芽細胞に発現するRANKLはNF-κBの活性化に

よって起こるが，ビタミンKはこれを抑制する．その結果，RANKL/OPG比を低下させることで破骨細胞抑制作用を発揮する．また破骨細胞に対して直接アポトーシスを誘導することも可能である．特にビタミンK2の骨吸収抑制効果はビタミンK2の側鎖によることも確認されている．ビタミンKの補充摂取によってもたらされる骨形成促進効果，骨吸収抑制効果は代謝のはやい海綿骨で容易に確認することができる．一方，皮質骨の骨量減少に対しては大きな抑制効果は見られないものの，骨細胞の生存低下を抑制し，多孔化を改善することが報告されている[9]．

食餌から摂取したビタミンK1は主に肝臓で貯蔵され，血液凝固に用いられるのに対し，ビタミンK2は骨を含む全身に分布する．ビタミンKの生物活性（GGCXとの親和性）はビタミンK1よりもビタミンK2で高く，半減期もビタミンK2の方が長い．またビタミンK1はMK-4に体内で変換することが可能であり，この作用を骨芽細胞が持ち合わせていること，経口摂取したビタミンKは数時間で骨組織に分布することも確認されている．摂取したビタミンKの骨への分布は高週齢の動物でも見られることから，加齢などによる骨量減少症にも有効であると考えられる．

おわりに

本稿では主にラットを用いた検討結果からCa，ビタミンD，ビタミンKの摂取と骨組織への影響を述べた（図）．紙面の都合上，本稿で示さなかったビタミンB6，ビタミンB12，葉酸はホモシステイン代謝に関与し，骨代謝への影響も明らかになっている．また食事性タンパク質は不足の場合の骨密度低下

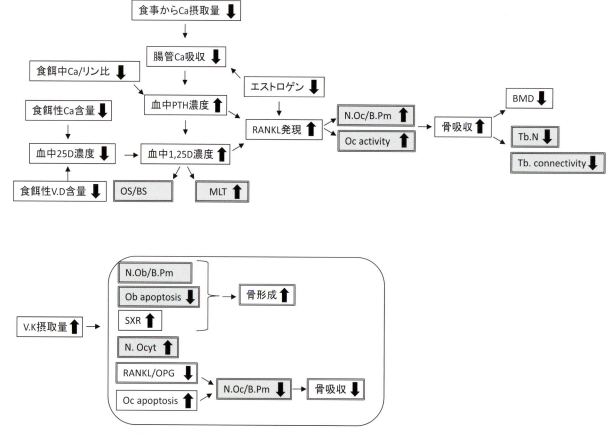

図　Ca，ビタミンD，ビタミンKの摂取と骨組織への影響（著者作成）

だけでなく，過剰摂取の場合も尿中Caを亢進することが報告されており[10]，腎機能が低下した場合にはその代謝物が尿毒症物質として骨代謝を変化させる．これらのことから，骨組織に対する適正な蛋白摂取量および摂取方法について栄養学的な検討がさらに必要と考えられる．いずれの栄養素も骨そのものの材料や骨代謝調節因子として働くことから，個々の摂取量だけでなく，バランスを考慮した摂取が骨組織の維持に重要である．

■文献

1) Shen V, Birchman R, Xu R, et al. Short-term changes in histomorphometric and biochemical turnover markers and bone mineral density in estrogen-and/or dietary calcium-deficient rats. Bone. 1995; 16(1):149-156.
2) Koshihara M, Masuyama R, Uehara M, et al. Reduction in dietary calcium/phosphorus ratio reduces bone mass and strength in ovariectomized rats enhancing bone turnover. Biosci Biotechnol Biochem. 2005; 69(10):1970-1973.
3) Anderson PH, Sawyer RK, Moore AJ, et al. Vitamin D depletion induces RANKL-mediated osteoclastogenesis and bone loss in a rodent model. J Bone Miner Res. 2008; 23(11): 1789-1797.
4) Anderson PH, Lee AM, Anderson SM, et al. The effect of dietary calcium on 1,25(OH)2D3 synthesis and sparing of serum 25(OH)D3 levels. J Steroid Biochem Mol Biol. 2010; 121(1-2): 288-292.
5) Lee AM, Sawyer RK, Moore AJ, et al. Adequate dietary vitamin D and calcium are both required to reduce bone turnover and increased bone mineral volume. J Steroid Biochem Mol Biol. 2014; 144 Pt A: 159-162.
6) Akiyama Y, Hara K, Kobayashi M, et al. Inhibitory effect of vitamin K2 (menatetrenone) on bone resorption in ovariectomized rats: a histomorphometric and dual energy X-ray absorptiometric study. Jpn J Pharmacol. 1999; 80(1): 67-74.
7) Mawatari T, Miura H, Higaki H, et al. Effect of vitamin K2 on three-dimensional trabecular microarchitecture in ovariectomized rats. J Bone Miner Res. 2000; 15(9): 1810-1817.
8) Iwasaki-Ishizuka Y, Yamato H, Murayama H, et al. Menatetrenone rescues bone loss by improving osteoblast dysfunction in rats immobilized by sciatic neurectomy. Life Sci. 2005; 76(15): 1721-1734.
9) Iwamoto J, Matsumoto H, Takeda T, et al. Effects of vitamin K2 on cortical and cancellous bone mass, cortical osteocyte and lacunar system, and porosity in sciatic neurectomized rats. Calcif Tissue Int. 2010; 87(3): 254-262.
10) Buclin T, Cosma M, Appenzeller M, Jacquet AF, Décosterd LA, Biollaz J, Burckhardt P. Diet acids and alkalis influence calcium retention in bone. Osteoporos Int. 2001; 12(6): 493-499.

j. 顎骨動態
Jawbone dynamics

明倫短期大学 歯科技工士学科
Department of Dental Technician, Meirin collage

田中 みか子
Mikako Tanaka

新潟大学医歯学総合病院 義歯診療科
Prosthodontic Clinic, Niigata University Medical and Dental Hospital

三上 絵美
Emi Yamashita-Mikami

朝日大学歯学部 口腔構造機能発育学講座 口腔解剖学分野
Department of Oral Anatomy, Division of Oral Structure, Function and Development, Asahi University School of Dentistry

江尻 貞一
Sadakazu Ejiri

Summary

顎骨は，上下の歯が咬み合うことで生じるメカニカルストレスが歯根を介して内部に伝達される独特の骨組織である．本稿では，顎骨海綿骨の骨梁構造を検索するための適切な関心領域の設定法や，ヒト顎骨の骨生検法の実際と有効性について，著者らが行ってきた顎骨の生検試料を用いた形態計測学的研究などを示しながら解説する．

Keywords　顎骨，骨生検，骨形態計測，関心領域，ヒト下顎骨

1. 顎骨の特徴と形態計測

顎骨は，上顎骨と下顎骨が対となって咀嚼運動と摂食機能を営んでいる．上下の歯が咬み合うことで，咬合力によるメカニカルストレスが生じ，これが歯根を介して顎骨内部に伝達される．このように，顎骨は独特の構造と機能を有する骨組織である．さらに顎骨は，発生学的にも椎骨や長管骨とは異なる．顎骨はほとんどが膜性骨化によって生じ，関節頭である下顎頭だけが内軟骨性骨化によって形成される．

げっ歯類は，実験動物として有用であるが，顎骨が小さいうえに顎骨の中に常生歯である切歯の巨大な歯根が内包されている（図1）．これにより，顎骨内部の海綿骨領域は非常に乏しく，骨形態計測の関心領域を決定するのに苦労する．また，げっ歯類は切歯が伸びすぎないようにgnawing（かじる行為）を行うため，顎骨に常にメカニカルストレスが負荷されている．著者らは，これまでに卵巣摘出（OVX）ラットを用いてエストロゲン欠乏が顎骨に与える影響を検索してきたが[1〜4]，顎骨では下顎第一臼歯の根間中隔部に海綿骨梁

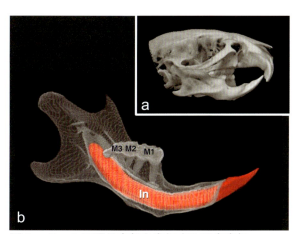

図1 ラット下顎骨内部を走行する切歯歯根
a：ラット頭蓋部のマイクロCT三次元画像
げっ歯類の切歯は常生歯であり，上下の切歯が伸びすぎないようにラットは常にgnawingをしている．
b：下顎骨に内包されている切歯歯根
下顎骨の輪郭を半透明化し，切歯を赤色で表示した．巨大な切歯の歯根（In）が，第一臼歯（M1），第二臼歯（M2），第三臼歯（M3）の歯根の直下を前後的に走行している．
このため顎骨内部の海綿骨領域は非常に乏しく，骨形態計測の関心領域を決定するのに苦労する．

が比較的豊富に存在しており，この部位がOVXの影響を調べるための関心領域として最も適しているようである（図2）．

カニクイザルの顎骨は，顎骨の形態や歯根の植立状況，咀嚼動態がヒトに酷似しているため，ヒトの病態を探るための研究対象としては優れており，海綿骨領域もげっ歯類より豊富である．しかし，ヒトと比較するとサル顎骨内部の骨梁は疎であり，個体数が少ない実験系ではデータがばらつきやすく，統計学的な有意差判定に影響を与えることもある．また，サル顎骨には形態的な個性があるとともに食餌にも多様性があり，顎骨に負荷されるメカニカルストレスにも個体差があると考えられる．したがって，サルを対象とした研究を進めていくうえでは，一定の個体数をそろえたいところであるが，サルは高価で入手しにくいうえ，飼育にも手間と費用がかかる．これまで著者らは，個体数が限られるサル顎骨の骨梁構造の検索においてデータのばらつきを抑えるために，関心領域を可能な限り広く設定し，解析法に三次元的な骨形態計測法を採用してきた（図3）．その結果，限られた個体数の群間比較においても，OVX後のサル顎骨の骨梁構造の変化を示すことができた[5), 6)]．

ヒトの顎骨を用いて骨形態計測をする場合は，サルと同様に個体差が大きいことが問題となる．顎骨の外形はもちろん，食の嗜好の違い，歯周病による炎症の有無，咀嚼筋の大きさの差による咬合力（メカニカルストレス）の違い，さらに咀嚼癖や義歯使用の有無などといった，さまざまな因子がヒト顎骨の骨梁構造に影響を与えていると考えられる．著者らは，ヒト顎骨の骨形態計測に際しては，咀嚼や歯に起因する様々な因子を極力避けるため，歯を喪失した後の顎堤[注1]と呼ばれる組織を関心領域としてきた．しかし，歯がない状態は本来の顎骨の姿とは言いがたく，歯による咀嚼が行われているヒトの歯槽骨骨梁をどのように検索していくかは，今後解決すべき課題である．

また，ヒトの顎骨を縦断的研究として経時的に観察するためには，X線写真やCT画像など，非破壊的な手法を用いることになるが，これらの手法では，正確に微細骨梁構造を捉えることや組織学的なデータを得ることはできない．著者らはこれまで，骨生検の手法でヒト顎骨の骨組織を採取し，マイクロCTや組織切片を用いた3次元骨形態計測や組織形態計測を用いて骨梁構造を検索してきたので，次項で概説する．

注1）歯の喪失によって生じる骨吸収の後に，残留した歯槽骨あるいは顎骨と顎堤粘膜によって形成される堤状の高まり．（歯科補綴学専門用語集　第4版，公益社団法人日本補綴歯科学会編，医歯薬出版より）

5．ヒト骨生検からわかる骨形態計測と骨代謝動態

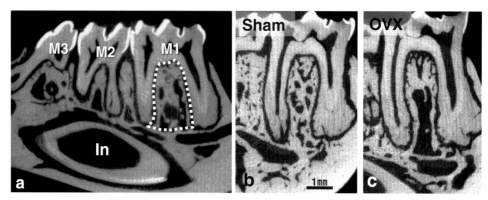

図2　ラット下顎臼歯部の二次元マイクロCT画像（文献[2] Figure2を改変）
　a：6か月齢老齢雌ラット下顎骨臼歯部矢状断面
　　第二臼歯（M2）の下方に大きな切歯の歯根断面（In）が認められる．
　　著者らは，第一臼歯（M1）の根間中隔部に認められる海綿骨領域（白色点線）がラット下顎骨の形態計測の関心領域として適していると考えている．M3：第三臼歯
　b：偽手術1年後のラット第一臼歯根間中隔部
　　骨梁が豊富で，密なネットワーク構造を呈している．
　c：卵巣摘出1年後のラット第一臼歯根間中隔部
　　骨梁は疎で，骨梁同士の連続性も認められない．

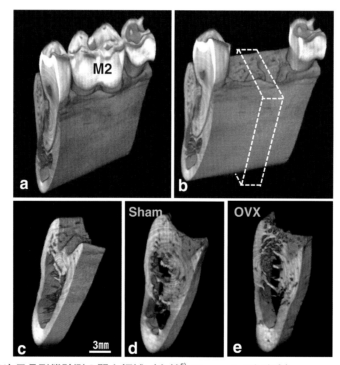

図3　サル下顎骨の三次元骨形態計測の関心領域（文献[5] Figure 1, 3を改変）
　a：雌カニクイザル（推定9歳以上）の下顎骨臼歯部の三次元マイクロCT画像
　b：関心領域の設定
　　デジタル処理により第二大臼歯（M2）を除去し，根間中隔部を関心領域に設定した（白色点線）．
　c：関心領域の三次元表示
　　bの白色点線が示す関心領域部分を抜き出したもの．少なくとも3mmほどの厚みを確保したい．
　d：偽手術76週間後の下顎第二大臼歯の根間中隔部
　　骨梁の連結性が高く，部分的に板状を呈する骨梁も認められる．
　e：卵巣摘出76週間後の下顎第二大臼歯の根間中隔部
　　棒状の細い骨梁が認められ，ところどころに終末端も観察される．これらの所見は，卵巣摘出によりサルの顎骨に骨梁構造の脆弱化が生じていることを示唆している．

2. ヒト顎骨の生検と骨形態計測

(1) 顎骨の生検方法

著者らは，歯科インプラントの窩洞形成時，あるいは，自家歯牙移植の移植窩形成時に切削される顎堤の骨組織を生検試料として研究を行ってきた[7〜9]．生検部位としては，骨の幅と厚みに余裕がある下顎臼歯部とするのが手技的にも容易で安全である．トレフィンバーを用いて，直径2〜3mm，長さ3〜9mmほどの組織を円柱状に採取する（図4）．

その後，採取した組織を速やかに4%緩衝ホルマリンに浸漬固定し，数時間から1日ほどで70%エタノール溶液に移す．その後，マイクロCT撮影を行い，長管骨等と同様にヴィラヌエバ骨染色を施したのちにMMA樹脂に包埋し，非脱灰のまま薄切または片面研磨を行って骨形態計測を行う．一部の試料を組織学的に観察することも有効である．なお，試料をトレフィンバーから取り出す際に試料が破損する場合があるが，これを避けることは非常に難しいのが現状であり，せっかく採取した試料を無駄にしないために何らかの解決策が必要である．ヒト顎骨の骨生検は，侵襲の観点からも容易に行えるものではないが，歯科インプラントや自家歯牙移植の受容部位から切削される骨を利用する合理的な方法である．以下，著者らが行ったヒト顎骨の生検組織を用いた研究の概略を紹介する．

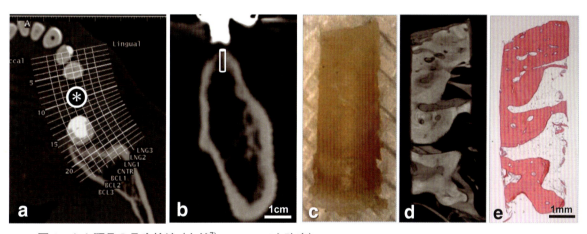

図4　ヒト顎骨の骨生検法（文献[7]　Figure 2を改変）
 a：下顎水平断面のCT画像
　　歯科インプラント埋入予定部位をアスタリスク（＊）で示す．
 b：インプラント埋入予定部位の頬舌断面のCT画像
　　骨採取部位を白線で囲んで示す．インプラント植立窩洞あるいは歯の移植床を形成する際にトレフィンバーを用いて顎骨の骨組織（直径2〜3mm×高さ3〜9mm）を採取する．
 c：採取した骨試料
 d：cの三次元マイクロCT断面図
 e：dと同断面の脱灰切片HE染色像

(2) 閉経前・閉経直後・閉経後5年以上経過した女性の顎骨の骨梁構造と全身の骨代謝

この研究では[8]，下顎臼歯部にインプラント埋入予定の女性18名を対象とし，閉経前群5名（23-48歳），閉経直後群3名（52-58歳，閉経後5年以内），閉経後群10名（60-75歳，閉経後8〜26年）の3群に分類した．骨粗鬆症治療の既往がなく，インプラント埋入部位が抜歯後2年以上経過していることを条件とした．全身の骨代謝状態の検査として，

5. ヒト骨生検からわかる骨形態計測と骨代謝動態

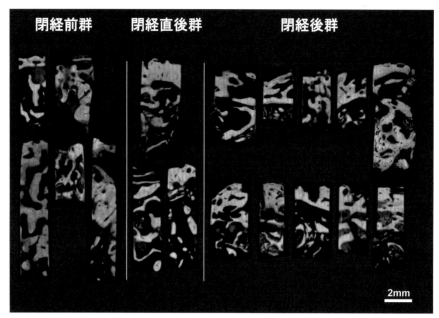

図5 閉経前，閉経直後，閉経後群のヒト下顎骨生検試料の二次元マイクロCT像
（文献[8] Figure 2を改変）
閉経前群においては，連結性の高い板状や太い棒状の骨梁が存在している．
一方，閉経直後群と閉経後群においては，骨梁が菲薄で連結性の低下した疎な海綿骨が観察される．

骨代謝マーカーの骨型アルカリフォスファターゼ，オステオカルシン，血中I型コラーゲン架橋N-テロペプチド，デオキシピリジノリンを測定した．前項に記したように，下顎臼歯部の顎堤から骨組織を円柱状（直径2～3mm×長さ3～9mm）に採取し，マイクロCTにて撮影後，海綿骨の3次元骨形態計測（骨量（BV/TV），骨表面積（BS/BV），骨梁幅（Tb.Th），骨梁数（Tb.N），骨梁間隙（Tb.Sp），骨梁中心距離（Tb.Spac），骨パターン因子（TBPf），構造モデル指数（SMI））と骨塩量計測を行った．そして，骨代謝マーカーと顎骨パラメータそれぞれにおいて3群間（閉経前，閉経直後，閉経後）の比較を行い，閉経に伴う骨代謝状態の変化と顎骨骨梁の微細構造や骨塩量の変化を比較した．さらに，全身の骨代謝マーカーと顎骨パラメータの間に相関関係があるかどうかを検索した．マイクロCT像では，試料の上部の緻密骨領域とそれに連続する海綿骨領域が観察された（図5）．

閉経前群においては，板状の太い骨梁からなる連結性の高い密な海綿骨が，閉経直後群と閉経後群においては，骨梁が菲薄で連結性の低下した疎な海綿骨も観察された．海綿骨の骨形態計測結果では（図6），閉経直後群は閉経前群と比較し，Tb.SpとSMIが有意に高値を示し，閉経後群は閉経前群と比較しBV/TVが有意に低値を示していた．これは，全身の骨代謝状態が亢進する閉経直後に，顎骨においてもいち早く海綿骨構造の棒状化や脆弱化といった変化が生じるとともに骨量減少が進行していくことを示唆していた．

骨代謝マーカーと顎骨パラメータの相関関係を検索したところ，全ての顎骨パラメータが，少なくとも一つ以上の骨代謝マーカーと有意な相関関係を有しており，顎堤の海綿骨が全身の骨代謝状態を反映していることが明らかとなった[8]．特に，骨梁形態の指標であるSMI，TBPfと骨代謝マーカーとの間には，強い正の相関関係が認められた．これは，全身の骨吸収と骨形成が亢進し骨代謝回転が亢

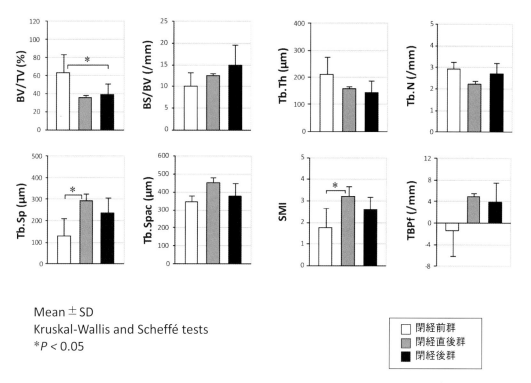

図6 閉経前，閉経直後，閉経後におけるヒト下顎海綿骨の骨形態計測結果（文献[8] Figure4を改変）
BV/TVにおいて，閉経後群の値が，閉経前群と比較して有意に低値を示している．Tb.SpとSMIでは，閉経直後群が閉経前群と比較し，有意に高値を示している．これら骨形態計測の結果から，閉経後の顎骨では，海綿骨の棒状化と脆弱化を伴う骨量減少が生じていることが示唆される．

進すると，顎骨の海綿骨がより棒状の脆弱な骨梁となることを示唆している．本研究により，ヒト顎骨で閉経後早期に海綿骨構造が変化していること，またヒト顎骨の海綿骨構造が全身の骨代謝マーカーの変化と鋭敏に呼応している可能性を示すことができた．

(3) 抜歯後の異なる治癒経過時点における顎骨の骨梁構造

歯科臨床では，歯を失った後，その部位の顎堤に歯科インプラントを植立し，人工歯根として用いることがある．このような治療では，インプラントの受容部である抜歯窩海綿骨の骨梁構造を把握しておくことが重要である．そこで著者らは，抜歯後1.6か月から抜歯後30年という長期間が経過した抜歯窩顎骨の骨生検試料を採取し，骨梁構造を形態計測学的に検索した[9]．対象は，下顎臼歯部にインプラント埋入あるいは歯を移植する予定の男性5名，女性31名の計36名（20-77歳，平均年齢52.0歳）とし，インプラント窩洞あるいは歯の移植床を形成する際に44個の骨生検試料を採取した．試料をマイクロCTを用いて観察し，骨形態計測（BV/TV，BS/BV，Tb.Th，Tb.N，Tb.Sp，Tb.Spac，TBPf，SMI，骨梁結節数（N.Nd/TV），骨梁終末端数（N.Tm/TV））と骨塩量（BMD）計測を行い，折れ線回帰分析法を用いて，骨形態計測のデータ値が抜歯後の時間経過と比例して増減する時期と増減がない安定した状態となる時期の境界，すなわち折曲点が存在するかどうかを探索した．また，一部の試料を組織学的に観察した．

抜歯後早期の抜歯窩は，細い網状の新生骨梁で満たされていたが，経過期間の長い症例ほど骨改造現象により太い骨梁へと改変され

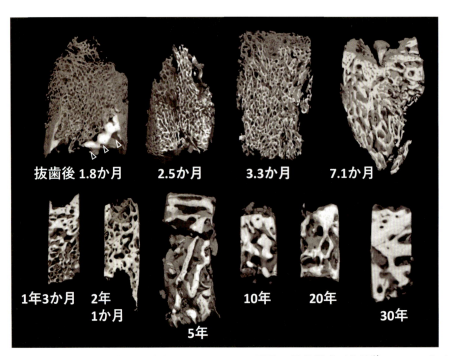

図7　抜歯後の異なる治癒経過時点におけるヒト下顎骨の骨梁構造（文献[9] Figure 1 を改変）
抜歯後の顎堤から採取したヒトの骨生検試料の三次元マイクロCT像を示す．抜歯後1.8か月の試料には，細かい網目状の新生骨と抜歯前から存在していた既存の骨梁（矢頭）が認められる．抜歯後3.3か月までの試料は新生骨で占められているが，7.1か月から2年1か月の試料では，細い骨梁と太い骨梁の両者が混在している．5年以降の試料では，骨梁は太く改変され，一部は板状を呈し，上部には皮質骨の層が認められる．

ていた（図7）．

　形態計測データからは，抜歯後，顎骨海綿骨のBS/BV，Tb.N，N.Nd/TV，N.Tm/TVは時間経過とともに減少し，Tb.Th，Tb.Spac，SMI，BMDは増加することが示された．そして，これらの項目には，抜歯後7から12か月の間に統計学的に有意な折曲点が認められ，この折曲点に至るまでは増加，あるいは減少していた骨形態計測値が，折曲点を境に増減を示さなくなった．

　組織学的観察では，抜歯後早期の抜歯窩の骨梁内には，新生骨の特徴である綾織り状に配列したコラーゲン線維束が認められた（図8）．

　一方，既存骨内には膠原線維束が平行に走る層板構造が認められた．抜歯後約8か月の骨梁では新生骨と層板骨が混在しており，類骨，骨吸収面，破骨細胞といった活発な骨改造を示す像が認められた（図9）．

　これらの結果より，ヒト抜歯窩顎骨では抜歯後約12か月までの間に活発な骨改造現象が生じて新生骨梁が骨塩量の高い太い骨梁へと改変され，その後は比較的安定した骨梁構造を保つことが示唆された．

　ここまでに述べてきたように，顎骨は独特な構造と機能を有する骨組織である．しかし関心領域の選択や解析法を工夫することによって，小動物から大動物，ヒトにいたるまで顎骨海綿骨の形態計測を行うことは可能である．本稿が顎骨を対象とする研究に従事している方々の参考となれば幸いである．

■**文献**

1) Ejiri S, Toyooka E, Tanaka M Anwar B.A, Kohno S: Histological and histomorphometrical changes in rat alveolar bone following antagonistic tooth extraction and/or ovariectomy. Arch Oral Biol, 2006; 51(11): 941-950.

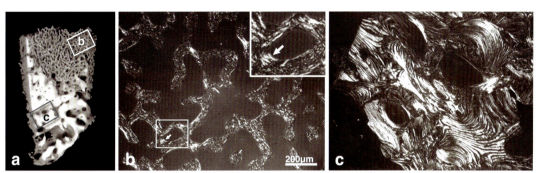

図8 抜歯後1.6か月の抜歯窩部 非脱灰薄切切片の偏光顕微鏡像（文献[9] Figure4より転用）
a：試料全体を示すマイクロCT像
　四角で囲んだ領域（b, c）の拡大像をそれぞれ図b, cに示す．
b：新生骨領域の偏光顕微鏡像（図aの四角bの領域）
　新生骨は細い網状の骨梁構造を呈しており，骨基質の大部分には綾織り状に不規則に配列している細かいコラーゲン線維が認められる．一方，ごく一部ではあるが，層板構造も観察される（矢印，右上部に拡大像）．これは，抜歯後1.6か月ですでに新生骨の一部が層板骨へ改変され始めていることを示している．
c：既存骨領域の偏光顕微鏡像（図aの四角cの領域）
　この領域は，抜歯をする以前から歯のまわりに存在していた骨組織であるが，骨梁は太く，内部には層板状に並ぶコラーゲン線維束が認められる．

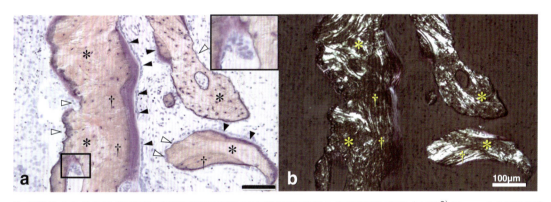

図9 抜歯後約8か月の抜歯窩部 非脱灰薄切切片の光学顕微鏡像と偏光顕微鏡像（文献[9] Figure5より転用）
a：抜歯後約8か月の非脱灰薄切切片の光学顕微鏡像
　骨梁内に骨小腔が不規則に配列している新生骨部分（＊）と，小さな骨小腔が層状に配列している層板骨領域（†）が混在している．また，類骨面▼と骨吸収面▽もところどころに認められる．
b：aと同じ視野の偏光顕微鏡像
　コラーゲン線維が綾織状（＊）に配列している新生骨梁が，層板構造（†）へと改変されている様相が見てとれる．抜歯後約8か月の骨組織では新生骨と層板骨が混在し，活発な骨改造現象が生じていることを示している．

2) Tanaka M, Toyooka E, Kohno S, Ozawa H, Ejiri S: Long-term changes on trabecular structurein aged rat alveolar bone following ovariectomy. Oral Surg Oral Med Oral Pathol Oral Radiol Endod 2003; 95(4): 495-502.
3) 田中みか子, 河野正司, 江尻貞一：卵巣摘出の顎堤骨骨梁構造に及ぼす影響. CLINICAL CALCIUM 2003; 13(5): 545-548.
4) Tanaka M, Ejiri S, Toyooka E, Kohno S, Ozawa H: Effects of ovariectomy on trabecular structures of rat alveolar bone. J Periodont Res 2002; 37: 161-165.
5) Anwar RB, Tanaka M, Kohno S, Ikegame M, Watanabe N, Ali MN, Ejiri S: Relationship between changes of alveolar bone and spinal osteoporosis. J Dent Res 2007; 86(1): 52-57.
6) Tanaka M, Yamashita E, Anwar B.R, Yamada K, Ohshima H, Nomura S, and Ejiri S: Radiological and histologic studies of the mandibular cortex of ovariectomized monkeys. Oral Surg Oral Med Oral Pathol Oral Radiol Endod 2011; 111(3): 372-380.
7) Yamashita-Mikami E, Tanaka M, Sakurai N, Yamada K, Ohshima H, Nomura S, Ejiri S: Microstructural observation with microCT and histological analysis of human alveolar bone biopsy from a planned implant site: A case report. Open Dent J 2013; 17(7): 47-54.
8) Yamashita-Mikami E, Tanaka M, Sakurai N, Arai Y, Matsuo A, Ohshima H, Nomura S, and Ejiri S: Correlations between alveolar bone microstructure and bone turnover markers in pre- and post-menopausal women. Oral Surg Oral Med Oral Pathol Oral Radiol Endod 2013; 115(4): e12-19.
9) Tanaka M, Yamashita-Mikami E, Akazawa K, Yoshizawa M, Arai Y, and Ejiri S. Trabecular bone microstructure and mineral density in human residual ridge at various intervals over a long period after tooth extraction. Clin Implant Dent Relat Res 2018 20(3): 375-383.

k. 薬剤性骨粗鬆症：薬物による骨代謝異常（ステロイド以外）
Drug-induced Osteoporosis : Effects of drugs on bone metabolism

西新潟中央病院 整形外科
Department of Orthopedic Surgery, National Hospital Organization Nishiniigata Chuo Hospital

高橋 美徳
Yoshinori Takahashi

Summary

多くの薬剤が骨代謝に影響を与える可能性がある．ステロイド剤による骨粗鬆症は最も知られているが，その他にも骨量減少を起こすと考えられる薬剤が数多くあり，甲状腺ホルモン剤，アロマターゼ阻害薬，卵巣機能抑制剤，チアゾリジン誘導体，プロトンポンプ阻害薬，選択的セロトニン再取り込み阻害薬（SSRI），抗けいれん薬，ループ利尿剤，ヘパリン，ワルファリン，カルシニューリン阻害剤，抗レトロウイルス薬などが挙げられる．本稿では各薬剤の骨代謝への影響，骨折リスクについて紹介する．

Keywords 薬剤性骨粗鬆症，骨粗鬆症，薬剤，骨代謝，骨折

はじめに

続発性骨粗鬆症に分類される薬剤性骨粗鬆症を引き起こすとされている薬剤は多い（**表1**）．ステロイド剤による骨代謝障害はよく知られており，ガイドラインも作成されているが，ステロイド剤以外の薬剤については臨床上あまり注目されていない．長期の薬剤内服を余儀なくされている場合，主に原病治療に集中して治療しているため，日々の積み重ねで生じてくる骨粗鬆症まで留意し切れていないのが現状であろう．

本稿ではステロイド剤以外で骨粗鬆症を起こすとされている薬剤の骨代謝への影響について言及し，骨形態計測によるアプローチの可能性について述べる．

1. ホルモン関連薬剤

ステロイドホルモン（前項頁に記載）

表1. 続発性骨粗鬆症関連薬剤　文献[1]より引用改変

分類	薬剤
ホルモン関連薬剤	ステロイドホルモン
	甲状腺ホルモン剤
	アロマターゼ阻害薬
	卵巣機能抑制剤（GnRHアゴニスト，黄体ホルモン）
	アンドロゲン除去治療
その他の薬剤	チアゾリジン誘導体
	プロトンポンプ阻害薬
	選択的セロトニン再取り込み阻害薬（SSRI）
	抗けいれん薬
	ループ利尿剤
	ヘパリン
	経口抗凝固療法（ワルファリン）
	免疫抑制薬（シクロスポリン，タクロリムス）
	カルシニューリン阻害薬
	抗レトロウイルス治療
	メソトレキセート
	ビタミンA

甲状腺ホルモン剤

サイロキシンは甲状腺機能亢進症，甲状腺腫，甲状腺癌に対して処方される．甲状腺癌患者における高用量のサイロキシン投与で内因性の甲状腺刺激ホルモン（TSH）分泌が抑制される．甲状腺機能低下症では甲状腺ホルモン剤の投与で血中ホルモン濃度の正常化を目標とするが，4分の1の症例で過剰投与となり，血中TSHレベルが抑制されている[2]．甲状腺ホルモンの過剰状態は閉経女性で骨量減少を引き起こす．甲状腺ホルモンは直接骨吸収を促進し，サイトカイン生成を介して間接的にも骨吸収を促進する．

最近のレポートでは，TSHは直接骨吸収を抑制すると言われており，TSHの抑制は骨量減少を引き起こす．甲状腺ホルモン過剰状態は骨代謝回転を亢進し，骨量減少，骨折リスク増加をもたらす[3]．

アロマターゼ阻害薬

エストロゲン受容体陽性乳がんに対して，アロマターゼ阻害薬はアジュバント療法として副作用も少なく，長期生存が望める点でタモキシフェンより効果的である．一方タモキシフェンはエストロゲン様作用があるが，アロマターゼ阻害薬では骨量減少が起きてくる．その理由はアロマターゼ阻害薬が末梢組織でのアンドロゲンからエストロゲンへの変換を阻害するため，エストロゲン濃度が減少するからである．レトロゾールやアナストロゾールは骨代謝回転を増し，骨塩量を低下させる．椎体および非椎体骨折をタモキシフェンに比して40％まで増加させる．骨塩量と血清エストロゲン濃度は逆相関するため，閉経間もなくアロマターゼ阻害薬を開始した症例では骨粗鬆化がより顕著となる[4]．

ゾレドロン酸やリセドロン酸はアロマターゼ阻害薬による骨量減少に対し有効であるが，骨折抑制効果に関しては証拠が少ない[5]．ゾレドロン酸は骨量回復より予防に効果が高く，乳がん患者の延命に有効である．デノスマブは転移のない乳がん患者のアロマターゼ阻害薬による骨量減少予防に有効である．カルシウムとビタミンDの補充は全ての患者に勧められるが，骨量減少のある患者や他の骨折リスクのある患者にはビスフォスフォネート剤処方が推奨される．正常骨量や骨粗鬆症リスクのない患者でも脆弱性骨折を起こす可能性があるため，最低2年おきにDEXA測定を行いモニターしていくべきである．

卵巣機能抑制剤（GnRHアゴニスト，黄体ホルモン）

GnRHアゴニストはレセプター親和性が増して半減期も延長するため，下垂体性の内因性ゴナドトロピン分泌が抑制される．これにより卵巣からの性ステロイドホルモン分泌が抑制される．子宮内膜症や閉経前の乳がん患者に対してGnRHアゴニストは有効であるが，血中エストロゲン濃度を減らし，骨量減少を起こす．年6％の骨塩量減少を見る場合でも，薬剤中止で骨量が回復する．GnRHアゴニストは正常骨量においては骨折リスクを上げないかも知れない[6]．

アンドロゲン除去治療

アンドロゲン除去治療は転移のある前立腺がんや局所進行前立腺がんの患者に対して行われ，腫瘍成長を抑制し生存率を改善する．アンドロゲン除去治療はGnRHアゴニスト系薬剤単独か抗男性ホルモン療法との組み合わせで行われる．GnRHアゴニスト系薬剤は血清テストステロンとエストラジオールレベルを下げ，骨代謝回転を増し，骨量を減少させる．除脂肪体重の減少と体脂肪率の増加，筋力低下が骨折リスクの増加に関与しているか

も知れない．12ヶ月のアンドロゲン除去治療で大腿骨近位部，橈骨遠位端，椎体骨量は2〜5％減少し，骨折リスクは40〜50％増加する．骨折リスクは治療期間，患者年齢，骨塩量減少の程度と割合に相関するが，腫瘍のステージには相関しない[7]．

治療として，カルシウムとビタミンDは必須で，ビスフォスフォネート剤やSERM（selective estrogen receptor modulator：選択的エストロゲン受容体調節訳）も効果が期待できる．デノスマブも骨量減少と椎体骨折予防に有効と報告されている．アンドロゲン除去治療の変法として，骨に影響のないビカルタミドによる前立腺がん治療は，骨粗鬆症を併せ持つ患者に適応となるかも知れない．

2．その他の薬剤

チアゾリジン誘導体

チアゾリジン誘導体はインスリンへの感受性を亢進させるペルオキシソーム増殖因子活性化受容体γアゴニストで，2型糖尿病の予防と治療に使われる．生体内・外の研究でペルオキシソーム増殖因子活性化受容体γの誘導は脂肪生成を促進し，骨芽細胞形成を減少させることが知られている．チアゾリジン誘導体はインスリン様成長因子1の発現を低下させて，結果骨量減少を起こし，さらに破骨細胞を分化させ骨吸収を増すとされている．

長期にチアゾリジン誘導体を服用した場合，骨折発生リスクは4倍までに及ぶとされているが，12〜18ヶ月以降でその相関が著明となる．骨粗鬆症と診断されている患者にはチアゾリジン誘導体投与は避けるべきで，使用中はDEXA測定を行い，骨量減少が著明な場合は中止を考慮する[8]．

プロトンポンプ阻害薬（PPI）

PPIはin vitroでは破骨細胞の機能を低下させ，骨吸収を抑制するとされているが，in vivoでは小腸からのカルシウム吸収が減少するため，骨吸収は亢進する．内服量と期間に比例して脆弱性骨折リスクも上がるが，中断後1年で骨折リスクは回復する．ちなみにH2ブロッカーは骨量減少を起こさない[9]．

選択的セロトニン再取り込み阻害薬（SSRI）

うつ病治療に使われるSSRIは骨量減少を起こしうる．骨芽細胞と骨細胞にはセロトニンの機能的受容体と輸送体が存在し，セロトニンの投与は骨代謝に影響を及ぼしうる．SSRI内服者では非椎体骨折発生リスクが2倍となるが[10]，使用時のガイドラインは存在しないため，骨粗鬆症のスクリーニングと適切な治療が推奨される．

抗けいれん薬

抗けいれん薬はてんかん，精神科疾患，慢性疼痛などで使用される．骨量減少を起こしうるとされているがその機序ははっきりしない．過剰なビタミンDの代謝亢進に加え，骨芽細胞分化に対し直接抑制効果があるとされる．当院患者さんの骨形態計測例を提示する（図1）．バルプロ酸やカルバマゼピンは抗アンドロゲン作用を持っている．骨代謝が亢進し，血清25OHビタミンD濃度が低い場合，抗けいれん薬内服で2次性副甲状腺機能亢進症を起こし，骨塩量低下と骨折リスクが2倍となる[11]．多くの骨折は非椎体性で若年者に生じるため，てんかん疾患そのものと転倒リスクの増加が骨粗鬆症化や骨折発生に関与している可能性がある．抗てんかん薬による骨粗鬆化には未だ不明な点が多く，ガイドラインは策定されていない．ビタミンDの過剰代謝亢進とそれに伴うビタミンD欠乏に対

骨量パラメータ	骨量	↓	類骨パラメータ	類骨量	→	吸収パラメータ	浸食面	↗
	骨梁幅	↓↓		類骨面	↑		破骨細胞面	↑↑
				類骨幅	↓		破骨細胞数	32
				骨芽細胞	扁平小			

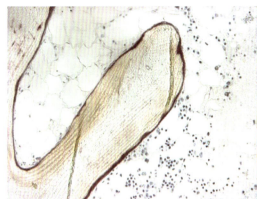 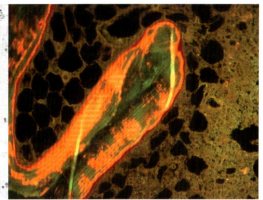

海綿骨自然光 ×200   海綿骨蛍光 ×200

図1．てんかん骨折症例の骨組織（新潟骨の科学研究所 提供）
58才，男性．自転車乗車中てんかん発作を起こし，転倒して右大腿骨頚部骨折受傷．抗てんかん薬（フェノバール，アレビアチン）を16年にわたり継続内服中．既往歴として両側腎癌で部分切除術．術前クレアチニン値1.70，eGFR33.9と中等度～高度腎機能低下．腰椎DEXAで－2.7 SD，大腿骨で－3.98SD，と大腿骨に強い骨量減少．骨代謝マーカーはTRACP-5b 965mU/dl，P1NP 164.4 μg/Lと，骨代謝回転が亢進．テトラサイクリン2重ラベリングののち，人工骨頭挿入および腸骨生検実施．
骨量の低下がみられ，類骨面は高値だが，その幅は薄く，類骨量も多くない．一方吸収パラメータでは浸食面がやや高値傾向，破骨細胞面も高値で破骨細胞が32個認められた．骨形成を上回る骨吸収を認め，骨代謝回転のnegative balanceによる骨粗鬆症．

し，カルシウムとビタミンDの補充が推奨される．

ループ利尿剤

ループ利尿剤はうっ血性心不全の治療にしばしば使われるが，心不全自体脆弱性骨折の原因となりうる．ループ利尿剤はナトリウムと塩素の再吸収を阻害し，それに引き続きカルシウムの再吸収も阻害し，腎排泄を促進し骨代謝を亢進させる[12]．その結果慢性投与では，骨塩量が減少し，非椎体骨折リスクが高まる．

ヘパリン

ヘパリンは静脈血栓塞栓症の予防と治療に使用される．In vitroではヘパリンは骨芽細胞の分化と機能を抑制する．In vivoでは骨形成を抑制し，RANKLの擬受容体であるオステオプロジェリンの発現を抑えることにより，骨吸収を促進する[13]．低分子ヘパリンは未分化ヘパリンよりも脆弱性骨折を起こしにくい．抗凝固剤のフォンダパリヌクスは骨量減少を起こさないため，骨粗鬆症症例でのヘパリンの代替として良いかも知れない．

経口抗凝固療法（ワルファリン）

深部静脈血栓症の予防と治療に使われるが，骨代謝への影響については諸説ある．ビタミンKの拮抗薬としてガンマ・カルボキシルグルタミン酸の形成を阻害し，結果細胞外

オステオカルシンの蓄積を抑制するため[14]，骨形成へのマイナスの効果が予想されているが，未だ証拠は不十分である．

カルシニューリン阻害剤（シクロスポリン，タクロリムス）

カルシニューリン阻害剤は臓器移植患者に対し，グルココルチコイドと一緒に免疫抑制剤として使用される．In vitroではシクロスポリンとタクロリムスは破骨細胞形成と骨吸収を抑制するが，in vivoでは著名に亢進した骨吸収による骨量減少となる．T細胞によるサイトカイン生成の変化と2次性副甲状腺機能亢進症により修飾され変化したビタミンD代謝が生体内での変化を起こしていると考えられるが，原疾患とステロイドの影響を除外し，カルシニューリン阻害剤の作用のみを分離することは困難である[15]．免疫抑制治療を始めて間もなく骨量減少が起きた場合，早期に治療を終了させなければならない．カルシニューリン阻害剤投与時はカルシウムとビタミンDの補充，骨吸収抑制剤投与を考慮すべきである．

抗レトロウイルス治療

抗レトロウイルス治療の導入はHIV感染患者の病状と死亡率を著明に改善する．抗レトロウイルス薬は破骨細胞の生成を促進させることで骨吸収を亢進させると同時に，ミトコンドリアにダメージを与えることにより骨芽細胞機能と骨形成を障害し，骨形成を低下させる[16]．HIV患者では骨折発生が増加するが，抗レトロウイルス治療によるのかどうかはっきりしない．抗レトロウイルス治療による骨量低下は，カルシウムとビタミンDの補充や運動療法，アレンドロン酸やゾレドロン酸の投与で対応可能である．

メソトレキセート

小児悪性腫瘍に対して投与された場合，下肢骨痛を引き起こしたり，骨折後骨癒合遷延が起こることが知られていた．しかしながら多くの文献からは，メソトレキセートの通常使用量では骨代謝に対してそれほど大きな影響はなく，むしろメソトレキセート投与を必要とする原疾患や患者状態の方が骨代謝に関わっていると考えられる．

ビタミンA

レチノールはビタミンAの一種で，食事やサプリメントとして摂取されている．175人の女性を対象とした横断研究では，ビタミンAの摂取量が多い群は，全身の骨密度が減少していた[17]．In vitroの研究では，レチノールは骨芽細胞の成長と機能を抑制し骨細胞形成を促し，またRANKLの発現を増加させ骨吸収を促進したと報告されている．

おわりに

最近30年で骨粗鬆症を巡る環境は激変した．新たな知見，多くの薬剤開発，新たな検査・評価法が見出され，戦略的な骨粗鬆症治療が行われてきている．人生100年時代を迎え，疾患とともに長期生存し，健康寿命の延伸が課題になっている．多くの疾患に対して多くの薬剤が用いられ，骨への影響も極めて複雑になっている．DEXAや骨代謝マーカーだけでなく，可能なタイミングで骨生検・骨形態計測を行い，骨リモデリングの現状を評価することは重要と考える．

■文献

1) Mazziotti G, Canalis E, Giustina A. Drug-induced osteoporosis: mechanisms and clinical implications. Am J MeD 2010; 123(10): 877-884.
2) Parle JV, Franklyn JA, Cross KW, et al. Thyroxine prescription

in the community: serum thyroid stimulating hormone level assays as an indicator of undertreatment or overtreatment. Br J Gen Pract. 1993; 43: 107-109.
3) Mazziotti G, Porcelli T, Patelli I, Vescovi PP, Giustina A. Serum TSH values and risk of vertebral fractures in euthyroid postmenopausal women with low bone mineral density. Bone. 2010; 46(3): 747-751.
4) Khan MN, Khan AA. Cancer treatment-related bone loss: a review and synthesis of the literature. Curr Oncol. 2008; 15: S30-S40.
5) Brufsky A, Bundred N, Coleman R, et al. Integrated analysis of zoledronic acid for prevention of aromatase inhibitor-associated bone loss in postmenopausal women with early breast cancer receiving adjuvant letrozole. Oncologist. 2008; 13: 503-514.
6) Cann CE. Bone densitometry as an adjunct to GnRH agonist therapy. J Reprod Med. 1998; 43: 321-330.
7) Shahinian VB, Kuo YF, Freeman JL, Goodwin JS. Risk of fracture after androgen deprivation for prostate cancer. N Engl J Med. 2005; 352: 154-164.
8) Kahn SE, Zinman B, Lachin JM, et al. Rosiglitazone-associated frac- tures in type 2 diabetes: an Analysis from A Diabetes Outcome Progression Trial (ADOPT). Diabetes Care. 2008; 31: 845-851.
9) Vestergaard P, Rejnmark L, Mosekilde L. Proton pump inhibitors, histamine H2 receptor antagonists, and other antacid medications and the risk of fracture. Calcif Tissue Int. 2006; 79: 76-83.
10) Richards JB, Papaioannou A, Adachi JD, et al. Effect of selective serotonin reuptake inhibitors on the risk of fracture. Arch Intern Med. 2007; 167: 188-194.
11) Petty SJ, O'Brien TJ, Wark JD. Anti-epileptic medication and bone health. Osteoporos Int. 2007; 18: 129-142.
12) Carbone LD, Johnson KC, Bush AJ, et al. Loop diuretic use and fracture in postmenopausal women: findings from the Women's Health Initiative. Arch Intern Med. 2009; 169: 132-140.
13) Rajgopal R, Bear M, Butcher MK, Shaughnessy SG. The effects of heparin and low molecular weight heparins on bone. Thromb Res. 2008; 122: 293-298.
14) Price PA, Williamson MK. Effects of warfarin on bone. Studies on the vitamin K-dependent protein of rat bone. J Biol Chem. 1981; 256: 12754-12759.
15) Leidig-Bruckner G, Hosch S, Dodidou P, et al. Frequency and predictors of osteoporotic fractures after cardiac or liver transplantation: a follow-up study. Lancet. 2001; 357: 342-347.
16) Brown TT, Qaqish RB. Antiretroviral therapy and the prevalence of osteopenia and osteoporosis: a meta-analytic review. AIDS. 2006; 20: 2165-2174.
17) Melhus H, Michaelsson K, Kindmark A, et al. Excessive dietary intake of vitamin A is associated with reduced bone mineral density and increased risk of hip fracture. Ann Intern Med . 1998; 129(10): 770-778.

6 腸骨生検からわかる骨粗鬆症治療の骨組織の世界
The bone tissue world of osteoporosis therapy noticing from iliac bone biopsy

- a. 骨吸収抑制剤
- b. 骨形成促進剤
- c. ビタミンDと骨形態計測
- d. 非定型大腿骨骨折の骨形態計測

a. 骨吸収抑制剤
Anti-bone-absorption agents

埼玉医科大学 整形外科
Department of Orthopaedic Surgery, Saitama Medical University

田中 伸哉
Shinya Tanaka

Summary

ビスホスホネートや抗RANKL抗体は骨粗鬆症治療のアンカードラッグである．いずれの薬剤も，主作用は骨新陳代謝を抑制することによる二次石灰化の促進と，それにともなう骨密度と骨強度の上昇である．しかし，同様に強い骨吸収抑制薬であっても，骨密度上昇効果や骨折抑制効果は異なり，多少の乖離を伴う．この乖離を骨質といい，その改善が求められている．骨組織を観察し動的変化を数値化することで，乖離が生じる機序にせまる．

Keywords 腸骨生検（iliac bone biopsy），抗RANKL抗体（anti-RANKL antibody），ビスホスホネート（bisphosphonate），骨粗鬆症（osteoporosis）

骨密度上昇効果と骨折予防効果の乖離

Dual-energy X-ray absorptiometry（DXA）法の開発により，信頼性の高い骨密度測定法が確立され，骨密度測定機器は骨粗鬆症の概念とともに世界中に普及した．DXA法は骨量低下症例の判別や，治療による骨量増加を適確に数値化できる優れた方法と評価され，骨粗鬆症研究の進歩に貢献してきた．DXA法が普及し始めた1990年代当初は骨粗鬆症治療に特化した薬剤はなかったが，基礎および臨床研究の進歩は，骨代謝回転をドラスティックにコントロールする優れた骨粗鬆症治療薬を市場に送り出した．ところが，これらの薬剤の進歩は，歴史ではよくあることだが，皮肉にも，薬剤によって骨密度の上昇率と骨折抑制率の改善に乖離があることを露呈した．骨密度はあくまでも，単位面積あたりのミネラル量を表しているに過ぎず，骨量と

イコールではない．したがって，骨強度を正確に予見できなかったとしても不思議ではない．

骨密度と骨強度には「骨質」という乖離があることを知っていることはとても重要である．そして，正確に骨密度測定ができるようになった現在，この「骨質」の正体を明らかにし，数値化することが骨研究の一翼を担っている．骨密度測定が確立され，骨密度を上昇させることこそが，治療の目標であったように，「骨質」を改善し，骨強度を上昇させることが実地臨床において新たな目標となっている．「骨質」と聞くと，実際の骨量や骨構造，マイクロクラックの集積，石灰化度，ハイドロキシアパタイトの配向性，終末糖化産物の蓄積などを思いつく．いずれにせよ，なんらかのストレスが骨リモデリングを司る基本細胞単位（basic multicellular unit: BMU）に影響をおよぼした結果である．したがって，組織で起こっている事象を捉え，ストレッサーと細胞とそれが作り出す基質の変化を関連付ける必要がある．

抗RANKL抗体の骨密度上昇効果と骨強度

平均65.2歳の患者を対象に抗RANKL抗体デノスマブ（denosumab）を投与した研究では，投与後3ヵ月において，海綿骨では，骨形成面（mineralizing surface / bone surface: MS／BS）が1/5程度まで減少した（表1）[1]．また，内骨膜面においては3/5程度，皮質骨内では3/10程度まで抑制され，骨膜面においては，全く形成が観察されなかった．リモデリングの原理からは，破骨細胞性骨吸収が強く抑制され，カップリングにより骨形成が抑制されたと考えられる．全海綿骨表面に対して1年間にリモデリングが生じる部位の割合を示す骨単位活性化率（activation frequency: Ac.f）は0.06/年（通常0.3/年）まで低下している．

興味深いことは，骨形成面の低下ほどではないが，骨石灰化速度（mineral apposition rate: MAR）も7/10～9/10程度まで抑制されるということである．つまり，デノスマブは，破骨細胞性骨吸収の抑制とそれに伴う骨芽細胞の動員のみでなく，骨形成機能をも抑制しているということになる．この患者群のintact PTH（iPTH）は，3ヵ月の時点で薬剤投与前と比較して70%程度上昇していることから，血清には表れない慢性的なカルシウム（Ca）不足がある可能性がある．骨芽細胞の骨形成機能の低下と関連しているのかも知れない．また，RANKL: receptor activator of NF-kB ligand（TNF: tumor necrosis factorファミリーに属し，細胞死の抑制にも関与していると報告されている）の抑制が骨芽細胞機能に影響している可能性もある．

骨粗鬆症患者において，骨強度の上昇は主に骨石灰化度の上昇に依存するとの報告がある．実際に，デノスマブ投与患者では，骨密度の上昇が骨折抑制率と高い相関がある．デノスマブ投与による組織上での変化と骨密度上昇効果，および骨折抑制効果を考えあわせると，デノスマブの主作用は，骨量の増加や骨構造の改善ではなく，リモデリング抑制による二次石灰化の進行と，それに伴う骨密度と骨強度の上昇であると判断できる．デノスマブ投与開始から2～3年後，および5年後についても骨形態計測がおこなわれている[2]．2～3年後には，骨単位活性化率（Ac.f）は0.002%まで低下し，海綿骨の骨形成は34%の患者にしか確認されなかった．しかし，5年後には43%の患者に骨形成が観察されており，デノスマブ投与期間中の部分的な骨形成の回復が，持続的な骨密度上昇の原因

表1 デノスマブ60mg/6月投与開始3ヵ月時の腸骨骨形態計測データ 文献1より引用（改）

骨石灰化遅延時間（計算値）はFP − FP(a+), 形成期間（計算値）は365/Ac.f*OS/BS/100, 活性化形成期間はW.Th/MARとして求めた

パラメーター名	略語	単位	海綿骨 Baseline 中央値	25%/75%	海綿骨 3ヵ月後 中央値	25%/75%	内骨膜面 Baseline 中央値	25%/75%	内骨膜面 3ヵ月後 中央値	25%/75%	皮質骨内 Baseline 中央値	25%/75%	皮質骨内 3ヵ月後 中央値	25%/75%	骨膜面 Baseline 中央値	25%/75%	骨膜面 3ヵ月後 中央値	25%/75%
骨形成面	MS/BS	%	4.78	2.68/6.19	0.96	0.44/1.93	8.54	5.62/12.44	5.42	2.63/10.15	10.16	6.85/16.95	3.05	2.03/7.38	0.48	0.00/1.76	0	0.00/0.00
骨石灰化速度	MAR	μm/day	0.52	0.45/0.54	0.41	0.30/0.48	0.50	0.46/0.55	0.45	0.32/0.50	0.63	0.54/0.70	0.43	0.30/0.45	0.3	0.30/0.37	0.3	0.30/0.30
骨梁単位壁幅	W.Th	μm	−	−	24.03	22.79/25.23	−	−	30.08	27.61/32.03	−	−	37.80	34.61/40.15	−	−	−	−
類骨面	OS/BS	%	−	−	3.46	2.05/5.40	−	−	6.95	2.82/10.88	−	−	4.34	2.07/6.17	−	−	−	−
骨形成速度	BFR/BS	mm³/mm²/year	0.0091	0.0048/0.0115	0.0014	0.0005/0.0033	−	−	−	−	−	−	−	−	−	−	−	−
骨単位活性化率	Ac.f	/year	−	−	0.06	0.02/0.14	−	−	0.34	0.009/0.59	−	−	0.12	0.06/0.27	−	−	−	−
活性化形成時間	FP(a+)	years	−	−	0.16	0.14/0.20	−	−	0.19	0.16/0.22	−	−	0.26	0.22/0.35	−	−	−	−
形成時間（計算値）	FP	Years	−	−	0.58	−	−	−	0.20	−	−	−	0.36	−	−	−	−	−
骨石灰化遅延時間（計算値）	Mlt	days	−	−	152.1	−	−	−	5.3	−	−	−	37.1	−	−	−	−	−

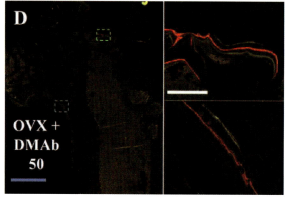

図1 16ヵ月間デノスマブ50 mg/kg/月を投与したカニクイザルの大腿骨頸部前額断像（蛍光観察）

6ヵ月時にテトラサイクリン（黄色），12ヵ月時にアリザリン（赤），16ヵ月時にカルセイン（緑）をそれぞれ10日の間隔をあけて二重標識をおこなった．鞍部の内骨膜および頸部内側の骨膜には3色の標識がはいっており，同部で持続的に骨形成がおこっていることが証明された．文献3より引用

と考えられている．実際に，カニクイザルにデノスマブを投与した18ヵ月間の研究では，わずかだが大腿骨近位部の鞍部および頸部内側に骨形成が確認された（図1）[3]．リモデリングは骨細胞から分泌されるsclerostin（スクレロスチン）により，骨形成が抑制され骨吸収が促進されることにより開始されると考えられているが，恒常的なリモデリングの抑制が，骨細胞の細胞数低下や活動性の抑制をもたらし，スクレロスチン濃度の低下を介して，リモデリングによらない骨形成が促されるのかも知れない．

ビスホスホネート

アレンドロネート（10mg/日）を3年間投与し，プラセボ群と比較した研究では，骨形成面（MS/BS）が1/20程度に減少している（表2）[4]．骨石灰化速度（MAR）はやや上昇傾向にあり，パケットの幅（骨梁単位壁幅: wall thickness: W.Th）もプラセボを上回っている．パケットの石灰化にかかる時間である活性化形成期間（active formation period: FP(a+)）は，W.ThをMARで除することで求まるが，ともに約51日である．類骨の形成からパケットが完成するまでにかかる時間（形成期間: formation period: FP）を表から計算すると，アレンドロネート投与群が約156.4日，プラセボ投与群が約64.7日となる．したがって，類骨形成から石灰化が始まるまでの時間（石灰化遅延時間: mineralization lag time: Mlt）はそれぞれ，約105.6日と11.9日になり，アレンドロネート投与により，石灰化遅延時間が非常に延長することになる．骨単位活性化率（Ac.f）はアレンドロネート投与で0.035/年と著しく低下する．

ゾレドロン酸を3年間投与した患者とプラセボを3年間投与した患者を比較した研究がある．患者の平均年齢はゾレドロン酸投与群が71.5歳でプラセボ投与群が71.8歳であっ

表2 アレンドロネート10mg/日投与3年時の腸骨骨形態計測データ　文献4より引用（改）
骨石灰化遅延時間（計算値）はFP − FP(a+)、形成期間（計算値）は365/Ac.f＊OS/BS/100として求めた

パラメーター名	略語	単位	プラセボ 平均	S.E.	アレンドロネート（10 mg/day）平均	S.E.
骨石灰化速度	MAR	μm/day	0.59	(0.13)	0.63	(0.11)
骨量	BV/TV	%	14.7	(0.8)	16.6	(1.4)
骨梁単位壁幅	W.Th	μm	31.2	(0.4)	32.3	(0.5)
類骨面	OS/BS	%	8.00	(0.79)	1.50	(0.32)
破骨細胞面	Oc.S/BS	%	0.15	(0.02)	0.13	(0.04)
骨形成面	MS/BS	%	6.37	(3.49)	0.25	(0.50)
骨形成速度	BFR/BS	μm^3/μm^2/day	0.039	(0.003)	0.003	(0.001)
骨形成期間（計算値）	FP	days	64.7		156.4	
活性化形成期間（計算値）	FP(a+)	days	52.9		51.3	
骨石灰化遅延時間（計算値）	Mlt	days	11.9		105.6	
骨単位活性化率	Ac.f	/year	0.451	(0.030)	0.035	(0.009)

表3 ゾレドロン酸5 mg/年投与3年時の腸骨骨形態計測データ　文献5より引用（改）
骨石灰化遅延時間（計算値）はFP − FP(a+)、活性化形成期間（計算値）はW.Th/MARとして求めた

パラメーター名	略語	単位	プラセボ 平均	95%信頼区間	ゾレドロン酸（10 mg/day）平均	95%信頼区間
骨石灰化速度	MAR	μm/day	0.53	0.47-0.55	0.60	0.54-0.68
骨梁単位壁幅	W.Th	μm	30.3	29.2-31.7	31.2	30.4-32.1
類骨面	OS/BS	%	17.80	13.5-21.0	5.0	3.2-7.0
骨形成面	MS/BS	%	4.79	3.17-6.83	0.45	0.29-1.39
形成期間	FP	years	0.58	0.43-0.71	0.68	0.54-1.05
活性化形成期間（計算値）	FP(a+)	years	0.16		0.14	
骨石灰化遅延時間（計算値）	Mlt	days	153.3		197.1	
骨単位活性化率	Ac.f	/year	0.27	0.23-0.51	0.10	0.06-0.13

た．ゾレドロン酸の3年間の投与により，プラセボ群と比較して，骨形成面（MS/BS）は1/10程度まで減少している（表3）[5]．しかし，骨石灰化速度（MAR）はプラセボ群をやや上回っており，パケットの幅（W.Th）もやや上昇傾向にある．つまり，デノスマブでは抑制されていた骨芽細胞機能がゾレドロン酸では抑制されていないことになる．活性化形成期間（FP(a+)）は，ゾレドロン酸群が0.14年，プラセボ群が0.16年となっている．類骨の形成からパケットの完成までを意味する形成期間（FP）は0.68年と0.58年であるから，ゾレドロン酸投与により，類骨の石灰化にはわずかな遅延が生じることになる．対象患者が高齢であったためか，他の研究よりいずれの群においても類骨形成から石灰化開始までの骨石灰化遅延時間（Mlt）が長い．Mltが年齢や薬剤により顕著な影響をうけることは興味深い．骨形成面の低下は骨単位活性化率に反映し，ゾレドロン酸投与に

表4　イバンドロネート2mg/2月投与2年時の腸骨骨形態計測データ　文献6より引用（改）

骨石灰化遅延時間（計算値）はFP－FP(a+), 形成期間（計算値）は365/Ac.f＊OS/BS/100, 活性化形成期間（計算値）はW.Th／MARとして求めた

パラメーター名	略語	単位	2 mg/2月 イバンドロネート静注 (n = 27) 中央値	95%信頼区間	正常閉経後女性 (n = 34) 中央値	正常値
骨石灰化速度	MAR	μm/d	0.56	(0.49, 5.20)	0.53	(0.36 - 0.63)
補正石灰化速度	Aj.AR	μm/d	0.13	(0.09, 0.23)	-	-
骨量	BV/TV	%	20.2	(18.3, 23.3)	20.8	(14-30)
骨梁単位壁幅	W.Th	μm	31.50	(31, 33)	31.00	(25-38)
類骨面	OS/BS	%	5.12	(2.48, 7.38)	12.80	(7.00-25.00)
骨石灰化遅延時間	Mlt	days	44.55	(26.70, 62.10)	70.00	(23.00-80.00)
骨石灰化遅延時間(計算値)	Mlt	days	411.0		67.8	
形成期間(計算値)	FP	days	467.2		126.3	
活性化形成期間(計算値)	FP(a+)	days	56.3		58.5	
骨形成面	MS/BS	%	0.61	(0.39, 1.29)	6.1	(1.00-13.50)
骨形成速度	BFR/BS	mm³/mm²/year	0.001	(0.0007, 0.0027)	0.011	(0.001-0.025)
骨単位活性化率	Ac.f	/year	0.04	(0.02, 0.09)	0.37	(0.06, 0.94)

より0.10/年（プラセボ群は0.27/年）に低下している．デノスマブほどの強い新陳代謝抑制はない．

イバンドロネートについては，現在使用されている1 mg/月の静脈投与製剤，100 mg/月の経口投与製剤いずれのデータもなく，もっとも近いものでは2 mg/2月の静脈投与製剤を2年間投与したデータである（表4）．対象は65.4歳と比較的若く，また，投与開始前のデータや対照群の設定はない[6]．一般的な参考値（正常閉経後女性）との比較になるが，骨形成面（MS/BS）はゾレドロン酸と同様に1/10程度に減少しており，骨石灰化速度（MAR）はやや上昇傾向にある．デノスマブとは異なる，ビスホスホネート製剤の特徴なのかも知れない．パケットの幅（W.Th）は参考値とほぼ同様である．報告内容から計算すると，活性化形成期間（FP(a+)）は56.3日で，形成期間（FP）は467.2日となり，類骨形成から骨石灰化開始までの骨石灰化遅延時間（Mlt）は411.0日であり，参考値の67.8日と比較するとかなり延長している．ただし，論文上では平均類骨幅（O.Th）を補正石灰化速度（Aj.AR）で除した値をMltとして記載しており，FP－FP(a+)で求めた計算値と大きな差が生じている．ちなみに，参考値においては，FP－FP(a+)で求めた計算値と論文上の値はほとんど差がない．骨単位活性化率（Ac.f）は0.04/年と骨新陳代謝の抑制はゾレドロン酸より強い．

ビスホスホネートは多種あるが，骨形態計測法により算出されるパラメーターを見ると骨新陳代謝抑制の程度や類骨形成から石灰化開始までの時間に違いがあることに気付く．そして，骨芽細胞の類骨形成能と骨石灰化能の乖離は，ビスホスホネート投与前後，もしくはプラセボ群に対して，類骨面と骨石灰化面の比が変化することからも推測できる．つ

まり，ビスホスホネートは骨石灰化速度を低下させないが，類骨形成から石灰化開始までの時間の延長が顕著であり，その程度は同じビスホスホネートであっても側鎖の違いによって異なるといえる．デノスマブ投与では骨石灰化速度も低下しており，骨芽細胞機能にも影響しているようだ．このような骨芽細胞に対する効果の違いが，同様の骨密度上昇効果がありながら，骨折抑制効果に違いを生じさせる可能性があるが，類骨形成と関連のある血清I型コラーゲン濃度で捉えることは難しい．

骨粗鬆症治療薬が生体に及ぼす作用について，組織学的に検証し，骨折抑制効果との関連について更に検討を加える必要がある．

■文献

1) Dempster DW, Zhou H, Recker RR, et al., Differential effects of teriparatide and denosumab on intake PTH and bone formation indices: AVA osteoporosis study. J Clin Endocrinol Metab 2016; 101: 1353-1363.
2) Brown JP, Reid IR, Wagman RB, et al., Effects of up to 5 years of denosumab treatment on bone histology and histomorphometry: The FREEDOM study extension. J Bone Miner Res 2014; 29: 2051-2056.
3) Ominsky MS, Libanati C, Niu QT, et al., Sustained modeling-based bone formation during adulthood in cynomolgus monkey may contribute to continuous BMD gains with denosumab. J Bone Miner Res 2015; 30: 1280-1289.
4) Chavassieux PM, Arlot ME, Reda C, et al., Histomorphometric assessment of the long-term effects of alendronate on bone quality and remodeling in patients with osteoporosis. J Clin Invest 1997; 100: 1475-1480.
5) Recker RR, Delmas PD, Halse J, et al., Effects of intravenous zolendronic acid once yearly on bone remodeling and bone structure. J Bone Miner Res 2008; 23: 6-16.
6) Recker RR, Ste-Marie LG, Langdahl B, et al., Effects of intermittent intravenous ibandronage injections on bone quality and micro-architecture in women with postmenopausal osteoporosis: The DIVA study. Bone 2010; 46: 660-665.

b. 骨形成促進剤
―テリパラチド投与期間別にみた骨組織動態変化

Bone formation promoter
—The impact of short term teriparatide administration on iliac crest biopsies of osteoporotic spine patients

新潟市民病院 整形外科
Department of Orthopedic Surgery, Niigata City General Hospital

澤上 公彦
Kimihiko Sawakami

Summary

骨粗鬆症を伴う脊椎固定術患者40例（テリパラチド投与（TPTD群）30例，非投与（NTC群）10例）の腸骨海綿骨を骨形態計測法にて評価した．TPTD投与により骨形成系パラメーターは投与後1か月より効果を発現し，3から4か月でピークに達していた．今回の骨組織におけるTPTDに対する早期反応データは，TPTDの術前補助療法としての可能性を示唆するものと考える．

Keywords テリパラチド，術前補助療法，骨粗鬆症，腸骨生検，骨形態計測

はじめに

現在，国内で臨床展開されている骨粗鬆症治療薬のなかで，骨形成促進作用をもつ薬剤はテリパラチドのみである．テリパラチドは，副甲状腺ホルモン（parathyroid hormone:PTH）のN端側からの34個のアミノ酸から構成されるヒトPTH(1-34)製剤であり，遺伝子組み換えによる連日投与製剤[1]と化学合成による週1回投与製剤[2]がある．骨吸収抑制剤が骨吸収の抑制により相対的に骨形成優位な状態を作り出すのに対して，テリパラチドは直接骨形成を促進することにより骨形成優位な状態を作る．よって，より短期間で強力に新しい骨を供給することができるため，低骨密度，既存骨折を有する重度骨粗鬆症患者に対しても有効性を発揮できる薬剤と言える[3]．また，近年骨粗鬆症を有する脊椎外科手術の術前補助療法としての報告も散見され[4,5,6]，以前では固定術の適応となり得なかった高齢患者に対しても積極的にインストゥルメンテーション手術がなされつつある．本稿では脊椎外科領域におけるテリパラチドの役割を概説し，脊椎手術患者の腸骨生検からみたテリパラチドの海綿骨に対する効果，投与期間の影響を評価し，術前補助療法としての可能性を検討する．

脊椎外科領域におけるテリパラチドの役割

本邦は他国に類を見ないペースで高齢化社会へと進んでいる．それに伴い骨粗鬆症を有する脊椎手術患者が増加しており，脊椎矯正

固定術などインストゥルメンテーションを要する症例に対しては，万全の対策が必要となる．フックやワイヤリングの併用などアンカー類の工夫もその対策の一つではあるが，土台となる脊椎骨組織が脆弱なままである以上インプラントに頼るには限界がある．一方，骨粗鬆症治療薬の併用においては，多くの薬物は骨折抑制を目的として開発されてきたため短期間での効果発現は期待しにくく，これまで有効となる術前補助療法についての議論はほとんどなされてこなかった．

2010年より本邦で使用可能となったテリパラチドは，強力な骨形成促進作用を有するため，近年は骨折抑制に対する効果だけではなく，脊椎インプラント固定性の向上[4]，椎体形成術後の隣接椎体骨折やproximal junctional kyphosis (PJK)の予防[5,6]，骨癒合促進効果[7]などの報告も散見される．インプラント初期固定性の向上は確実な骨癒合を獲得するうえで重要であるが，骨粗鬆症を有する脊椎固定術患者に対するテリパラチドの術前投与（平均投与期間61.4日）により椎弓根スクリューの挿入時トルクが対照群に比し有意に増大したとされている（1.28 ± 0.42 Nm vs 1.08 ± 0.52 Nm）[4]．さらに骨癒合獲得後は固定範囲の隣接における骨折の抑制が治療成績の維持には不可欠となる．成人脊柱変形に対する矯正固定術後にテリパラチドを投与した患者では，術後6か月時点で上位隣接椎体のBMDは326mg/cm^{3}から366mg/cm^{3}へ増加し，術後2年時におけるPJK発生率は非投与患者群15.2%に比し4.6%にまで抑制されたとされている[6]．以上の臨床データからも，骨粗鬆症を有する高齢者に対する脊椎固定術の成績向上の切り札として十分に期待できる薬剤と考える．

腸骨生検からみたテリパラチド投与期間別の効果

骨形態計測によるテリパラチドの薬剤有効性試験の多くは，投与後6か月以降をプライマリーエンドポイントとしている[8,9]．一方，術前投与のごとく短期の投与におけるデータはごく限られている[10]．今回，骨粗鬆症を有する脊椎固定術患者に対して術前補助療法としてテリパラチド（20μg連日投与）を前向きに導入し，腸骨海綿骨における効果を検討した．対象は40例（テリパラチド投与（TPTD群）30例，非投与（NTC群）10例）とした．テリパラチドの投与期間は1か月（n=5），2か月（n=8），3か月（n=8），4か月（n=6），6か月（n=3）であった．全例，術前にテトラサイクリンによる2回標識を行い，脊椎固定術の際に腸骨生検を施行した．腸骨ブロックをもとに非脱灰薄切標本を作製し，骨形態計測法にて各パラメーターを算出した．テリパラチド投与期間別に分類した後，一元配置分散分析法にて検定しDunnett法にてNTC群と比較した．

内訳を**表1**に示す．生検時P1NPおよびTRACP5bはTPTD群で有意に増加していた他，両群間で有意な差は認めなかった．

全例海綿骨骨梁は層板構造を示し，骨石灰化障害を疑わせる組織所見は認めなかった．蛍光下ではいずれも二重標識を認め，TPTD3か月および4か月で顕著であった．また，TPTD6か月の症例においてはミニモデリングが散見された（**図1**，**図2**，**図3**）．

骨形態計測動的パラメーターにおいては，MS/BSはTPTD投与後1か月より順次増加を認め，3か月で有意な増加となり，4か月でNTC群の5.6倍とピークを迎え以降漸減していた（**図4**）．

6. 腸骨生検からわかる骨粗鬆症治療の骨組織の世界

表1. 症例内訳

	テリパラチド（TPTD） （n=30）	非投与（NTC） （n=10）	p
年齢（歳）	72.1±6.7	69.5±12.1	0.9006
性別（男性：女性）	3:27	2:8	0.4076
体重（kg）	52.5±8.2	50.1±7.6	0.2478
既存骨折（例）	7	0	0.0926
骨粗鬆症先行治療（例）	5	0	0.1675
骨粗鬆症分類			
原発性：続発性（例）	21:9	7:3	0.8380
ステロイド（例）	0	0	
大腿骨頚部 BMD（g/cm^2）	0.529±0.077	0.572±0.067	0.0830
登録時骨代謝マーカー			
P1NP（ng/ml）	59.6±39.4	55.2±23.3	0.9374
TRACP5b（mU/dl）	555.7±219.2	536.9±225.7	0.7177
骨生検時骨代謝マーカー			
P1NP（ng/ml）	139.4±89.2	67.4±25.6	0.0106
TRACP5b（mU/dl）	599.3±325.2	354.2±125.7	0.0112

平均値±SD

χ二乗検定、Mann-Whitney の U 検定

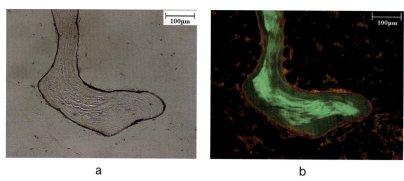

図1. 非投与患者（55歳女性，閉経後骨粗鬆症）
　a. 普通光×200, b. 蛍光×200

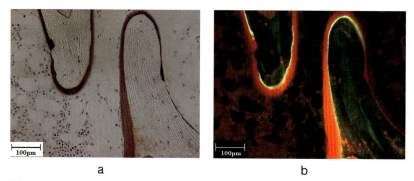

図2. テリパラチド投与後4か月（68歳女性，閉経後骨粗鬆症）
　a. 普通光×200
　　類骨形成の著名な増大，骨梁幅の拡大を認める．
　b. 蛍光×200
　　テトラサイクリンによる2重標識領域の著名な増大を認める．

b．骨形成促進剤

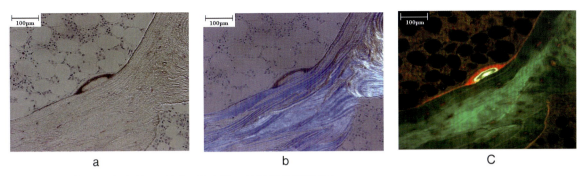

図3．テリパラチド投与後6か月（64歳女性，続発性骨粗鬆症）
- a．普通光×200
- b．蛍光×200
  2重標識領域はTPTD4か月に比し減少しているが，非定型的な骨形成ミニモデリングが散見される．
- c．蛍光×200
  2重標識領域はTPTD4か月に比べ減少しているが，骨形成部位は明瞭に標識されておりTPTDによるミニモデリングと考える．

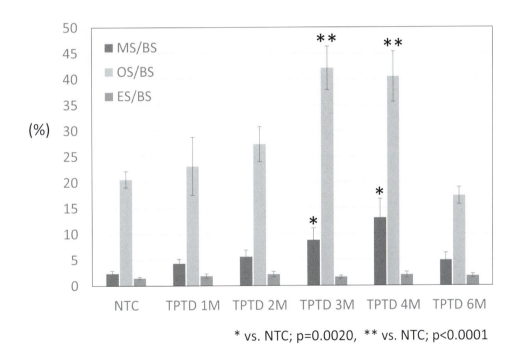

* vs. NTC; p=0.0020, ** vs. NTC; p<0.0001

図4．骨粗鬆症患者におけるテリパラチド投与期間別骨形態計測パラメーターの比較

表2. 腸骨海綿骨におけるテリパラチド投与期間別の動的および静的パラメータ

	NTC (n=10)	TPTD 1M (n=5)	TPTD 2M (n=8)	TPTD 3M (n=8)	TPTD 4M (n=6)	TPTD 6M (n=3)
石灰化						
骨石灰化面 MS/BS	2.35±1.46	4.27±1.78	5.63±3.37	8.80±6.16[a]	13.11±8.25[a]	4.92±2.03
骨形成速度 BFR/BS	0.005±0.004	0.010±0.003	0.013±0.008	0.018±0.013	0.030±0.022[b]	0.013±0.010
骨石灰化速度 MAR	0.586±0.074	0.642±0.079	0.643±0.209	0.550±0.094	0.602±0.090	0.613±0.402
1重標識面 sLS/BS	1.40±0.64	3.16±2.47	3.39±1.83	6.46±3.95[c]	10.18±4.33[c]	4.28±2.11
2重標識面 dLS/BS	1.65±1.25	2.69±1.22	3.91±2.75	5.57±5.05	8.02±6.84[d]	2.78±1.07
骨単位活性化率 Ac.f	0.19±0.15	0.30±0.10	0.45±0.28	0.58±0.34	0.59±0.42	0.49±0.36
骨量						
骨量 BV/TV	8.55±2.17	9.04±3.67	10.09±4.63	8.39±5.34	9.87±4.57	18.62±4.95[e]
骨梁幅 Tb.Th	96.0±14.2	106.2±14.9	99.7±15.7	98.6±22.6	109.1±18.3	113.6±11.0
骨梁単位壁幅 W.Th	28.02±3.48	31.98±3.06	29.13±4.07	30.64±5.09	33.84±2.69	24.97±4.17
類骨						
類骨量 OV/BV	2.46±0.74	2.95±1.56	3.68±1.06	5.57±1.85[f]	4.86±2.30[f]	1.99±0.60
類骨面 OS/BS	20.61±4.66	23.12±11.28	27.38±8.95	42.12±11.14[g]	40.48±10.90[g]	17.38±2.34
類骨幅 O.Th	5.56±0.96	6.50±0.75	7.06±1.54	6.42±1.53	6.29±1.69	6.28±1.65
骨芽細胞面 Ob.S/BS	1.52±1.06	2.46±1.12	5.30±2.50	8.72±7.81[h]	7.79±5.63[h]	5.89±2.20
吸収						
浸食面 ES/BS	1.51±1.06	1.85±0.86	2.20±1.37	1.66±0.79	2.08±1.26	1.85±0.56
破骨細胞面 Oc.S/BS	0.24±0.13	0.24±0.17	0.54±0.44	0.37±0.19	0.69±0.49	0.44±0.20

平均値±SD
One-way ANOVA、Dunnett法にて各群をNTC群と比較
[a]p=0.0020, [b]p=0.0059, [c]p<0.0001, [d]p=0.0443, [e]p=0.0224, [f]p=0.0005, [g]p<0.0001, [h]p=0.0163

BFR/BS, 骨梁単位活性化率もほぼ同様の傾向を認めた. BFR/BSは4か月で有意差を認め, 骨梁単位活性化率はいずれの投与期間においても有意差を認めなかった. 静的パラメーターにおいては, TPTD投与後1か月よりOb.S/BSの増加に伴いOS/BSも増加を認め, 3か月で有意差をもってピークを迎え以降漸減していた. BV/TVは6か月投与の群で最大であった. 一方, 骨吸収系のES/BSにおいては, TPTDの投与期間によらず各群わずかな増加に止まっていた (表2).

TPTDは短期で骨形成作用を示すとされてきたが, 骨組織を基にした評価は限られ多くはP1NPの変化率より推測されているに過ぎない. Arlotら[9]は, 閉経後骨粗鬆症女性に対して無作為抽出二重盲検試験にてテリパラチドおよびアレンドロネートの効果を投与後6か月および18か月で解析している. 腸骨生検の骨形態計測においては, 6か月時点で増加していた骨形成系の動的パラメーターは18か月時点でいずれも減少に転じていた. 短期投与患者を含めた自験例における解析結果と合わせると, 骨形成の加速は少なくとも投与開始後6か月以内にピークを迎え, 以降テリパラチドに対する反応は鈍化していくと考えられる. 今回の結果は, 骨組織そのものにおける動態評価の意義を再認識させるものであり, テリパラチドの反応性の評価においては骨代謝マーカーやBMDは必ずしも最良の手段ではないこと, そしてテリパラチドの

投与方法に関して再考の余地があることを示唆している．

一方，テリパラチドがこれまで考えられていた以上に早期から効果を発揮していた点は，実臨床面における術前補助療法としての可能性を広げたと言える．骨粗鬆症を伴った脊椎固定術に対するテリパラチド術前補助療法においては，投与後1か月よりその効果は海綿骨で始まっていると考えられ，術後早期におけるインプラントの緩みやPJKを防ぐには骨形成能が最大となる3か月もしくはそれ以上の投与期間が有利であると考える．

謝辞

本研究の骨形態計測にあたり，新潟骨の科学研究所の島倉剛俊主任研究員，山本智章所長，髙橋榮明顧問にはひとかたならぬお世話になりました．新潟大学整形外科教室の渡辺慶講師，平野徹准教授，遠藤直人教授ならびに新潟脊椎外科センターの長谷川和宏センター長には症例および骨生検提供にご協力いただきました．そして，本研究の趣旨を理解し快く協力していただいた患者の皆様にも心より感謝申し上げます．

■文献

1) Neer RM, Arnaud CD, Zanchetta JR, et al: Effect of parathyroid hormone (1-34) on fractures and bone mineral density in postmenopausal women with osteoporosis. N Eng J Med 2001; 344: 1434-1441.
2) Nakamura T, Sugimoto T, Nakano T, et al: Randomized Teriparatide [human parathyroid hormone (PTH) 1-34] Once-Weekly Efficacy Research (TOWER) trial for examining the reduction in new vertebral fractures in subjects with primary osteoporosis and high fracture risk. J Endocrinol Metab 2012; 97: 3097-3106.
3) 遠藤直人：骨形成促進薬による骨疾患治療．日整会誌 2014; 88: 870-873.
4) Inoue G, Ueno M, Nakazawa T, et al: Teriparatide increases the insertional torque of pedicle screws during fusion surgery in patients with postmenopausal osteoporosis. J Neurosurg Spine 2014; 21: 425-431.
5) Tseng YY, Su CH, Lui TN, et al: Prospective comparison of the therapeutic effect of teriparatide with that of combined vertebroplasty with antiresorptive agents for the treatment of new-onset adjacent vertebral compression fracture after percutaneous vertebroplasty. Osteoporos Int 2012; 23: 1613-1622.
6) Yagi M, Ohne H, Konomi T, et al: Teriparatide improves volumetric bone mineral density and fine bone structure in the UIV+1 vertebra, and reduces bone failure type PJK after surgery for adult spinal deformity. Osteoporos Int 2016; 27: 3495-3502.
7) Ohtori S, Inoue G, Orita S, et al: Teriparatide accelerates lumbar posterolateral fusion in women with postmenopausal osteoporosis: prospective study. Spine 2012; 37: E1464-1468.
8) Arlot M, Meunier PJ, Boivin G, et al: Differential effects of teriparatide and alendronate on bone remodeling in postmenopausal women assessed by histomorphometric parameters. J Bone Miner Res 2005; 20: 1244-1252.
9) Dempster DW, Zhou H, Recker RR, et al: Skeletal histomorphometry in subjects on teriparatide or zoledronic acid therapy (SHOTZ) study: a randomized controlled trial. J Clin Endocrinol Metab 2012; 97: 2799-2808.
10) Jobke B, Pfeifer M, Minne H, et al: Teriparatide following bisphosphonates: initial and long-term effects on microarchitecture and bone remodeling at the human iliac crest. Connect Tissue Res 2009; 50: 46-54.

c. ビタミンDと骨形態計測
VitaminD and bone histomorphometry

新潟リハビリテーション病院 整形外科
Department of Orthopaedic Surgery, Niigata rehabilitation hospital
新潟骨の科学研究所
Niigata Bone Science Institute

山本 智章
Noriaki Yamamoto

Summary

血清Ca値の恒常性は生体で厳密にコントロールされており，ビタミンD欠乏は副甲状腺ホルモンの変動や石灰化障害によって骨リモデリングの異常を生じる．骨形態計測学的な観点から血清ビタミンDの低下がもたらす骨組織変化を分類し理解することが重要である．

Keywords ビタミンD，石灰化障害，類骨

はじめに

ビタミンDの充足指標として血清25(OH)Dの有用性が報告されていたが[1]，本邦では2018年10月より骨粗鬆症患者への適応が広がり，診療報酬での保険収載が始まったことからビタミンDへの注目度が高まっている．栄養学的にビタミンD欠乏が骨石灰化障害をもたらし，臨床的に骨軟化症やくる病の原因の1つとなっていることが知られている[2]．本章ではビタミンDの欠乏および投与による骨組織の変化について骨形態計測学の視点から解説する．

骨形態計測における類骨と石灰化指標

骨粗鬆症診断の主要の評価方法としてDXA，QCT，pQCT，μMRIなど様々な機器が用いられて普及しているが，どの方法においても骨組織の細胞群の動態はもちろん，石灰化骨と類骨を区別することができないため骨軟化症の鑑別診断を行うことは不可能である．骨形成過程では骨芽細胞によって類骨基質が形成され，一定時間をおいて類骨の石灰化が始まる．通常の石灰化は一定の速度で進行して石灰化骨が完成するが，この石灰化を一次石灰化と呼ぶ[3]．骨形態計測は非脱灰標本の作製によって未石灰化骨である類骨と石灰化骨を顕微鏡視下に区別することが可能であり，定量的に評価する（図1）．この時類骨の指標として類骨幅（O.Th），類骨量（OV/

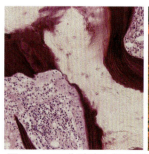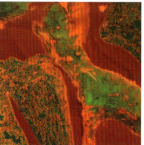

図1 石灰化障害と類骨増加 (V.Bone stain)
左図：明視野，右図：暗視野

BV）および類骨面（OS/BS）があり[4]，これらの値は定常状態で正常値として表されるが，石灰化障害ではいずれも増加する．さらにテトラサイクリンの2回骨標識の間隔と骨標識面の比率から石灰化速度（MAR）と石灰化遅延時間（Mlt）が算出される．組織学的な骨軟化症の診断には類骨幅（O.Th）の増加と石灰化遅延時間（Mlt）の延長が骨石灰化障害の程度を表す指標として重視されている[5]．

ビタミンD欠乏性骨軟化症の病態と診断

ビタミンDの欠乏で生じる早期の骨組織学的変化は続発性副甲状腺機能亢進症による高代謝回転骨である．ParfittはビタミンD欠乏による骨格の異常をHypovitaminosis D osteopathy（HVO）として組織形態計測法によって4段階に分類した[6]．最も軽い形（HVO-Ia）は副甲状腺ホルモン（PTH）の上昇により骨代謝回転の増加を特徴とする続発性副甲状腺機能亢進症であるが，骨リモデリングにおける石灰化プロセスは正常を示す．次の段階（HVO-Ib）では，軽度の石灰化障害が起きるがリモデリングはやはり正常に進行している．この時に組織形態学的には，骨形成率は低下する一方で類骨パラメーター値が増加する．HVO-IaおよびHVO-Ibは前骨軟化症（pre-osteomalacia）と呼ばれ，PTHレベルの上昇による骨量減少と関連している．Hypovitaminosis D osteopathyの（HVO-II）および（HVO-III）は確定した骨軟化症を表し，リモデリング過程での完全な石灰化が生じない状態になる．骨軟化症の形態計測学的特徴は，（HVO-II）（HVO-III）ともに類骨幅の増大と同時に石灰化遅延時間の延長が定義とされる．両者の区別はテトラサイクリン二重標識が観察されるHVO-IIは早期骨軟化症，まったく二重標識のないHVO-IIIは後期骨軟化症と分類される．

実際の骨形態計測では石灰化障害に伴い，HVO-Iでは類骨面（OS/BS）のみ増加した状態で，類骨幅（O.Th）は正常範囲である．（HVO-II）および（HVO-III）の骨軟化症の組織学的診断基準は類骨幅12.5μm以上，石灰化遅延時間100日以上が提唱されている．ビタミン欠乏状態では類骨面の増加が先行し，類骨面が70％を超えてから類骨幅が増加すると報告されている（**表1**）．

Parfittは骨軟化症の診断方針にMineralization Indexという概念を提唱した[7]．本indexは類骨パラメーターと骨形成パラメーターの両者を数式化しており，ビタミンD欠乏状態の早期に生じる骨変化や腎性骨障害の判定に有用とされ，骨軟化症の組織学的診断を下記計算式から導いている．

Mineralization Index
=[OTh＋OV/BV]×1.15-OMA-[BFR/BS×0.15]

表1　Hypovitaminosis D osteopathy分類
（文献16より引用，一部改変）

Type of osteomalacia	Stage	OS?BS(%)	O,Th(μm)	Mlt(days)	OV/BV(%)
Pre-osteomalacia	HVO-i	30-70	<12.5	<100	>5
osteomalacia	HVO-ii	>70	>12.5	>100	>10
osteomalacia	HVO-iii	>70	>12.5	∞	>10

骨形態計測から見た血清25(OH)Dの充足状況と骨組織

欧州での675名の大規模な腸骨生検データにおける組織所見では，石灰化障害の基準となるOS/BS 20％超えが36.15％，OV/BV 2％超えが25.63％であった．骨リモデリングに

おける石灰化障害の視点から，骨格の健常な維持のための血清25（OH）Dレベルを30ng/mLと結論している[8]．血清25（OH）D濃度は冬期間に比べて夏期間で高く，腸骨生検の結果では生検時期によって類骨幅が冬期間で有意に大きく，石灰化遅延時間（Mlt）が有意に長かった．臨床的な骨軟化症が発症するのは通常，高度のビタミンD欠乏状態であり，25（OH）Dが5〜10ng/mL未満といわれている[9]．

活性型ビタミンD投与の骨作用

動物実験では活性型ビタミンDは骨代謝回転の低下をもたらしている[10]．またラットでアルファカルシドール，サルにおいてエルデカルシトールの骨形成作用が報告されているがヒト腸骨生検でのビタミンD作用について詳細な報告は無い．動物実験ではbone buds, minimodelingと呼ばれる特徴的な骨形成メカニズムの存在が認められている[11),12]．

くる病・骨軟化症診断の課題

2015年に日本内分泌学会と日本骨代謝学会はくる病・骨軟化症の診断マニュアルを公表した．骨軟化症では大項目2項目a）低リン血症，または低カルシウム血症，b）高骨型アルカリホスファターゼ血症，小項目3項目c）臨床症状:筋力低下，または骨痛，d）骨密度:若年成人平均値（YAM）の80%未満，e）画像所見:骨シンチでの肋軟骨への多発取り込み，または単純X線でのLooser zoneからなり，診断には大項目2つと小項目の3つをみたすものと記載された．これは腸骨生検することなく非侵襲的に骨軟化症診断をするためのマニュアルとなっている（表2）．

表2 骨軟化症診断マニュアル

大項目
　a）低リン血症、または低カルシウム血症
　b）高骨型アルカリホスファターゼ血症
小項目
　c）臨床症状：筋力低下、または骨痛
　d）骨密度：若年成人平均値（YAM）の80%未満
　e）画像所見：骨シンチでの肋軟骨への多発取り込み、または単純X線でのLooser zone

骨軟化症
　大項目2つと小項目の3つをみたすもの

過去の骨軟化症の報告をみると，確定診断されたビタミンD欠乏性骨軟化症において高ALP血症は95〜100%，血清CaまたはPの低下が27〜38%，尿中Ca低下は87%，血清25（OH）D15ng/mL未満が100%，PTH高値が100%と報告されている[13]．

別の報告で，骨生検によって確定診断した骨軟化症17症例全例が骨軟化症の症状，徴候を有し，ALP上昇94%，CaまたはPのいずれか上昇47%，28症例の骨軟化症でビタミンD欠乏性では低ALP85%，低Ca血症65%，低P血症5%，低P血症性骨軟化症では低ALP64%，低Ca15%，低P100%との報告であった[14]．これらの報告を見ると，骨軟化症の確定診断には組織診断が不可欠であり，診断マニュアルの大項目である低リンまたは低カルシウム血症を来さない骨軟化症の存在が考慮されなければならない[15]．骨軟化症は骨密度低下を来す疾患であり，非定型的な脆弱性骨折の症例において血清Ca，P，ALPの変化とともに骨粗鬆症との鑑別診断のために腸骨生検を考慮する．骨軟化症は様々な原因で発症しているが，その確定診断に臨床症状ともに腸骨生検は不可欠である．特にHVO-Iの段階では非侵襲的に診断することは困難である．長年に渡り，骨軟化症の組織診断に携わっているParfittらのHenry Ford病院のグループは，血液生化学的な変化に基づいた骨軟化症を"biochemical osteomalacia"と呼び，骨軟化症患者に認められる組織学的

な"hyperosteoidosis"とは必ずしも一致しないと報告している[16].

まとめ

臨床における腸骨生検と骨形態計測法の最も重要な適応疾患は骨軟化症である[16]．ビタミンD代謝異常は骨軟化症の主たる原因となることからその病態と骨組織変化を理解することが重要である．

■文献

1) Lips P, Relative value of 25 (OH) D and 1,25 (OH) 2D measurements. J Bone Miner Res. 2007; 22: 1668-1671.
2) Basha B, Rao DS, Han ZH, Parfitt AM. Osteomalacia due to vitamin D depletion: a neglected consequence of intestinal malabsorption. Am J med 2000; 108: 296-300.
3) Parfitt AM, Effects of Ethnicity and age or menopause on osteoclast function, bone mineralization and osteoid accumulation in iliac bone. J Bone Miner Res 1997; 12: 1864-1873.
4) Chavassieux P et al. Clinical use of bone biopsy. In Marcus R editors. Osteoporosis Second ed, Academic press 2001; 501-509.
5) Dempster DW, et al. Standarized nomenclature, symbols, and units for bone histomorphometry: a 2012 update of the report of the ASBMR Histomorphometry Nomenclature Committee. J Bone Miner Res. 2013; 28: 2-17.
6) Parfitt A.M. Osteomalacia and Related Disorders. In: Avioli, L.V.and Krane, S.M., Eds., Metabolic Bone Disease, 3rd Edition, Academic Press, San Diego, CA, 1998; 345-386.
7) Parfitt AM et al. The mineralization index: a new approach to the histomorphometric appraisal of osteomalacia. Bone 2004; 35: 320-325.
8) Priemel M. et al. Bone mineralization defects and vitamin D deficiency: histomorphometric analysis of iliac crest bone biopsies and circulating 25-hydroxyvitamin D in 675 patients. J Bone Miner Res. 2010; 25: 305-312.
9) Lips P, Vitamin D related disorders. Primer on the Metabolic bone diseases and disorders of mineral metabolism seven edition. 2008; 329-335.
10) Smith SY. et al. Eldecaitol, a vitamin D analog, reduces bone turnover and increases trabecular and cortical bone mass, density, and strength in ovariectomized cynomolgus monkeys. Bone 2013; 57: 116-122.
11) Frritas PHL et al. Eldecalcitol, a second-generetion vitamin Danalog, drives bone minimodelingand reduces osteoclastic number in trabecular bone of ovariectomized rats. Bone 2011; 49: 335-342.
12) Li M et al. Alfacalcidol prevents age-related bone loss and causes an atypical pattern of bone formation in aged male rats. J Musculoskelet Interact 2004; 4: 22-32.
13) Bingham CT, Noninvasive testing in the diagnosis of osteomalacia .Am J Med. 1993; 95: 519-523.
14) Gifre L et al. Osteomalacia rivisited: a report on 28 cases. Clin Rheumatol 2011; 30: 639-645.
15) Parfitt AM, Vitamin D and the pathogenesis of rickets and osteomalacia. In: Feldman D, Glorieux FH, Pike W, eds. Vitamin D. San Diego: Academic Press; 1997, p 645-62.
16) Bhan A, Bone histomorphometry in the evaluation of osteomalacia. Bone Rep 2018; 8: 125-134.

d．非定型大腿骨骨折の骨形態計測
―非定型大腿骨骨折における腸骨および骨折部位の骨形態計測所見

Bone histomorphometric findings of ilium and fracture site in patients with atypical femoral fractures who received open reduction and internal fixation

新潟大学大学院 医歯学総合研究科 機能再建医学講座 整形外科学分野
Division of Orthopedic Surgery, Department of Regenerative and Transplant Medicine, Niigata University Graduate School of Medical and Dental Sciences

近藤 直樹，渡辺 要，遠藤 直人
Naoki Kondo, Yo Watanabe, Naoto Endo

新潟リハビリテーション病院 整形外科
Department of Orthopaedic Surgery, Niigata rehabilitation hospital
新潟骨の科学研究所
Niigata Bone Science Institute

山本 智章
Noriaki Yamamoto

Summary

非定型大腿骨骨折（atypical femoral fracture；AFF）は，軽微な外力で大腿骨転子下から骨幹部に生じる骨折である．AFFの腸骨における組織像は，我々が経験した第1例はOdvinaらの述べるbiopsy-proven severely suppressed bone turnover（SSBT），すなわち骨吸収だけでなく骨形成も高度に抑制された組織所見を呈していた．以後8例の追加検討を行ったがSSBTは全部で3例，33％に認められるのみであった．転子下骨折は骨幹部骨折に比べ骨形成がより低く，ステロイド量は有意に高く，25-OH-D濃度は有意に低かった．

Keywords 非定型大腿骨骨折，骨形態計測，マイクロダメージ，過剰骨代謝回転抑制

非定型大腿骨骨折（atypical femoral fracture；AFF）[1] は，軽微な外力で大腿骨転子下から骨幹部に生じる骨折である．

大項目は1）外傷がない，もしくは立っている高さからの転倒程度の外力での骨折，2）骨折線は外側皮質から横に向かう大腿骨内側に進むにつれ斜めになることもある．3）完全骨折は両側皮質に達する，内側にスパイクを伴ってもよい．不完全骨折は外側皮質のみに生じる．4）粉砕骨折ではない，もしくは微小の粉砕骨折，5）限局的な外側皮質の骨膜および骨内膜の肥厚を骨折部に伴う（"beaking"または"flaring"と呼ぶ）の5項目である．小項目は1）大腿骨骨幹部骨皮質の汎発性の肥厚，2）片側もしくは両側の鈍いもしくはうずくような鼠径部や大腿部の前駆痛，3）両側性の不完全もしくは完全な大腿骨骨幹部骨折，4）骨折の治癒遅延の4項目である．大項目5つのうち4つ以上を満たす場合，非定型大腿骨骨折と診断する．（小項目はあってもなくてもよい）[1]．

疫学的には大腿骨頸部骨折の1％の発生頻度である[1]．2005年にOdvinaらがビスホスホネート製剤長期投与との関連を報告して以

来，その背景に骨吸収だけでなく骨形成も過剰に抑制された病態を biopsy-proven severely suppressed bone turnover（SSBT）として，提唱した[2]．

当科では2009年に第1例目を経験した．37歳女性，全身性ループス・エリテマトーデスと多発筋炎の合併でプレドニゾロンは維持量14mg/日であった．Alendronate 35mg/week を3.5年内服していた．立位より転倒し左大腿骨転子下骨折受傷（図1A），5か月後に再度転倒し右大腿骨転子下骨折受傷（図1B）．双方とも髄内釘による骨接合術を行った．右は初回手術から5か月後に偽関節，インプラント折損から再手術を要した[3]．再手術時に腸骨移植を要したため，患者の同意を得て腸骨の一部を骨生検した．

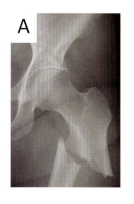
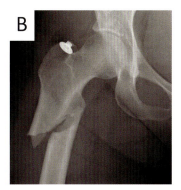
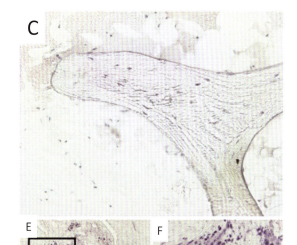
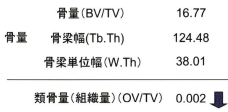
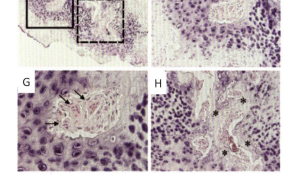

図1　非定型大腿骨骨折症例（38歳女性）

（A）左大腿骨転子下骨折．
（B）5か月後に右大腿骨転子下骨折を生じた．
（C）右の骨接合術後の髄内釘の折損が生じ再手術となった．その際の腸骨組織（Villanueva骨染色）．類骨組織はほとんど認められなかった．
（D）骨形態計測所見では類骨パラメータが著しく低下していた．吸収パラメータも同様で，破骨細胞は全く認めなかった．
（E）偽関節部の組織所見（HE染色）．
（F）Eの黒実線枠の拡大像．仮骨組織を認めた．
（G）Fの拡大像．破骨細胞（黒矢印）が多数認められた．
（H）Eの黒破線枠の拡大像．類骨組織（*）を認めた．

この症例の腸骨組織は，既報と同様の所見を呈した．すなわち，類骨はほとんど認めず，なおかつ破骨細胞も評価した視野には同定できなかった（図1C）．形態計測学的所見でも，類骨パラメータと吸収パラメータは高度に抑制されていた（図1D）．このためbiopsy-proven SSBTと診断した．局所における偽関節部位を組織学的に評価したところ，仮骨（図1E，F）の中に多核の巨細胞が同定され，破骨細胞と思われた（図1G）．また，類骨組織も見られた（図1H）．

以上の所見から，局所において骨折治癒の組織が同定された．

その後症例を蓄積し9例10肢の非定型大腿骨骨折を経験し，腸骨組織について骨形態計測所見を検討した．

これらを骨折部位により転子下群（Subtrochanteric群；以下S群）6肢，骨幹部群（Diaphysic群；以下D群）4肢に分けて比較した年齢，膠原病の比率，ビスホスホネー

表1　ビスホスホネート関連非定型大腿骨骨折の骨折部位別の評価

	転子下群（6肢）	骨幹部群（4肢）	p-value
1．年齢（才）	53±20	76.8±4.3	0.114
2．膠原病比率（％）	100	50	
3．ビスホスホネート投与期間平均（年）	5.9±2.2	2.6±1.9	0.067
4．PSL平均投与量（mg/d）	10.9±3.0	2.3±2.6	0.01*
5．前駆部痛の頻度	1/6	2/4	
6．反対側のbeakingの頻度	2/5	2/4	
7．血清　calcium(mg/dL)	9.6±0.4	9.4±0.6	0.556
iP(mg/dL)	3.1±0.7	3.2±1.0	0.730
ALP(U/L)	176±43	200±92	1.000
BAP(U/L)	8.2±1.8	8.1±2.3	1.000
uNTx(nmol BCE/mmol・CRE)	203±113	199±154	0.905
Intact PTH(pg/ml)	46.5±25	51.5±7.6	1.000
8．血清　25-OH-D（ng/ml）	17.8±1.7	25.6±3.1	0.036*
9．腰椎骨密度（g/cm²）	0.965±0.13	0.848±0.094	0.25
（T-score）	-0.4±1.1	-1.5±0.87	0.25
10．大腿骨外彎率（％）	54.3±16.4	80.0±12.5	0.114
外彎あり（％）	50	100	

表2　ビスホスホネート関連非定型大腿骨骨折の各症例の骨形態計測学的所見

表2　Bone histomorphomtric findings

Group	Case Number	Age (years)	Sex	Bone volume BV/TV %	Tb.Th μm	W.Th μm	Bone formation OV/TV %	OV/BV %	OS/BS %	O.Th μm	Bone resorption ES/BS %	Oc.N/BS
Subtrochanteric	1	36	F	16.77*	124.48*	38.01*	0.002*	0.01*	0.17*	3.38*	0.69*	0
	2	44	F	19.57*	119.02*	35.89*	0.13	0.64*	8.11*	4.55*	4.28	0.63
	3	49	F	16.39*	86.66*	20.27*	0.06*	0.35*	3.19*	4.54*	3.04	0.27
	4	66	F	10.14*	95.02*	33.72	0.15*	1.52*	17.38*	4.04*	3.63	0.9
Diaphyseal	6	73	F	12.6	98.38*	31.32	0.21*	1.64	15.92	4.92*	0.97*	0.07
	7	75	F	9.53*	83.66*	18.10*	0.13*	1.38*	13.13	4.27*	2.69*	0.19
	8	76	F	9.38*	87.19*	29.54	0.09*	1.00*	10.13*	4.21*	3.19	0.29
	9	83	F	11.73	95.43*	38.87	0.17*	1.46*	14.38	4.74*	1.60*	0.07
Reference data F 31-40				22.6±10.5	168.3±74.5	43.2±9.8	0.1-1.0	2.8±0.5	17.4±3.0	9.9±1.3	3.5±1.1	
Reference data F 41-50				25.0±12.5	163.6±14.9	37.5±4.4	0.1-1.0	4.4±1.4	20.4±7.6	11.9±2.4	2.5±0.3	
Reference data F 61-70				12.7±1.8	133.0±34.4	30.3±3.5	0.44±0.24	3.2±1.0	20.0±7.2	9.5±1.4	3.7±1.7	
Reference data F 71-80				11.0±1.8	131.3±28.1	28.3±3.7	0.36±0.31	1.6±0.4	12.8±2.2	6.4±0.8	3.0±1.0	

症例1，7，9がbiopsy proven SSBTと診断した．数値の上の*は基準値に比して低値をあらわす．

ト投与期間には差が見られなかった．ステロイドの投与量はS群でD群に比べ有意に高かった（10.9mg/日 vs 2.3mg/日，p=0.01）．大腿骨周囲の前駆部痛の頻度は両群とも低く，反対側の頻度はS群40％，D群50％で差を認めなかった．血清のカルシウム，無機リン濃度，アルカリフォスファターゼ（alkaline phosphatase；以下ALP）濃度，骨型ALP濃度，尿中N型テロコラーゲンペプチド濃度，intactPTH濃度には差を認めなかった．

25-OH-D濃度はS群で有意に低かった（S群；17.8 ng/ml vs D群；25.6 ng/ml）（**表1**）．

腰椎骨密度，大腿骨の外弯陽性率には差を認めなかった．

骨形成，吸収がいずれも低いものをbiopsy-proven SSBTと定義したが，SSBTと診断できたものはうち3例，33％だった（**表2**）．また，転子下と骨幹部とでは各々異なる形態計測所見を呈しており，転子下のほうが骨幹部に比べて有意に骨形成パラメーターが低く，ステロイドの影響がより強く示唆された（**表2**）[4]．

Tamminenらは，非定型大腿骨骨折4症例の腸骨生検を報告しているが，いずれもビスホスホネート製剤が4年以上投与されていた．骨量（trabecular bone volume）が全例低かった．骨形成も骨吸収パラメータも低い傾向にあった．二重標識所見が2例に同定された[5]．

ただ，これまでに非定型大腿骨骨折の腸骨組織で骨代謝動態を見た報告は少ない．

腸骨組織だけでは病態が把握しがたいことから骨折部（beaking site）を組織学的に検

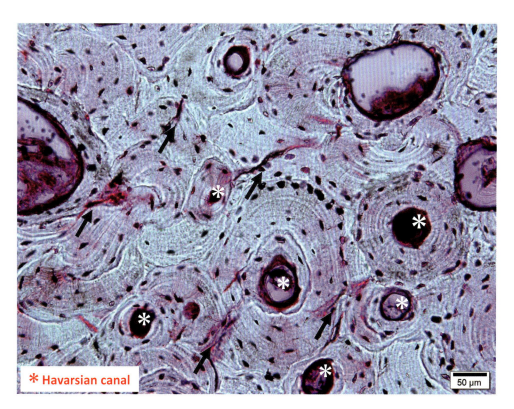

図2　マイクロクラック（文献6から改変）

　68歳女性，関節リウマチ症例．アレンドロネート投与9年．PSL1mg/日．糖尿病合併．右大腿骨転子下にbeakingと同部位の圧痛を認めたためアレンドロネートを休薬．8か月後，転倒にて受傷．右大腿骨転子下骨折に対し骨接合術施行．術後インプラントが折損し再手術を要した．骨折部の皮質の水平断組織像．多数のマイクロクラック（黒矢印）がみられた．＊；Havarsian canal.

証することも試みた結果，マイクロクラックが骨折部で多くみられた（図2）[6]．また骨細胞の壊死を示すempty lacunaの割合が多くなる傾向が認められた．マイクロクラックの存在はマイクロダメージの蓄積を示しさらに局所での骨細胞による修復が不完全であることが発生要因の一つとして示唆された．

また大腿骨の形状すなわちlateral bowingやanterior bowingとこの骨折が深くかかわっている報告もあることから[7]，局所でのforceあるいは力学的なひずみが生じているのではないかと思われた．現在は，AFF症例の反対側のCT画像を用いて有限要素解析にてひずみの有無を検証する方法も試みている．

転子下骨折は特に膠原病患者で多くみられ，完全骨折に至る前に予防する手段はないかと考えた．そこで腎膠原病外来と共同で124例のコホートを作成し前向きに大腿骨の単純X線にてbeakingの有無を観察したところ8％にbeaking陽性がみられ，2年の追跡で10％にまで上昇した．完全骨折に至った症例も1例見られ，危険因子は40−60歳という年齢，ビスホスホネート製剤4年以上の使用，糖尿病の合併の3つが有意に示された[8]．BP製剤を中止することによりbeakingが鈍化することも明らかにした[9]．

骨吸収抑制薬は多く使用されており，今後もAFFは少ない頻度ではあるが整形外科診療にあっては不可避な疾患であるため，適切な診療アプローチが必要である．

■ 文献

1) Shane E, Burr BD, Abrahamsen B, et al. Atypical subtrochanteric and diaphyseal femoral fractures second report of a task force of the American Society for Bone and Mineral Research. J Bone Miner Res 2014; 29: 1-23.
2) Odvina CV, Zerwekh JE, Rao DS, et al. Severely suppressed bone turnover: a potential complication of alendronate therapy. J Clin Endocrinol Res 2005; 90: 1294-1301.
3) Kondo N, Yoda T, Fujisawa J, et al. Bilateral atypical femoral subtrochanteric fractures in a premenopausal patient receiving prolonged bisphosphonate therapy; evidence of severely suppressed bone turnover. Clin Cases Miner Bone Metab 2015; 12: 273-277.
4) Kondo N, Fukuhara T, Watanabe Y, et al. Bone formation parameters of the biopsied ilium differ between subtrochnateric and diaphyseal atypical femoral fractures in bisphosphonate-treated patients. Tohoku J Exp Med 2017; 243: 247-254.
5) Tamminen IS, Yli-Kyyny T, Isaksson H, et al. Incidence and bone biology findings of atypical femoral fractures. J Bone Miner Metab 2013; 31: 585-594.
6) 野崎あさみ，近藤直樹，渡辺 要，ほか．腸骨と骨折部の組織学的検討を行ったビスホスホネート関連非定型大腿骨骨折の1例．日本骨形態計測学会誌2018; 28: 11-17, 2018.
7) Sasaki S, Miyakoshi N, Hongo M, et al. Low-energy diaphyseal femoral fractures associated with bisphosphonate use and severe curved femur; a case series. J Bone Miner Metab 2012; 30: 561-567.
8) Sato H, Kondo N, Wada Y, et al. The cumulative incidence of and risk factors for latent beaking in patients with autoimmune diseases taking long-term glucocorticoids and bisphosphonates. Osteoporosis Int 2016; 27: 1217-1225.
9) Sato H, Kondo N, Nakatsue T, et al. High and pointed type of femoral localized reaction frequently extends to complete and incomplete atypical femoral fractures in patients with autoimmune diseases on long-term glucocorticoids and bisphosphonates. Osteoporosis Int 2017; 28: 2367-2376.

ヒト骨髄細胞の働きとリモデリング
Bone marrow cells and remodeling

ケンブリッジ大学 医学部 骨研究グループ
Bone Research Group, Dep.of Medicine,Uni.of Cambridge

佐野 博繁
Hiroshige Sano

Summary

骨吸収は造血幹細胞に由来する多核の破骨細胞によって行われる．破骨細胞前駆細胞は骨髄を始め，脾臓，末梢血など多様な組織に存在するが，骨芽細胞系細胞が産生する様々な因子の調節を受けて破骨細胞へと分化する．しかしながら骨リモデリングに関与する細胞群（BMU）が，時間的・空間的にどのように作用し合い，連鎖的に起こる一連のリモデリング過程を調節しているのかについては未だ解明されていない．本章では，リモデリングにおける細胞レベルでの最近の知見を紹介する．

Keywords リモデリング，骨髄細胞，破骨細胞，骨芽細胞，カップリング

破骨細胞による骨吸収と骨芽細胞による骨形成のカップリングは骨組織の構造と強度を維持する上で必須であり，骨リモデリングにおける主要な役割を担う．1960年代Takahashi, Frostらは成人骨の観察で，BSU（basic structural unit）の96.7%に破骨細胞の吸収痕であるscallop状の結合線（cement line）を認めたことから，成人骨において，基本多細胞単位（basic multicellular unit, BMU）による骨リモデリングでは吸収期が形成期に先行することを報告した[1), 2)]．70年代後半，Baronは，骨吸収期と骨形成期の間に単核からなる"post-osteoclasts"あるいは"pre-osteoblasts"なのか判別困難な"reversal cells"の存在で特徴づけられる逆転期（reversal phase）が存在することを報告した[3)]．近年，Delaisseらは詳細な免疫染色の解析から，この細胞は骨芽細胞系細胞osteoblast-lineage cellsであることを証明した[4), 5)]．従来骨吸収から骨形成にわたる一連のリモデリングにおける細胞動態を骨形態計測で観察することは，BMUによって形成されたbasic structural unit（BSU）に対して最適な切片を作成できた場合のみに観察が可能であったため，非常に困難であった．しかし，彼らは皮質骨内では，BMUによって骨単位は皮質骨長軸方向に形成される性質に着目し，これに平行な切片を作成することで，その問題点を克服し，BMUにおける細胞動態の解析を行った[6)]．骨単位のcutting coneではTRAcP（酒石酸抵抗性産生フォスファターゼ）やCatK（カテプシンK）にて染色される破骨細胞（primary osteoclasts）が集簇しているのに対して，それに続く浸食面から成熟した骨芽細胞が骨形成を行っている類骨面までにおいて骨芽細胞系統

のマーカー（Runx2, ALP, Col3）を呈するreversal cellsのみならず破骨細胞（secondary osteoclasts）とが混在して存在することを報告し，逆転期においても骨吸収は継続しうるとした（図1）．詳細な検討では，後者の破骨細胞（secondary osteoclasts）がcutting coneの短軸（遠心）方向への吸収に関与して骨吸収全体の83%を占めることを報告し，従来のリモデリングの過程である「吸収→逆転→形成」を，「吸収期（initial resorption）→逆転吸収期（reversal-resorption）→形成」へと提唱した[6]．逆転吸収期における観察では，cutting coneからの距離が類骨面へと離れるにつれて，破骨細胞数はほぼ不変であるものの骨芽細胞系細胞（reversal cells）の割合が段階的に多くなりやがて類骨面（osteoid surface）が現れることから，骨芽細胞系細胞（reversal cells）の細胞集簇がある閾値に達するまでの期間が逆転吸収期における浸食面（eroded surface），及び浸食深度（eroded depth）の程度関与し，最終的には骨単位の直径を規定しうるものと報告した．今後の骨リモデリング研究においては，ますますこの過程における研究が注目されている．

最近の硬組織における研究手法の進歩により，骨リモデリング機序について新たな概念が報告されてきている．骨細胞は，骨組織内の細胞のうち90-95%を占める最も多く存在する細胞で，生存期間は長く，ヒトに於いては数十年にわたると考えられてい

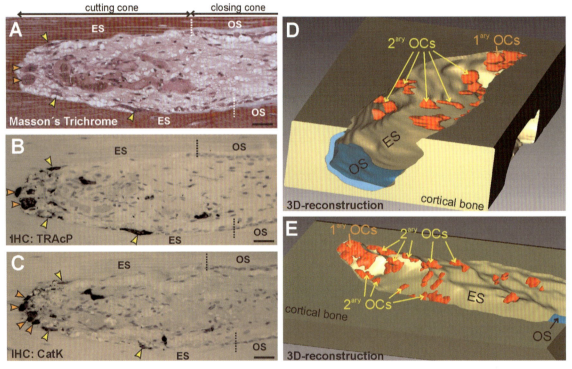

図1．皮質骨に対して長軸方向に作成した切片により観察した骨単位

（A-C）腓骨（65歳男性）．連続切片での観察．骨単位のcutting coneではTRAcPやCatKにて染色される破骨細胞（1ary OCs; 橙色，矢頭）が集簇している．一方，それに続く浸食面（ES）から骨芽細胞が骨形成を行っている類骨面（OS）まで，破骨細胞（2dary OCs; 黄色，矢頭）が散在して存在している．（A）Masson's trichrome染色，（B）TRAcP染色，（C）CatK染色．Scale bars: 50μm.

（D-E）大腿骨（12歳男児）．30枚のCatK染色を行った連続切片から構築した3D画像．Cutting coneより始まる骨吸収，逆転，骨形成のリモデリングの一連の過程が観察できる．Cutting coneで集簇する破骨細胞（1ary OCs; 橙色）とそれに続き散在する破骨細胞（2ary OCs; 黄色）とでは，それぞれ骨吸収によりcutting coneを長軸方向に前進させるものと，短軸（遠心）方向に拡張させるものと役割を分担しているように見える．（文献6より引用）

る．骨細胞に顕著な形態学的特徴として，発達した多数の細胞突起があり，この突起を骨基質中に伸ばし，骨細胞同士あるいは骨表面に位置する骨芽細胞と互いに連絡している骨形態上は骨細胞を擁する骨小腔と，それに連続する骨細胞の突起を含む骨細管が存在し，骨組織中に骨小腔・骨細管ネットワークを形成している（図2）．近年骨リモデリングに於いて骨細胞は主要な役割を担うものとして注目されている[7]．筆者らは生体内においても骨膜面から骨内膜までこの緻密なネットワークにより液性因子によっても速やかに連絡していることを報告した[8],[9]．さらにSimは骨内膜に存在する破骨細胞と空間的には離れた骨膜面の骨芽細胞系細胞もこのネットワークによる液性因子を介してリモデリング過程を調節しうる（osteotransmitters）ことを報告し（図3）[10]，今後，細胞レベルのみでなく，骨格筋を含めたマクロな視点での骨組織リモデリング機序の解明が望まれる．

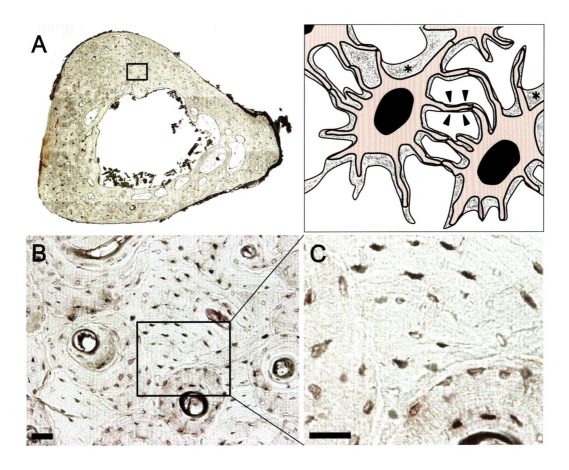

図2．第2趾中足骨横断面（74歳女性）
　皮質骨組織内に多数の骨細胞を認める．各骨細胞は多数の細胞突起を有し，この突起で隣接する骨細胞同士あるいは骨表面に位置する骨芽細胞と連絡しあう．骨細胞は骨小腔内（＊）に存在し，細胞突起を含む骨細管（矢頭）により骨組織中で緻密な骨小腔・骨細管ネットワークが形成される（右上シェーマ図）．非脱灰薄切研磨標本．普通光（A）全体像，（B）×200，（C）×400．Scale bar；（B）150μm，（C）50μm（新潟骨の科学研究所提供）

7. ヒト骨髄細胞の働きとリモデリング

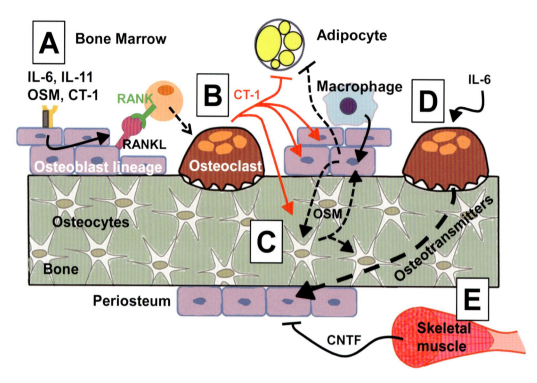

図3．IL-6ファミリーサイトカインによる骨リモデリングの制御メカニズム

(A)骨芽細胞系細胞（reversal cells, canopy cells, lining cells, osteocytes）はIL-6, IL-11, OSM, CT-1の刺激によってRANKLを発現し，破骨細胞前駆細胞膜上の受容体RANKに結合し，破骨細胞へと分化する（dashed line）．

(B)破骨細胞から分泌されたCT-1は骨芽細胞系細胞に働きかけ骨形成を促進し，脂肪細胞分化は抑制される．

(D)IL-6は破骨細胞に働きかけ，骨小腔・骨細管ネットワークを通過し，骨膜面に存在する骨芽細胞に制御シグナルを伝達しうる"osteotransmitters"(dashed green line)の放出を促す．

(E)骨格筋よりミオカインとして分泌されるCNTFは骨膜面における骨形成を抑制する．

　IL; Interleukin, OSM; Oncostatin M, CT-1; Cardiotrophin-1, RANKL; Receptor activator of nuclear factor kappa B ligand, RANK; Receptor activator of nuclear factor kappa B, CNTF; Ciliary neurotrophic factor（文献10より引用）

■文献

1) Takahashi H, Hattner R, Epker BN et al.; Evidence that bone resorption precedes formation at the cellular level. Henry Ford Hosp Med Bull. 1964; 12: 359-364.
2) Hattner R, Epker BN, Frost HM.; Suggested sequential mode of control of changes in cell behavior in adult bone remodeling. Naturer. 1965; 206(983): 489-490.
3) Baron R.; Importance of the intermediate phases between resorption and formation in the measurement and understanding of the bone remodeling sequence. In: Meunier PJ, editor. Bone histomorphometry: second international workshop Lyon. Toulouse: Armour Montagu; 1977; 179-183.
4) Andersen TL, Abdelgawad ME, Kristensen HB et al.; Understanding coupling between bone resorption and formation: are reversal cells the missing link? Am J Pathol. 2013; 183(1): 235-246.
5) Abdelgawad ME, Delaisse JM, Hinge M et al.; Early reversal cells in adult human bone remodeling: osteoblastic nature, catabolic functions and interactions with osteoosteoclasts. Histochem Cell Biol. 2016; 145(6): 603-615.
6) Lassen NE, Andersen TL, PlØen GG et al.; Coupling of bone resorption and formation in real time: new knowledge gained from human Haversian BMUs. J Bone Miner Res. 2017; 32: 1395-1405.
7) Sapr-Koren R, Livshits G.; osteocytes control of bone remodeling: is sclerostin a key molecular coordinator of the balanced bone resorption-formation cycle? Osteoporosis Int. 2014; 25(12): 2685-2700.
8) Sano H, Kikuta J, Furuya M et al.; Intravital bone imaging by two-photon excitation microscopy to identify osteocytic osteolysis in vivo. Bone. 2015; 74: 134-139.
9) Sano H, Kondo N, Endo N.; Intravital bone imaging～Osteocyte. Clin Calcium. 2018; 28(2): 223-230.
10) Sims NA.; Cell-specific paracrine actions of IL-6 family cytokines from bone, marrow and muscle that control bone formation and resorption. Int J Biochem Cell Biol. 2016; 79: 14-23.

8 骨折の治療過程における組織学的な変化
Tissue differentiation during fracture healing

新潟大学大学院 医歯学総合研究科 機能再建医学講座 整形外科学分野
Division of Orthopedic Surgery, Department of Regenerative and Transplant Medicine,
Niigata University Graduate School of Medical and Dental Sciences

奥村 剛, 遠藤 直人
Go Okumura, Naoto Endo

Summary

力学的安定を短期目標として骨折治癒は始まる．動揺性が大きい部位ではまず肉芽組織で連続性を得て，軟性仮骨で安定させ，硬性仮骨へと置換される．石灰沈着により機械的強度を再獲得すれば臨床的骨癒合とされる．元の皮質骨構造へのリモデリングにはさらに長期間を要する．この一連の過程には様々な細胞が関与する．骨形態計測はCTで確認しづらい，石灰化以前の治癒過程を細胞レベルで理解するのに役立つ．

Keywords 骨折二次癒合（secondary bone healing），
間葉系幹細胞（mesenchymal stem cell），
内軟骨性骨化（endochondral ossification），軟性仮骨（soft callus），
骨リモデリング（bone remodeling）

　骨折の治癒過程は大きく2通りに分類され，骨折部の安定性が治癒過程を決定する．観血的整復・内固定術の結果，骨折部の動きが非常に少ない絶対的安定性を獲得した場合は一次癒合primary bone healingの様式をとるが，多くの骨折は二次癒合secondary bone healingの治癒過程となる．二次癒合は古典的に3つのステージに分類されている．すなわち，1.炎症期，2.修復期（細胞増殖〜仮骨形成），3.リモデリング期である．これらのステージが時間的・空間的に重なりながら修復が進行する[1]．

　臨床でも基礎実験でも骨折治癒評価の基本はX線である．CTであれば経時的かつ3次元的な評価ができ，石灰化した仮骨の体積の測定や構造的強度の推測も可能である．対して骨形態計測は1時点，二次元での観察である割に手間も時間もかかるが，石灰化以前の過程を見ることに関しては確実にCTに勝る．骨芽細胞が類骨を形成し，石灰沈着する過程を確認できることは骨形態計測の大きな利点である．加えてラベリングを行うことにより，石灰化が起きている部位を視覚的に捉え，骨石灰化速度Mineral Apposition Rate（MAR）を定量化できることも代替手段のない方法である（**図1**）．一方で，仮骨部分は海綿骨でも皮質骨でもないため通常の骨形態計測パラメーターをそのまま適用できないことには注意が必要である．Liは卵巣切除ラットの脛骨骨切りモデルにゾレドロン酸，

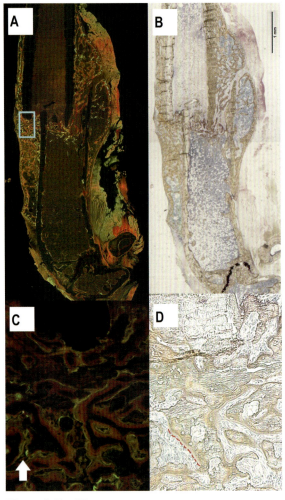

図1. 術後4週
A）蛍光像．骨折部を中心に石灰化している．
B）仮骨はリモデリングにより体積が減少している．
C），D）Aの水色四角部分の拡大像．菱形の骨芽細胞が類骨を形成している（D：赤波線部）．
C）切断面によってダブルラベリングが見える部位（白矢印）ではMARが算出可能である．

human parathyroid hormoneを投与した．仮骨部分のMAR，CTでの仮骨体積は併用群が最も高かったことを示した[2]．

　本章では骨折治癒の各ステージに特徴的な組織所見について述べる．ヒトの骨代謝の様式に類似した動物としては，骨リモデリングを営むウサギ，犬，サルなどが適しているが，これらを扱った正常な骨折治癒過程の骨形態計測に関する論文は非常に少ないため，マウスの組織写真を提示する．実験条件は下記の通りで，11-12週齢のB6J雌マウスに大腿骨骨幹部骨切りを行い，0.7mm Kirschner-wireを用いて髄内固定をした．脱灰標本は4％パラホルムアルデヒド固定でパラフィン包埋，非脱灰標本はVillanueva骨染色にメチルメタクリル酸樹脂包埋を行った．非脱灰標本は骨の科学研究所に標本作成を依頼した．

二次癒合

　炎症期：骨は非常に血流に富んだ組織であり，骨折により骨栄養血管が破綻，出血し骨折部周囲に血腫を形成する．血腫はその後流入する遊走細胞の足場scaffoldとなる．リンパ球，マクロファージ，血小板などの遊走細胞が様々なサイトカインを放出し，骨新生・血管新生の過程が始まる．骨折後に血腫を除去する実験では骨折治癒の遷延が生じた[3]．骨栄養血管の損傷により皮質骨内の骨細胞がアポトーシスを起こす．これは側副血行路から栄養が得られる範囲まで進行する[1]．そのため骨折部周囲の皮質骨内には骨細胞が存在しない骨小窩empty lacunaeがみられる（図2．A，B）．骨折治癒と骨細胞の関係は十分に解明されていないが，この周囲は骨細胞由来のReceptor Activator NF-kB Ligand（RANKL）やsclerostinの発現が低下した骨形成に有利な環境と推察できる[4]．炎症がピークを越えると壊死組織や滲出液が吸収され，骨膜や骨髄，周囲軟部組織から導入された未分化間葉系幹細胞Mesenchymal Stem Cell（MSC）が線維芽細胞や軟骨細胞へと分化し，大量の基質合成を開始する．

修復期：骨折部の不安定性を減ずるために線維芽細胞などの肉芽組織で骨片間が満たされる（図2．B）．同時におこる血管新生も治癒に極めて重要で，特に血管周囲細胞がMSCの重要な供給源と考えられている．骨

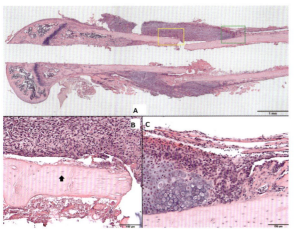

図2.
A) 炎症期〜軟性仮骨形成期．術後1週・脱灰標本，Hematoxylin & Eosin染色（弱拡大像）．
B) A黄色枠内の拡大像．皮質骨内にempty lacunaeが散見される(黒矢印)．皮質の上方は線維芽細胞．
C) A緑枠内の拡大像．紫の軟骨仮骨（内軟骨性骨化）とピンクの線維骨（膜性骨化）の境界部．

折後に血管新生阻害剤を投与すると，骨形成が極度に低下した萎縮性偽関節に進展する[5]．骨折部のひずみが減少すると単球系由来の破骨細胞が骨折部の吸収を始め，その他の貪食細胞も他の壊死組織を処理する段階へと移る[6]．

骨折部から離れた正常骨に近い部分では骨表面のbone lining cellや，導入されたMSCが骨芽細胞へと分化し，膜性骨化 intramembranous ossificationの様式で線維骨 woven boneを産生する（図2．A，C）．血腫で満たされていた骨折線の近傍は当初無血管野であり，低酸素・アシドーシスの環境となっている．この環境下では内軟骨性骨化 endochondral ossificationの様式をとる．MSCは軟骨細胞へと分化し，軟性仮骨 soft callusを合成する（図2．A，C）．基質内に血管新生が起こると軟骨細胞はアポトーシスし，骨芽細胞が侵入して軟骨基質をミネラル化し，軟性仮骨を硬性仮骨へ置換する[7]（図3．A，B）．硬性仮骨の石灰化が進んだ部位はようやくX線で確認できるようになる（図3．

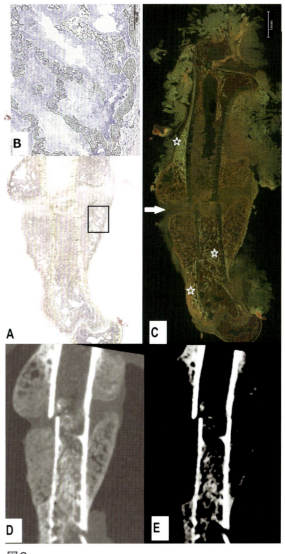

図3.
A) 術後2週・非脱灰標本，光学顕微鏡像．
B) A黒枠内の拡大像．多量の骨芽細胞が軟骨基質をミネラル化している．
C) 蛍光像（カルセインシングルラベリング）．旺盛な軟性仮骨〜類骨（橙色）の形成がみられるが骨折部周囲は線維組織のみ（白矢印）．現在石灰沈着が生じている部分は鮮やかな黄緑色にラベリングされる（☆）．
D) 13μmスライスのマイクロCT画像．グレースケールでは仮骨領域も見えていたが，E）定量化のために二値化すると，辺縁の膜性骨化の部分にしか十分な石灰化骨はない．

D，E）．硬性仮骨が骨折部を完全に架橋すると機械的強度が増大し，X線学的骨癒合と言える．

リモデリング期：新しく形成された骨はコ

ラーゲン線維の配列が一定でない線維骨であるが、力学的にさらに安定した柱状の層状骨lamellar boneへとリモデリングされる。石灰化された硬性仮骨の体積を減らすように外側から破骨細胞が骨吸収を行い、骨内膜面では骨髄方向へ向けて骨芽細胞が骨形成を続ける。新しく形成された皮質と埋め込まれた骨細胞が、骨折部周囲の正常な骨細胞との結合を回復させてようやくメカニカルストレスの伝達が可能な生理的状態にまで回復する。ヒトの場合は、リモデリング完了まで数年を要す。

一次癒合

破骨細胞が直接骨折部を超えて骨吸収を行い、続いて骨芽細胞が骨形成を行いながら骨単位osteonを形成していく。仮骨を形成することなく骨折部が正常な骨単位に置き換わる。二次癒合のリモデリング期同様に年単位の期間を要する。この骨折治癒様式は骨形態計測の手法により明らかになった[8]。

■文献

1) Buckwalter JA, Einhorn TA, Marsh JL, et al. Bone and joint healing. Buchholz RW, Court-Brown CM, Heckman JD, et al. editors. Rockwood and Green's fractures in adults. 7th ed. Philadelphia: Lippincott Williams and Wilkins; 2010. p85-103.
2) Li YF, Zhou CC, Li JH, et al. The effects of combined human parathyroid hormone (1-34) and zoledronic acid treatment on fracture healing in osteoporotic rats. Osteoporos Int. 2012; 23: 1463-1474.
3) Grundnes O, Reikerås O. The importance of the hematoma for fracture healing in rats. Acta Orthop Scand. 1993; 64: 340-342.
4) Galli C, Pasesri G, Macaluso GM. Osteocytes and WNT: the mechanical control of bone formation. J Dent Res. 2010; 89: 331-343.
5) Hausman MR, Schafflera MB, Majeska RJ. Prevention of fracture healing in rats by an inhibitor of angiogenesis. Bone. 2001; 29: 560-564.
6) Ghiasi MS, Chen J, Vaziri A. Bone fracture healing in mechanobiological modeling: A review of principles and methods. Bone Rep. 2017; 16: 87-100.
7) Schindeler A, McDonald MM, Bokko P, et al. Bone remodeling during fracture repair: The cellular picture. Seminars in cell & Developmental Biology. 2008; 19: 459-466.
8) Rahn BA, Gallinaro P, Baltensperger A, et al. Primary bone healing. An experimental study in the rabbit. J Bone Joint Surg Am. 1971; 53A: 783-786.

不動化と力学的負荷はヒトの骨組織をどう変えるか？
How do mechanical unloading and loading change human bone tissue?

新潟大学地域医療教育センター魚沼基幹病院 整形外科／外傷兼脊椎脊髄センター
Uonuma Institute of Community Medicine, Niigata University Medical and Dental Hospital

平野 徹
Toru Hirano

Summary

骨は力学的負荷に応じてダイナミックに変化するが，それには骨細胞が大きな役割を果たしている．力学的負荷の減少は，骨吸収の亢進と骨形成の抑制を引き起こし，一方，力学的負荷の増加は，骨形成の亢進と骨吸収の抑制を引き起こす．その結果，骨の形状や骨量，力学的強度も変化するが，それには年齢，性別，力学的負荷の種類や期間など，様々な要因が関与する．

Keywords 力学的負荷，骨細胞，骨形成，骨吸収，骨形態計測

はじめに

日常生活における骨への間欠的な力学的負荷は正常な骨代謝を営む上で極めて重要であり，特に荷重骨においては骨量維持や増加に必須の刺激である．一方，脳血管疾患や脊髄損傷などによる麻痺，長期臥床，宇宙飛行などによって骨への力学的負荷が減少すると急速に骨量は減少し，回復するには長期を要するばかりでなく，完全には回復しないこともある．

本稿では，不動化や力学的負荷が骨に与える影響を，そのメカニズムと組織学的変化を中心に記述する．

1. 骨における力学的負荷への応答メカニズム

一般的には力学的負荷の増大は骨形成を促進して骨吸収を抑制し，不動化といった力学的負荷の減少はその反対に骨形成を抑制して骨吸収を促進すると考えられている．しかし，そのメカニズムにはいくつかの経路が提唱されており，複雑である．

骨において力学的刺激を感知するために中心的な役割を果たしているのは骨細胞とされている．骨細胞は骨小腔の中に存在し，周囲を細胞外液が取り囲んでいる．加えて骨小腔は，そこから放射状に伸びる細いトンネル様の管である骨細管を有し，そこには骨細胞から伸びた細胞突起が存在している．細胞突起は近接する他の骨細胞のそれとギャップ結合を形成し，骨細胞のネットワークを形成していることは周知の通りである．

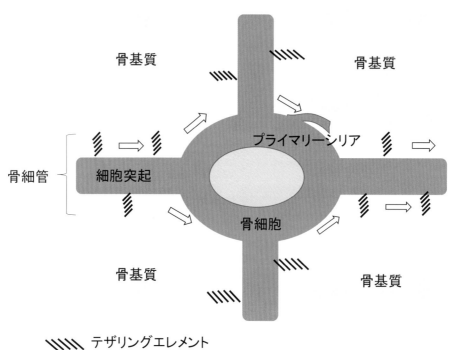

図1. 力学的負荷の感知機能
骨に力学的刺激が加わり歪みが生じると，骨細胞および細胞突起周囲の細胞外液に流れが生じ，これがテザリングエレメントなどで増幅され，流体剪断応力として骨細胞のプライマリーシリアなどで感知される．（筆者作成）

骨に加わった力学的刺激（応力）は骨の変形（ひずみ）をもたらすが，骨細胞およびその細胞突起の変形よりも，むしろ周囲の細胞外液に生じる流れ（流体剪断応力）が重要と考えられている（図1）．この細胞外液の流れを増幅する機構としては骨細胞突起と骨細管内壁をつなぐテザリングエレメントなどがあり，またこれを感知する機構として，骨細胞表面の繊毛（プライマリーシリア）などが役割を果たしていることが指摘されている[1]．このようにして力学的負荷を感知した骨細胞は，負荷の大きさに応じて骨芽細胞や破骨細胞にシグナルを送って骨形成や骨吸収を調節していると考えられ，それには以下のようないくつかの経路が想定されている．

1）力学的負荷による骨形成の制御

骨細胞はスクレロスチンを産生するが，スクレロスチンはWntの共受容体であるLPR5/6（low density lipoprotein receptor-related protein5/6）に結合してWnt/β-catenin経路を阻害することで骨芽細胞機能を低下させ，骨形成に対して抑制的に働くことが知られている．骨に対する力学的負荷が増加すると骨細胞におけるスクレロスチンの発現が低下し，反対に力学的負荷が減少するとその発現は亢進する．このスクレロスチンを介しての骨形成の調節が，力学的負荷に対する骨の応答において極めて重要な経路と考えられている（図2）[2]．実際抗スクレロスチン抗体は，骨粗鬆症治療薬として既に使用が開始されている．

この力学的負荷に伴うスクレロスチンの低

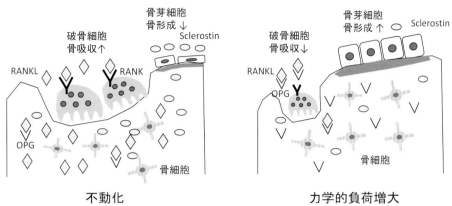

図2. 不動化と力学的負荷に対する骨細胞の応答と骨組織変化
左：力学的負荷が減少した不動化などの環境下では，骨細胞によるスクレロスチン産生が亢進し，骨芽細胞による骨形成は抑制される．一方，骨細胞によるreceptor activator of NF-κB ligand（RANKL）の産生も増加し，破骨細胞は活性化されて骨吸収は促進される．
右：力学的負荷が増大した環境下では，骨細胞によるスクレロスチン産生は抑制され，骨芽細胞による骨形成は促進される．一方，RANKLの産生も抑制されるが，Osteoprotegerin（OPG）の産生は促進されて，破骨細胞の分化は抑制され，骨吸収は抑制される．
（文献7を参考に筆者が作成）

下には，ペリオスチンも関与している可能性が指摘されている．ペリオスチンは力学的負荷により誘導され，骨外膜などに発現する分泌型の細胞外マトリックス蛋白質である．実際，ペリオスチン遺伝子欠損マウスでは，①力学的負荷やPTH投与で通常低下するスクレロスチンの発現が低下しない，②しかし，抗スクレロスチン抗体を投与するとマウスの皮質骨は増加する．よって，力学的刺激による骨膜骨芽細胞によるペリオスチンの産生は，骨細胞のスクレロスチン産生を抑制することによって骨量を増加させている可能性があると考えられている[3]．

2）力学的負荷による骨吸収の制御

①骨細胞からのRANKLの産生による調節経路

Receptor activator of NF-κB ligand（RANKL）は破骨細胞の分化に必須である．骨細胞はRANKLの主たる供給源であり，破骨細胞を分化させる指令細胞と考えられるようになってきた[4]．骨細胞特異的RANKL遺伝子欠損マウスを，力学的負荷が低下する微小重力環境においても骨吸収は増加せず，骨量低下は誘導されない[5]．このことは，力学的負荷の低下が骨細胞のRANKL産生の増加を介して骨吸収を促進させ，その結果骨量を低下させることを示唆している（**図2**）．

②骨細胞からのosteoprotegerinによる調節経路

骨細胞は破骨細胞分化抑制因子であるosteoprotegerin（OPG）も分泌しており，その発現は力学的負荷により誘導されることが示唆されている[6]．よって，力学的負荷はOPGを介して破骨細胞の機能を低下させ，骨吸収が抑制されると考えられる（**図2**）．しかし，OPGの産生は骨細胞のみでなく骨芽細胞や間葉系細胞でも認められることから，複数の調整経路が存在する可能性がある．

いずれにしても骨細胞は，力学的負荷に応じて様々な経路を介して，骨のモデリング，リモデリングを調整していると考えられる[7]．

2．不動化と力学的負荷は骨の形状をどう変えるか？

1）不動化による骨形状の変化

　骨の不動化や非荷重といった力学的負荷の減少が骨形状を変化させることは古くから知られていた．Hodkinsonらは片麻痺患者の麻痺側の大腿骨は骨粗鬆症を呈すること，麻痺側の横径が健側に比して小さいこと，を報告している[8]．これは不動化によって，骨外膜において骨吸収が骨形成を上回る状態が引き起こされることを示唆している．またUhthoffらも若い成犬において，ギプス固定による前肢不動化モデルを作成し，ギプス固定側の第3中手骨等では，骨幹部横径と皮質骨の厚みが健側に比して有意に減少したことを報告している[9]．一方，Langらは，宇宙飛行士における大腿骨頸部を観察し，同部位では骨量が減少していたが皮質骨の外形は変化しなかったことから，骨内膜における骨吸収亢進が生じたと推察している[10]．以上のことから，不動化や非荷重は特に荷重長管骨において，その横径や皮質骨の厚みといった横軸方向の形状を大きく変化させることは明白である．

　一方，縦軸方向の変化についてはどうであろうか．成長期のヒトにおいて，力学的負荷の減少が骨の長軸方向の成長に与える影響を調べた報告は渉猟しえた範囲ではなかったが，動物実験では，Zerathらが，若年ラットを用いた14日間の尾部懸垂モデルにおいて，成長軟骨板の厚みや細胞数が減少し，長軸方向の成長が抑制される可能性を報告した[11]．また，小関らも，8週齢のWistar系ラットの後肢不動モデルにおいて，4週間のギプス固定による不動によって大腿骨長が対照群に比して4.5％程度有意に短かったことを報告している[12]．しかし，成長期ラットの様々な不動化モデルでは，大腿骨や脛骨の長軸方向の長さは変化しなかったとの報告も少なくない．よって成長期における不動化は長軸方向の成長を抑制する可能性はあるが，特に短期であれば抑制効果は少ないと思われる．

2）力学的負荷による骨形状の変化

　力学的負荷による骨形状の変化についても様々な研究が行われてきた．Changらは9名のフェンシング男子オリンピック選手（平均年齢26歳）の大腿骨形状を，その中央部と遠位1/4部においてQCTを用いて調べたところ，オリンピック選手では，年齢，身長，体重をマッチさせた対照群に比べて，皮質骨面積で16.9％/19.6％（中央部/遠位1/4），皮質骨幅で24.5％/38.8％，それぞれ有意に大きく，また，利き足は非利き足に比べて，皮質骨幅が5.4％/13.8％，大きかったことを報告した[13]．また，遠位1/4での海綿骨密度もオリンピック選手では対照群に比べて54％も多かった．Happasaloらも，フィンランドの国代表レベルの男子（平均年齢30歳）テニス選手の上肢骨をpQCTで計測し，利き手側は非利き手側に比べて，上腕骨，橈骨共に骨断面積，皮質骨面積，皮質骨幅が大きく，力学的負荷は，非荷重骨である上肢長管骨の横径，および皮質骨の厚みをも増大させたことを報告している[14]．これらのことから，力学的負荷は，特に成長期に長管骨の横径や皮質骨の厚みを増大させるといえる．

　一方，力学的負荷の増大が長軸方向の形状に与える変化の報告は，特にヒトにおいては少ない．Ducherらは成長期からテニスを開始した成人選手の利き手と非利き手を比較し，女性では差はなく，男性のみ利き手側が有意に長かったことを報告しているが，その差は1.9％であった[15]．動物実験では，5週齢の成長期のラットにおいて，1日1時間，

週5日，20週に渡って水泳をさせると，大腿骨長が対照群に比べて2.8％長かったとの報告がある[16]．しかし，運動負荷においても長軸方向の形状変化がないとの報告や，逆に短くなるとの報告もあり，必ずしも一定していない．これらの結果から，力学的負荷は骨の長軸方向の成長に何らかの影響を与える可能性があるが，不動化と同様に，臨床的に問題となる変化ではないと考えられる．

3．不動化と力学的負荷は骨組織をどう変えるか？

1) 不動化は骨組織をどう変えるか？

多くの研究で，骨に対する力学的負荷が減少した場合，特に荷重骨においては早期に骨吸収が亢進し，骨形成が抑制されるため骨量が減少することが報告されている．しかし，ヒトにおいてこのことを組織学的に示した報告は少ない．Minarieらは，脊髄損傷などによる麻痺患者28名において腸骨を採取して組織学的検討を行い，海綿骨量（BV/TV）は麻痺発症後25週で平均33％減少したがその後は安定化したこと，また，海綿骨においては早期の破骨細胞面（Oc.S/BS）の増加，骨石灰化面（MS/BS）の減少，皮質骨では早期の菲薄化と晩期の骨細胞周囲骨小腔の拡大が観察されたと報告した[17]．一方でPalleらは，8名の健常男子において4か月のベッド上安静前後で腸骨を組織学的に比較したところ，骨梁数（Tn.N）は有意に減少したものの，骨梁幅（Tb.Th）は増加し，その結果，海綿骨量（BV/TV）には変化がなく，皮質骨の厚みも変化はなかったと報告した[18]．麻痺はベッド上安静に比して不動化の程度が重度であることに加えて，神経損傷による骨組織へ血流動態の変化など，さらなる骨量減少を引き起こす要因を有しているのかもしれない．しかし，ベッド上安静者の骨代謝マーカーの検討において，骨吸収マーカーは臥床後比較的早期に上昇し始め，その後も臥床中には上昇を続ける一方で，骨形成マーカーは軽度上昇，または低下程度の変化にとどまっていたこと，ベッド上安静後2週では血清Ca濃度と尿中Ca濃度が有意に上昇していたこと，などの結果は，不動化によって早期に骨吸収が亢進し，骨形成は低下またはそれに見合うほどには亢進せずにアンカップリングを生じ，骨量が低下することを示唆している[19),20)]．

力学的負荷の減少に伴う骨組織の変化はヒトでは観察が困難であることから，各種動物モデルを用いて盛んに検討されてきた．WeinrebとRodanらは，成長期の雄SDラットにおいて，膝関節での腱切離，または坐骨神経切断によって片側後肢不動化モデルを作成し，脛骨近位骨幹端部での海綿骨組織を経時的に対側と比較した．その結果，海綿骨量（BV/TV）は術後10，26，42日で，腱切離群でそれぞれ68％，49％，53％，坐骨神経切断群で71％，59％，73％，それぞれ対側に比して低下していたこと，そしてこの骨量減少は，不動化後30時間と72時間という短期間で観察される破骨細胞数の増加を伴う骨吸収の亢進（これはその後回復）と，早期から42日までの持続する骨形成の低下によってもたらされるとした[21]．

LiとJeeらは，9か月の雌SDラットを用いて後肢を体幹に固定する不動化モデルを作成し，経時的な変化を骨形態計測によって評価した．その結果，脛骨近位部において海綿骨面積（Trabecular area）がすでに不動化2週で対照群に比して有意に低値であり，その差は10週，18週と拡大すること，骨梁幅（Tb.Th）も10週で有意に低値となり18週では海綿骨面積同様にさらにその差が拡大すること，骨

形成率(BFR/BS)も2週以降で低値であること,など骨形成低下の所見に加えて,2週と10週で侵食面(ES/BS)が高値であり,不動化は早期からの骨形成の低下と骨吸収の抑制の両者による骨量減少を引き起こすことを,成人期ラットにおいても示した(図3)[22].

Kodamaらは,成長期ラットの尾部懸垂モデルにおいて大腿骨骨幹部を組織学的に検討し,尾部懸垂モデル群は対照群に比べて皮質骨総断面積,皮質骨面積が有意に低値だが,骨髄断面積は変化がないこと(皮質骨幅が減少),骨(外)膜面における骨石灰化速度が低下していること,そして,骨(外)膜におけるアルカリフォスファターゼ陽性細胞は減少,lining cellが増加していることを報告し,骨(外)膜における骨形成の低下が皮質骨形状変化の主因であるとした[23].しかし,ラットは皮質骨内のremodelingに乏しいことから,皮質骨内の変化の検討には適さない.Uhthoffらは若年成犬の前肢をギプスで不動化させ,2, 4, 6, 8, 12, 16, 20, 24, 32, 40週において第3中足骨,橈骨,尺骨,の骨幹部皮質骨組織を観察した.その結果,①6週までの急激な骨量減少とその後の12週までのある程度の回復,②12週から24ないし32週までの緩徐な骨量減少(対象の30-50％程度),③それ以降の低骨量の維持,という3つの特徴的な時期があり,最も骨量が減少する②の時期では,その80-90％は骨(外)膜における骨量減少が原因であるとした[24].犬はラッ

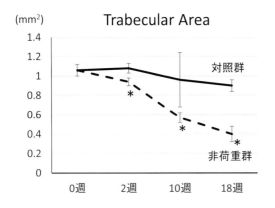
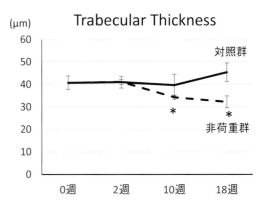
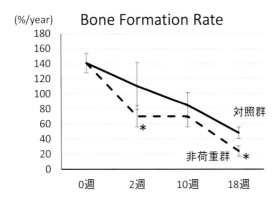
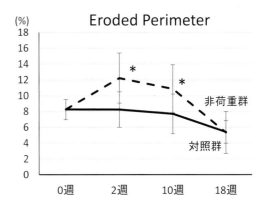

図3.力学的負荷の抑制(非荷重)による海綿骨骨形態計測パラメターの経時的変化

9か月齢のメスSDラットの不動化モデルを用いた実験では,わずか2週で脛骨近位部海綿骨量(Trabecular Area)は有意に低値となり,この傾向は経時的に顕著となった.また骨梁幅(Trabecular Thickness)も10週以降で有意に低値であった.これらは2週以降の骨形成率(Bone formation rate)の低下に起因していた.一方,侵食面(Eroded Perimeter)も,2週,10週で有意に増加した.すなわち,不動化は,骨形成を抑制し,骨吸収を亢進した.(文献22より改変)

トやマウスと異なりintracortical remodelingを有するが，彼らの研究ではintracortical porosityの増加はなかった．一方，Youngらの猿の抑制モデルを用いた研究では，抑制後1か月で骨内膜の侵食面の増加が認められるようになり，また，2.5か月では骨（外）膜，骨内膜，皮質骨内でも侵食面や吸収窩も認められるようになったことから，不動化により吸収面の増加が皮質骨の3つのenvelope全てで認められたと報告した[25]．

これらの研究から，不動化は骨形成の抑制と骨吸収の亢進をもたらすと考えられる．

2) 力学的負荷は骨組織をどう変えるか？

適切な力学的負荷が骨量を増加させる作用があることは，前述の運動負荷前後の骨の形状変化に関する報告より明らかである．しかし，それをヒトにおいて組織学的に明示することは，現実的には困難である．しかし，近年の画像診断技術の進歩によって，非侵襲的に，ある程度まで組織学的特徴を評価することが可能となってきた．Hughesらは，平均年齢21歳の女性に対する8週間のアメリカ陸軍式トレーニングプログラム施行前後で，脛骨の遠位骨幹端部と骨幹部を高解像度pQCT（peripheral Quantitative Computed Tomography）を用いて評価した．それによると，遠位骨幹端部では海綿骨の骨量（BV/TV），骨梁幅（Tb.Th），骨梁数（Tb.N）などは1-2％ではあるが有意に増加し，骨梁間隙（Tb.Sp）は1％ではあるが有意に減少した．一方，骨幹端部の皮質骨ではその形状（総断面積，皮質骨幅）に変化がなく，体積当たりの皮質骨密度が低下していたことから，皮質骨内リモデリング（intracortical remodeling）が亢進していると推測した．また，これらのデータを元に有限要素法を用いて力学的強度を評価し，いずれの部位でも剛性と破壊荷重が有意に増加したことを示した[26]．

ヒトにおける力学的負荷による骨組織の変化に関する報告はわずかだが，動物実験での報告は非常に多い．Iwamotoらは，4週齢の成長期SDラットにおいてトレッドミル訓練を8週または12週継続させ，近位脛骨骨幹端部（PTM）と遠位脛骨骨幹端部（DTM）において海綿骨の骨形態計測を行った．その結果，トレッドミル群では対照群と比べてPTMにおける海綿骨量（BV/TV）が，8週（19.1％ vs 14.3％）と12週（18.8％ vs 15.2％）のいずれにおいても有意に高値であった．またDTMにおいても12週で同様に有意に高値であった（32.5％ vs 22.2％）．また，PTM，DTM両方で，骨形成速度（BFR/BV）はトレッドミル群で有意に高値であり，それは主に骨石灰化速度（MAR）の増加に起因していた[27]．また，骨幹部においても皮質骨を評価し，12週で皮質骨面（Ct.Ar/Tt.Ar ％），骨外膜，骨内膜における骨形成速度（BFR/BS）はドレッドミル群で有意に高値であった[28]．これらのことは，成長期における運動負荷が，海綿骨，皮質骨のいずれにおいても骨形成を増加させることを示している．

また，Okuboらは10週齢の雌Wistar ratにおいて卵巣摘出術または偽手術を行った後，すぐにジャンプ運動を行わせた群と対照群とを比較している．偽手術後に，12週間ジャンプ運動を行ったジャンプ運動群と行わなかった対照群で脛骨近位部での骨形態計測結果を比較したところ，ジャンプ運動群では有意に骨量（BV/TV），骨梁数（Tb.N）が増加，骨梁間隙（Tb.Sp）は減少していたのみでなく，破骨細胞数（Oc.S/BS），侵食面（ES/BS），破骨細胞面（Oc.S/BS）などの骨吸収パラメーターも有意に減少していた（図4）．この傾向は，卵巣摘出術後にジャンプ運動を行わせた群と対照群の比較でも同様であっ

た．この結果は，運動が骨形成を亢進させることを示しているのみでなく，骨吸収も抑制させること，また，その効果は成長期のみでなく成人期や閉経後も生じうる可能性を示唆している[29]．

しかしヒトにおける臨床研究からは，年齢に関しては若年者が高齢者よりも運動負荷に対する反応が大きく，また，運動の種類としてはトレッドミル負荷よりもジャンプ運動などのより大きなひずみを生じる運動の方が，効果が高いとされている[30]．

一方で，力学的負荷が常に骨に良い効果を生み出すとは限らない．大きな負荷が繰り返されると骨内の微細損傷（microcrack）が増加し，それが充分に修復されなければ疲労骨折を生じる．

最後に

力学的負荷や不動化は，骨組織を大きく変化させる．しかし本文中に述べたように，その変化は，種，年齢，性別，運動の種類や期間など，様々な条件によっても異なる．現在，高解像度pQCTなどが使用可能となり，同一個体のおおまかな骨形態を非侵襲的かつ経時的に観察可能となってきている．また各種骨

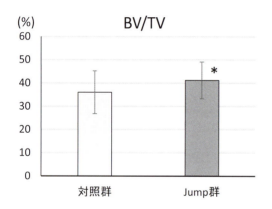
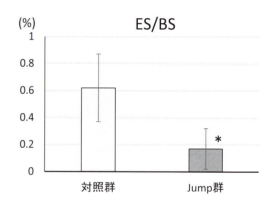
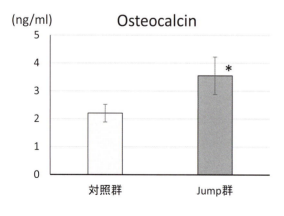
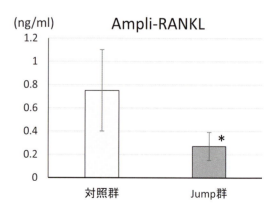

図4．Jump運動による海綿骨形態計測パラメーターと骨代謝マーカーの変化

10週齢のメスWistarラットに12週間Jump運動をおこなわせたところ，海綿骨量(BV/TV)は対照群に比して有意に高値であり，侵食面(ES/BS)は有意に低値であった．骨形成マーカーであるOsteocalcoinは有意に高値，骨吸収マーカーであるAmpli-RANKLは有意に低値であった．すなわち，Jump運動は，骨形成を亢進し，骨吸収を抑制した．（文献29より改変）

代謝マーカーの実用化によって，ある程度は骨形成と骨吸収の評価も可能になっている．しかし，骨構造および骨形成や骨吸収を様々な角度から，より詳細に，そして1枚のプレパラートを用いて同時に観察可能な組織学的評価は，今後も極めて重要と考えられる．

■文献

1) Kkein-Nulend J, Bakker AD, Bacabac RG: Mechanosensation and transduction in osteocytes. Bone 2013; 54: 182-190.
2) Robling AG, Niziolek PJ, Baldridge LA, et al: Mechanical stimulation of bone in vivo reduces osteocyte expression of Sost/sclerostin. J Biol Chem 2008; 283: 5866-5875.
3) Bonnet N, Carmero P, Ferrari S. Periostin action in bone. Mol Cell Endocrinol 2016; 432: 75-82.
4) Nakashima T, Hayashi M, Fukunada T, et al. Evidence for osteocyte regulation of bone homeostasis through RANKL expression. Nat Med 2011; 17: 1231-1234.
5) Xiong J, Onal M, Jilka RL, et al. Matrix-embedded cells control osteoclast formation. Nat Med. 2011; 17: 1235-1241.
6) Koide M, Kobayashi Y, Ninomiya T, et al. Osteoprotegerin-deficient male mice as a model for severe alveolar bone loss: comparison with RANKL-overexpressing transgenic male mice. Endocrinology 2013; 154: 773-782.
7) 小出雅則, 宇田川信之. スクレロスチンによる骨リモデリング制御. The Bone 2016; 30: 169-173.
8) Hodkinson HM, Brain T. Unilateral osteoporosis in longstanding hemiplegia in the elderly. J Am Geriatr Soc 1967; 15: 59-64.
9) Uhthoff HK, Jaworski ZFG. Bone loss in response to long-term immobilization. J Bone Joint Surg Br. 1978; 60-B: 420-429.
10) Lang T, Leblanc A, Evans H, et al. Cortical and trabecular bone mineral loss from the spine and hip in long-duration spaceflight. J Bone Miner Res 2004; 19: 1006-1012.
11) Zerath E, Holy X, Mouillon JM, et al. TGF-β2 prevents the impaired chondrocyte proliferation induced by unloading in growth plates of young rats. Life Sci 1997; 61: 2397-2406.
12) 小関弘展, 尾崎誠, 堀内英彦ら. μCTによる不動性骨萎縮の骨微細構造解析. Jpn J Rehabil Med 2017; 54: 718-723.
13) Chang G, Regatte RR, Schweitzer ME. Olympic fencers: adaptations in cortical and trabecular bone determined by quantitative computed tomography. Osteoporos Int 2009; 20: 779-785.
14) Happasalo H, Kontulainen S, Sievanen H, et al. Exercise-induced bone gain is due to enlargement in bone size without a change in volumetric bone density: a peripheral quantitative computed tomography study of the upper arm s of male tennis players. Bone 2000; 27: 351-357.
15) Ducher G, Courteix D, Même S, et al. Bone geometry in response to long-term tennis playing and its relationship with muscle volume: A quantitative magnetic response imaging study in tennis players. Bone 2005; 37: 457-466.
16) Swissa-Sivan, Simkin A, Leichter I, et al. Effect of swimming on bone growth and development in young rats. Bone Miner 1989; 7: 91-105.
17) Minaire P, Meunier P, Edouard C, et al: Quantitative Histologic data on disuse osteoporosis comparison with biological data. Calcif Tissue Res 1974; 17: 57-73.
18) Palle S, Vivo L, Bourrin S, et al. Bone tissue response to four-month antiorthostatic bedrest: a bone histomorphometric study. Calf Tissue Int 1992; 15: 189-194.
19) Watanabe Y, Oshima H, Mizuno K et al. Intravenous pamidronate prevents femoral bone loss and renal stone formation during 90-days bed rest. J Bone Miner Res 2004; 19: 1771-1778.
20) Kim H, Iwasaki K, Emiyake T, et al. Changes in bone turnover markers during 14-day 6° head-down bed rest. J Bone Miner Metab 2003; 21: 311-315.
21) Weinreb M, Rodan GA, Thompson DD: Osteopenia in the immobilized rat hind limb is associated with increased bone resorption and decreased bone formation. Bone 1989; 10: 187-194.
22) Li XJ, Jee WS, Li YL, et al. Adaptation of cancellous bone to aging and immobilization in the rat: a single photon absorptiometry and histomorphometry study. Anat Rec 1990; 227: 418-426.
23) Kodama Y, Nakamura T, Matsumoto T, et al. Inhibition of bone resorption by pamidronate cannot restore normal gain in cortical bone mass and strength in tail-suspended rapidly growing rats. J Bone Miner Res 1997; 12: 1058-1067.
24) Uhthoff HK, Jaworski ZFG. Bone loss in response of long-term immobilization. J Bone Joint Surg 1978; 3: 420-429.
25) DR, Niklowitz WJ, Steele CR. Tibial changes in experimental disuse osteoporosis in the monkey. Calcif Tissue Int 1983; 35: 304-308.
26) Hughes JM, Graffney-Stomberg E, Guerriere KI, et al. Changes in tibial bone microarchitecture in female recruits in response to 8 weeks of U.S. Army Basic Combat Training. Bone 2018; 113: 9-16.
27) Iwamoto J, Yeh JK, Aloia JF. Differential effect of treadmill exercise on three cancellous bone sites in the young growing rat. Bone 1999; 24: 163-169.
28) Iwamoto J, Yeh JK, Aloia J. Effect of deconditioning on cortical and cancellous bone growth in the exercise trained young rats. J Bone Miner Res 2000; 15: 1842-1849.
29) Okubo R, Sanada LS, Castania VA, et al. Jumping exercise preserves bone mineral density and mechanical properties in osteopenic ovariectomized rats even following established osteopenia. Osteoporos Int 2017; 28: 1461-1471.
30) Santon L, Elliott-Sale KJ, Sale C. Exercise and bone health across the life span. Biogerontology 2017; 18: 931-946.

人工骨移植の骨組織変化
Hitstological assessment of bone formation in osteoconductive biomaterials

新潟大学地域医療教育センター・魚沼基幹病院
Uonuma Institute of Community Medicine, Niigata University Medical and Dental Hospital

生越 章
Akira Ogose

Summary

人工骨は徐々に吸収され新生骨が人工骨上に直接形成される．やがて人工骨周囲に成熟した骨が完成し，その経過は正常生体内にみられるリモデリング現象に類似する．数μmのマイクロポア構造を持つ人工骨は犬などの筋肉内移植で骨形成（骨誘導現象）が確認される．

Keywords リン酸三カルシウム（tricalcium phosphate），
破骨細胞様巨細胞（osteoclast-like giant cell），骨伝導（osteoconduction），
骨誘導（osteoinduction），リモデリング（remodeling）

はじめに

骨欠損の補填や骨癒合促進の目的で腸骨・腓骨さらには脊椎手術時に除圧を行うことにより発生する局所骨といった自家骨がしばしば骨移植に使用される．しかし自家骨の採取には採骨部の痛みや出血，神経障害などの合併症，採取量に限界があるなどの様々な問題が存在する．欧米では同種骨が汎用されているが本邦では入手が容易でない実情がある．このような背景から本邦では1970年代よりハイドロオキシアパタイトが人工骨として利用されはじめ，1999年からはβ-リン酸3カルシウム（β-tricalcium phosphate: β-TCP）が日常診療で使用開始された[1)～3)]．β-TCPは吸収されつつ新生骨を形成するすぐれた材料であり，犬やラットを用いた動物実験と，整形外科分野における実臨床において優れた骨伝導性（周囲正常骨から新たな骨新生が連続してみられる現象）が証明されている（図1）[1)～4)]．本β-TCPは数百μmの連通性マクロポア構造と，その表面に数ミクロンのマイクロポア構造を持つ多孔体の人工骨で，生

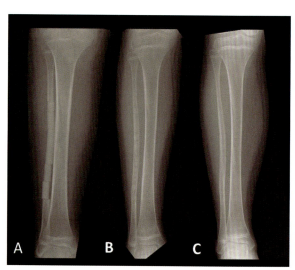

図1 腓骨採取部に移植したβ-TCPのX線像の経時的変化
A:移植直後　B:移植後5ヵ月　C:移植後1年　経時的に自家骨に置換されている

体内で吸収されつつ旺盛な骨形成をもたらす優れた骨補填材料である（**図2**）[1)~5)]．

我々は動物実験および人体内に移植されたβ-TCPの骨形成について組織学的解析を重ねてきたがその所見を述べたい．なお本研究で用いたβ-TCPは気孔率75％のオスフェリオン®（オリンパステルモバイオマテリアル社製）である．

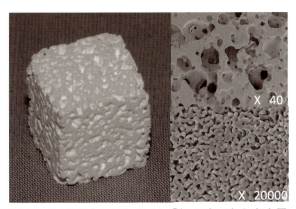

図2　β-TCP（オスフェリオン®）の肉眼象と走査電子顕微鏡写真

数百μmの比較的大きな穴（マクロポア）が連通しており（×40），さらに倍率を上げるとその表面には数μmの小さな穴（マイクロポア）が存在することがわかる．

経時的な移植人工骨の組織学的変化

ラット，犬，家兎の骨内に人工骨を移植した場合以下のような組織学的変化が経時的に認められる[1), 2), 4)]．
1：人工骨周囲に血液・骨髄液が接触する．
2：人工骨周囲に血管が侵入し人工骨表面にマクロファージ系細胞が付着する．
3：人工骨表面に多核化したマクロファージ系細胞が付着する．この多核細胞はTRAP陽性でかつ，カテプシンK陽性であり破骨細胞そのものと考えられるが骨ではなく人工骨を吸収するため本稿では破骨細胞様巨細胞と表記する．ここからβ-TCPは吸収が開始されその体積が減じ始める．
4：β-TCPの吸収が継続し，人工骨表面に盛んな骨形成と骨芽細胞の形成が生じる．
5：動物実験の場合β-TCPの多くが吸収され骨形成ピークを迎え骨梁間には骨髄組織が形成される．

このような経時的変化は人体内でも同様に生じていると推察され，事実様々な理由で再手術を行うこととなった人体内移植の組織学的解析でもそれが証明されている．以下にその組織像を示す．

70歳代女性　人工関節再置換時に腸骨に移植したβ-TCP．術後骨盤骨折を生じ12日後に再手術をした時の組織検体．本標本ではβ-TCP表面には有核細胞の付着はみられず赤血球がマクロポア内に存在している（**図3**）．

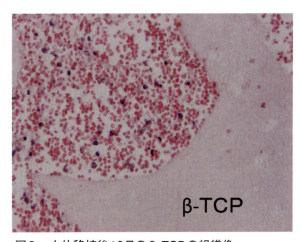

図3　人体移植後12日のβ-TCPの組織像

60歳代女性　大腿骨骨腫瘍掻爬部に移植したβ-TCP．術後骨折を生じ14日後に再手術をした時の組織検体．本標本ではβ-TCPのマクロポア内に新生血管，紡錘形細胞の侵入がみられ主として単核の類円形細胞のβ-TCPへの付着がみられる（**図4**）．免疫染色で単核の細胞のほとんどはCD68陽性のマクロファージ系細胞と思われる（**図5**）．詳しく観察するとTRAP陽性の破骨細胞様巨細胞

の付着が観察されるが，骨形成はまだ観察されない（図6）．

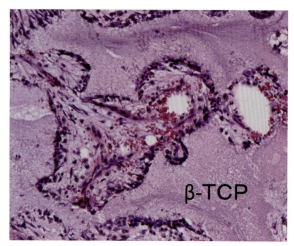

図4　人体移植後14日のβ-TCPの組織像

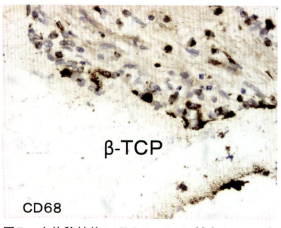

図5　人体移植後14日のβ-TCPに対するCD68免疫染色

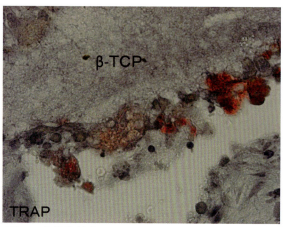

図6　人体移植後14日のβ-TCPに対するTRAP染色

30歳代女性　大腿骨骨腫瘍掻爬部に移植したβ-TCP．術後訂正診断のため4週後に広範切除を施行した際の組織標本．層板構造を持つ既存骨（A）とβ-TCPの間にピンク色の新生骨が形成されている（B）（図7）．部分的にはβ-TCP周囲に破骨細胞様巨細胞が多数に付着し（図8），骨形成が部分的にみられる．多核細胞はCD68陽性である（図9）．部位によってはβ-TCP上に旺盛な新生骨の形成，多数の骨芽細胞付着が観察される（図10）．

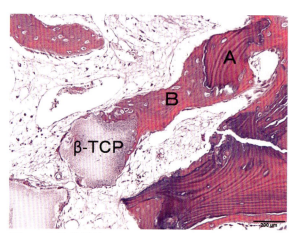

図7　人体移植後4週のβ-TCPの組織像

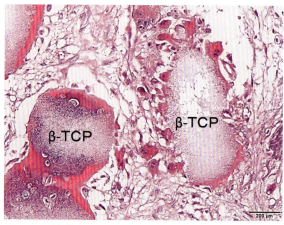

図8　人体移植後4週のβ-TCPの組織像

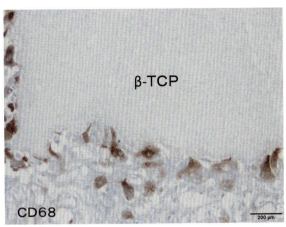

図9 人体移植後4週のβ-TCPに対するCD68免疫染色

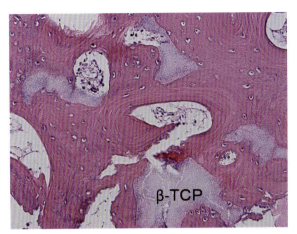

図11 人体移植後24週のβ-TCPの組織像

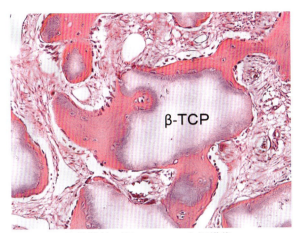

図10 人体移植後4週のβ-TCPの組織像

10歳代男性 脊椎固定術のため移植したβ-TCP．術後24週で金属折損したため再手術を施行した際の組織標本．β-TCPはほぼ全周性に成熟した骨に覆われている（図11）．

以上のようにβ-TCP移植後の骨形成は血管の人工骨周囲への侵入，マクロファージ，破骨細胞様巨細胞の人工骨表面への付着と人工骨吸収の開始，骨形成の開始というプロセスを経るが，これは正常骨にみられるリモデリング現象にきわめて類似している．なお，我々の実験的研究では，β-TCP移植後にビスホスホネートを投与し，破骨細胞様巨細胞の活性を低下させると，新たな骨形成が大幅

の抑制されるため，破骨細胞様巨細胞の形成は，TCP移植における骨形成に極めて重要な役割を果たすものと考えられる[5]．同じ人工骨でもハイドロオキシアパタイトは生体内に移植しても材料の吸収はほとんど見られないが，骨形成の開始以前には材料表面に同様の破骨細胞様巨細胞の形成が観察されることが報告されており，人工骨に形成される骨形成には破骨細胞様巨細胞の形成が普遍的に見られることが推察される[6]．動物実験においても人体内移植においても人工骨周囲には軟骨の形成はほとんど見られない[1), 4), 5)]．

骨伝導能と骨誘導能

人工骨を骨内に移植すると人工骨を足場とした周囲正常骨から連続した骨形成すなわち骨伝導現象がみられる．一部の人工骨ではそれ単体で犬などの大型動物の筋肉内に移植した場合，異所性の骨形成すなわち骨誘導現象がみられる[7]．オスフェリオン®を犬背筋内に単独で移植した場合，移植後4週でβ-TCP表面に破骨細胞様巨細胞が付着し，移植後6週で新生骨の形成がみられる（図12）[8]．

もともと無機物質であるβ-TCPを単独で筋肉内に移植した場合，骨内移植に見られる破骨細胞様巨細胞の出現と骨形成より数週

10. 人工骨移植の骨組織変化

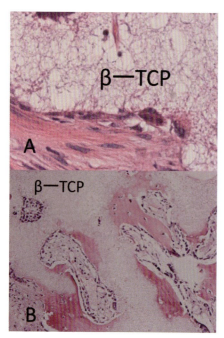

図12　ビーグル犬の背筋内に単独で移植した
β-TCPの組織像
A:術後4週（上段），B:術後6週（下段）

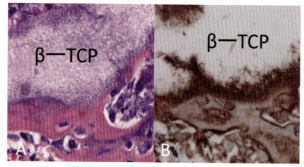

図13　ラット大腿骨に移植したβ-TCPの組織像
A:移植後7日の組織に対するHE染色
B:連続切片のI型コラーゲン免疫染色

の遅れをもってリモデリング類似の骨形成がみられることは，人工骨が単なる骨芽細胞の足場として機能する以上に積極的に骨形成を促進する作用を持つことを意味すると思われる．人体においてこのような骨誘導現象がみられるかは明らかではないが骨形成を促進する優れた人工材料と思われる．このような人工骨にみられる骨誘導現象は材料表面に細かなマイクロポア構造を持つことが骨形成に有利に働くことを実験で示した[9]．すなわちほぼ同素材のβ-TCPを用いてマイクロポアのある人工骨とない人工骨をビーグル犬背筋に移植するとマイクロポアのある材料に圧倒的に多くの骨形成がみられる．

このマイクロポアの持つ役割として，生体内移植したポア内には早期にタンパク質の沈着がみられこれが骨形成に有利に働くものと推察している．図13はラット大腿骨に移植したβ-TCPの移植後7日の組織に対するHE染色（A）と連続切片によるI型コラーゲンに対する免疫染色（B）であるが，骨に連続するβ-TCP内部に豊富なコラーゲンが存在することがわかる．これは豊富に存在するマイクロポア内にコラーゲンが侵入していることを意味しているものと考え，このようにマイクロポア内にタンパクが存在することが骨形成に有利に働いていると推察している[10]．

文献

1) 生越章：人工骨補填材料に見られる骨形成．日骨形態誌 2006; 16: 31-38.
2) 小澤正宏，田中孝昭，森川茂・他：高純度β-TCPの使用経験―167例の検討．東日本整災会誌 2000; 12: 409-413.
3) 生越章，川島寛之，有泉高志 他：連通多孔体β-リン酸3カルシウム（β-TCP）人工骨移植　臨床整形外科 2015; 50: 935-942.
4) Kondo N, Ogose A, Tokunaga K, et al: Bone formation and resorption of highly purified beta-tricalcium phosphate in the rat femoral condyle. Biomaterials 2005; 26: 5600-5608.
5) Netsu T, Kondo N, Arai K, et al: Osteoconductive action of alendronate after implantation of beta tricalcium phosphate in rat adjuvant-induced arthritis. J Bone Miner Metab. 2012; 30: 609-618.
6) Yamasaki N, Hirao M, Nanno K, et al: A comparative assessment of synthetic ceramic bone substitutes with different composition and microstructure in rabbit femoral condyle model. J Biomed Metr Res B 2009; 91: 788-798.
7) Ripamonti U: Osteoinduction in porous hydroxyapatite implanted in heterotopic sites of differential animal models. Biomaterials 1996; 17: 31-35.
8) Kondo N, Ogose A, Tokunaga K, et al：Osteoinduction with highly purified beta-tricalcium phosphate in dog dorsal muscles and the proliferation of osteoclasts before heterotopic bone formation. Biomaterials 2006; 27: 4419-4427.
9) Ariizumi T, Ogose A, Kondo N, et al: The role of microstructure of highly purified beta-tricalcium phosphate for osteoinduction in canine dorsal muscles. Journal of Biomaterials and Nanobiotechnology 2013; 4: ID 29902.
10) 生越章　近藤直樹　有泉高志　他：β-リン酸三カルシウムのマイクロポア内におけるI型コラーゲンの形成　Orthop Ceram Implant 2006; 26: 25-30.

骨形態計測からみた骨代謝研究の半世紀を振り返って
My Reflection on Bone Morphometry in last 60 years

新潟骨の科学研究所
Niigata Bone Science Institute

髙橋 榮明
Hideaki E. Takahashi

Summary

骨形態計測法（Bone Morphometry）は1960年代前半に米国デトロイトのヘンリーフォード病院の整形外科医Harold M. Frostによって開発された．ユタ大学のWebster S.S. Jeeは1969年からアイダホ州サンバレーにて討論を重視するワークショップを毎年夏季に開催し，そこでFrostはBMUリモデリング，ARF Theory，骨動態の検討，微小損傷，力学的負荷による骨の対応などの理論を発展させた．その病院にて整形外科研修をしていた著者はそれを習得し，その方法を日本にて普及するために昭和54年（1979年）にワークショップと実技講習会を開催した．そのワークショップは第7回から研究会に，第10回から日本骨形態計測学会となった．昭和63年（1988年）に新潟にて第5回国際骨形態計測学会議（ICBM）が開催された．超高齢社会に重要な骨・ミネラル代謝の研究は細胞・分子生物学として分化して発展しているので，骨形態計測学はそれらの新しい知識を統合して全体像を理解し，進むべき方向を示す役割を持つ．

はじめに

著者が臨床研修，基礎研究を始めた1960年代から昭和，平成の約60年にわたり，ご指導いただき，そして共に学んだ同僚，そして後輩の方々に深い感謝を申し上げ，そして文中では敬称を略して，記述させていただく．

I．骨形態計測学の発端と発展

著者は1958年（昭和33年）に新潟大学医学部を卒業し，当時，医師国家試験前に実施されていたインターン（臨床研修）を埼玉県入間ジョンソン空軍基地にあった米空軍病院においておこなった．その病院で前前年度，前年度にインターンをした東京大学，順天堂大学卒業の先輩の影響で，1959年（昭和34年）5月渡米し，7月からニューヨーク州アルバニー医科大学病院にて，1年間外科系インターン（surgical internship）を経験した．同大学整形外科教授のCrawford Campbellの下で研究フェローとして関節軟骨移植の実験研究を担当した．

翌年からの整形外科専門研修（orthopaedic residency）の受け入れ病院を探して，10通位の応募の手紙を送り1959年秋に面接まで至った病院巡りをした．幸い隔年で外国人を採用していたデトロイトにあるヘンリーフォード

病院（Henry Ford Hospital）にて，1961年1月から整形外科臨床研修を開始することができた．同病院には4名の病院専任指導医がいた．そのうちの3番目のHarold M. Frostは臨床では主として骨・関節外傷を指導し，脳性麻痺に興味をもっていた整形外科専門医であったが，その他，骨と関節の基礎研究並びに代謝性骨疾患に興味を持っていた．

3年間の臨床研修を終了し，1964年にFrostが指導する整形外科基礎研究室（Orthopadic Research Laboratory）にresearch fellow として採用された．

著者が居た1960年代前半当時のデトロイトは，General Motors, Ford, Chryslerの三大自動車会社が繁栄を極めていた世界の自動車の都motor cityであった．病院周辺で銃弾が飛び交った人種暴動（riot）は，その2年後，1966年に起こった．

Frostはその研究室で週午後2回過ごし，研究指導を行っていた．その研究室には唯一の専任研究員として勤務していたAntony Villanueva以外に，ウエイン州立大学医学部，デトロイト歯科大学などの学生アルバイトが常時，数人働いていた．当時，研究室ではテトラサイクリン系抗生物質を時刻標識物質（time marker）として使用できる非脱灰研磨切片を用いて，骨形態計測法（bone histomorphometry）の基礎が開発されつつあった（図1）．

Frostの指導の下に，著者は1964年シカゴで開催されたAmerican College of Surgeons, Surgical Forumで"Resorption precedes formative activity"を発表した．リモデリングの順序としてActivation-Resorption-Formation（ARF）theoryとのFrostの古典的理論発表の第1弾であり，著者の最初の学会発表であったが，メンターのFrostは出席せず，唯一デトロイトから来てくれたのは後年，有名なMaxillofacial Surgeon

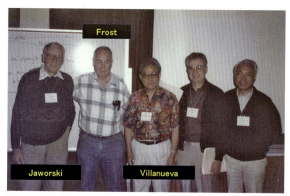

図1．骨形態計測開発の黎明期の人々．
左からJaworski, Frost, Villanueva．Wayne Stat Univ, 学生，髙橋

となったBruce Epkerであった．Mayo ClinicのOrthopaedic Research Laboratoryのdirectorであった Jenifer Jowseyから質問された．発表を終えてほっとしたとき，アルバニー医科大学時代のメンター，Crawford Campbellがその時発表を聞いてくれていて，よくできたと喜んで握手してくれた．そしてインターン時代の同僚であったタイ国からのThamrongrat Keokarnも祝ってくれた．

その後，1973年にRoland Baronが逆転期（reversal phase）の存在について述べ，それ以降，リモデリングは活性化（activation）-吸収期（resorption）-逆転期（reversal）-形成期（formation）-休止期（quiescence）との5つの時期に分けられるとされている．

1964年研究フェローとして整形外科研究室に残り，その手法を学び，学会・研究会発表の機会を得た．そして同年12月帰国，1965年（昭和40年）1月から整形外科学教室に復帰した．

Ⅱ．新潟大学整形外科骨代謝研究班"骨擦り班"の発足

1965年（昭和40年）4月河野左宙教授のご厚意で，骨代謝研究班ができ，この年入局した太田道夫が大学院学生として，研究班に属

することになった．河路渡医局長のご配慮で旧標本室を水道と流しのある第10研究室として骨代謝班が使用できることになった．フロスト研究室と同じく肋骨を用いてbone libraryを作ることを目指した．そこで，来る日も，来る日も肋骨から非脱灰研磨片を作成して，"骨擦り班"とのニックネームをつけられることになった．太田は骨形態計測で最も基本的なテトラサイクリン骨標識研究を実施した．この研究班には翌年，大学院に乗松尋道が加わった．文部省科学研究補助金で購入できた機器によって，イヌの骨皮質縦軸切片が作成可能となり，乗松はイヌ長管骨皮質の吸収先端（cutting cone）の縦軸骨吸収速度の研究ができた．次に当研究班に入った柳京三は歯学部第一解剖学教授の小澤英浩の指導を受け，電顕にて骨芽細胞の形態と機能の研究を行った．骨形態計測で腸骨海綿骨計測が可能になったのは今野俊幸がヘンリーフォード病院に短期留学し，Parfitt，Villanuevaの指導で標本作成を習得し，日本に導入してくれたからである．

そして研究班の成果を日本整形外科学会，日本骨代謝学会に次々発表した．国外には初めて1972年（昭和47年）にヘンリーフォード病院で開催された国際シンポジウム（Clinical Aspects of Metabolic Bone Diseases）に発表した．その時，Frostから，ユタ大学のWebster Jeeが毎年夏アイダホ州サンバレーにて開催しているワークショップを紹介された．

III．日本における骨形態計測法の仲間つくり：ワークショップ，研究会

1．骨形態計測のワークショップの開催

骨形態計測学は方法として光学顕微鏡で観察する骨の組織レベルの動態を研究できる．1960年当時，Frostは多種のパラメターを開発した．日本において，それを理解する仲間をつくるためにワークショップを開催することにした．

新潟において第1回骨形態計測ワークショップは1979年（昭和54年）に開催され，その記録は「骨形態計測」として医歯薬出版から刊行された．当初は隔年でよいとの考えから，第2回ワークショップは1981年（昭和56年）8月8日に開催された．骨形態計測実技講習会として，8月5〜7日に非脱灰骨切片標本作成，染色法の実技を学生の組織実験室において，パラメター解説などが講堂で行われた．特別講師としてVillanuevaを招き，基本的な切片作成，染色法など講演していただいた．講師には浜松医大教授井上哲郎，昭和大学教授吉木周作，当時の東北大学講師佐藤光三，新潟大学歯学部山本敏男が担当してくださった．参加希望者が多数のために，第2回実技講習会を同年11月30日〜12月2日に開催し，ユタ大学Webster Jeeを特別講師にお招きした．この2回の両方とも，ガラス盤を使用して大きな非脱灰研磨標本を東北大学講師の本間哲夫がダイナミックに作成し，供覧した．その様子は38年後の現在（2019年）でもありありと目に浮かぶ．第2回ワークショップ，そして2回開催された実技講習会は西村書店から，「骨形態計測ハンドブック」として1983年に刊行された．

この骨形態計測ワークショップの設立には，次の19名が世話人となった．井上哲郎（浜松医科大学），井上一（岡山大学），小澤英浩（新潟大学），折茂肇（東京大学），須賀昭一（日本歯科大学），鈴木弘之（長崎大学），田島達也（新潟大学），土屋裕（都立清瀬小児病院），鳥塚莞爾（京都大学），乗松尋道（琉球大学），馬場謙介（産業医科大学），平沢由平（信楽

園病院），藤田拓男（神戸大学），三好邦達（聖マリアンヌ医科大学），山本吉蔵（鳥取大学），吉川靖三（筑波大学），吉木周作（昭和大学），若松英吉（東北大学）の諸氏と髙橋榮明（新潟大学）であった．約40年前の船出であり，現在まで継続していることは，18名の世話人の方々の強い支援のお蔭であり，改めて深甚の謝意を捧げたい．その後，第3回は東北大学若松英吉，本間哲夫，第4回は浜松医科大学の井上哲郎，第5回は鳥取大学の山本吉蔵，第6回は琉球大学の乗松尋道によって開催された．第7回から研究会，第10回からは大阪市立大学の森井浩世のご尽力で学会となり，1991年から日本骨形態計測学会雑誌が刊行された．

2．国内外からの留学者・訪問者の受け入れ

薬剤開発でその効果の評価に骨形態計測は重要である．国内の製薬会社ではその方法があまり知られていなかった．それで機会があるたびに，人事に影響力のある部長クラスの方に，骨形態計測の重要性をお話しし，会社内に1名でよいから，この評価法をきちんと理解できる人の養成を勧めた．そして，自らの研究テーマを持ってくること，我々はその形態計測の方法を指導した．そして大学や製薬会社から研究者を週・月・年単位で受け入れた．後年，それらの方々は大学，会社の要職に就かれることになる．

大学・病院からの訪問者は森諭史（琉球大），原田俊一（東京大），真柴賛（香川医大），田中茂雄（北陸先端技大），橋本淳（大阪厚生年金病院），曽雌茂（東京慈恵会医大）の方々である．

製薬会社などからは堀正幸（東洋醸造），佃良一（武田薬品），曽根秀行（帝国臓器），八島由紀彦（日本ロッシュ），五十嵐千恵（日本女子大），尾内直人（山之内製薬），藤本隆平（山之内製薬），内山陽介（第一製薬），岡田文雄（武田薬品），長瀬由典（武田薬品），川口博明（新日本科学），岡崎誠二（東レ），佐藤あけみ（三谷骨形態技術研），小野晃弘（三菱化学），泉恵子（㈱ツムラ）の諸氏である．

新潟整形外科国際交流基金（NOIEF）によって新潟大学への留学が実現し，骨代謝研究の実践，そして学位を取得した張柳は帰国後，母国の中国で，要職に就き，大きな活躍をしている．

Ⅳ．新潟大学整形外科骨代謝研究班の発展

1．臨床研究

1）骨代謝研究の対象疾患の変遷

1970年代，1980年代前半における骨代謝研究班の対象疾患は各種の骨軟化症，透析骨などで，ごく稀に低リン血症性Vit.D抵抗性くる病，Vit.D過剰症が症例報告された．今野俊幸はヒト腸骨の骨形態計測パラメター基準値の研究を発表したが，これは現在までも非常に貴重である．羽場輝夫は椎骨粗鬆症による脊骨圧迫骨折に対する手術治療の研究について発表した．癒合不全を起こした椎骨に自家骨＋ハイドロオキシアパタイトを移植，内固定を施行した．当時，稀に脊椎圧迫骨折に続き遅発性神経症状を起こす症例が手術の適応となった．1988年第5回ICBMで著者の講演中，骨粗鬆症の脊椎圧迫骨折症例で，手術例の経験を有する出席者に挙手をお願いしたところ約400名出席者で数人の挙手があったのみであった．上野欣一は一次骨粗鬆症における骨動態の組織形態学的研究で骨量と脊椎圧迫骨折との関連を報告した．天海憲一はCTによる第12胸椎—第4腰椎椎体海綿骨の骨塩量の臨床的意義について報告した．しかし，骨粗鬆症性骨折は未だ脊椎班の対象にな

らない時代であった．そして，高齢化率の上昇で，骨粗鬆症性骨折が増加し，手術的治療が必要となる時代が来る．

2）大腿骨近位部骨折の疫学研究

友人のGeorge Jawarskiが在職したOttawa大学整形外科Hans Uhthoffの研究室に留学した川嶋禎之は股関節班であった．脊椎圧迫骨折の発症率は算出できないが，殆ど全例手術が適用になる大腿骨近位部骨折は疫学研究の対象になると考えた．新潟県ではこの手術例の県外流出，県内流入はほとんどない．それで全県調査を川嶋禎之が担当し，精力的に県内病院，診療所を回り1985年には677骨折発症との成果を得た．我が国最初の全県疫学調査であり，当時，編集委員長の藤田拓男（神戸大学）に依頼し，JBMMに掲載していただいた．堂前洋一郎と誇り，その後，2～5年おきと，伊賀敏朗，遠藤栄之助が調査を担当した．さらに，遠藤教室時代となっても宮坂大，今井教雄によって調査は継続した．

2．骨代謝研究における（1-34）h PTHの効果

当時，東洋醸造（現在の旭化成ファーマ）から，入手できた（1-34）h PTH，少量，長期投与による骨形成は将に大きな効果が実験的に認められた．その単独使用，市販まで至らなかったビスフォスフォネート（Cimadronate, YM175）（BSと略）との2剤併用，逐次治療などのモデルを設定し，今日臨床で使用されている使用法が，1980年代に先駆的実験研究がなされた．

1）（1-34）h PTHにより海綿骨は増加し，皮質骨は多孔化が起こる．

（1-34）h PTH，少量，長期投与による骨形成は将に大きな効果が実験的に認められた．その成果を井上旬二はイヌで肋骨，腸骨で示し，英文誌投稿という現在の常識が当時なく，日整会誌に投稿した．和文発表であったが，この画期的な発表であった肋骨の投与量別新生二次骨単位数の写真は日本に講演に来た外国人講演者に無断引用されたこともあった．

2）（1-34）h PTHの骨形成作用と投与中止後の形成骨の運命

山本智章による（1-34）hPTH間歇的投与後の休薬期における運動負荷は骨量維持効果を認めたラットの研究は薬物による新生骨に対する運動負荷との関連を示す興味深い成果であった．

3）（1-34）h PTH単独投与とBS同時投与

真柴賛らはOVXラットモデルで（1-34）h PTH単独投与とBS同時投与実験で，骨量増加作用が認められたが，後者は抑制的であった．

4）（1-34）hPTHによる形成骨の維持

高野裕一らはOVXラットモデルでOVXで減少した骨量は（1-34）h PTHによって回復する．中止すればまた減少する．しかし引き続きＢＳ投与で骨量は維持される．

5）（1-34）hPTHによる椎体皮質骨と海綿骨への影響

張柳は（1-34）h PTH投与でビーグル犬第5腰椎皮質骨に接続する骨梁の連結性が増加すると報告した．

6）2000年以降の3研究の報告

平野徹はrabbitでPTHがcortical bone massを増加し，力学的強度の増加を報告．

小川大志はyoung ratの成長軟骨板のPTHによる成長促進効果を報告．

大川豊はrat femurでPTHによってHAcoated implant 周囲の骨量が増加と報告．

3．微小電流による骨代謝変化の研究

京都府立大学の保田岩夫と理化学研究所の深田栄一による微小電流による骨代謝変化の研究は米国でも良く知られていた．実験に使用する微小電流刺激回路を作成し，外川裕は直流微小電流刺激を用いたイヌ皮質の内部リモデリング研究を行った．当時，新潟大学歯学部矯正歯科に在籍していた鈴木弘之の大きな支援をいただいた．さらに花岡司はパルス波微小電流刺激を使用し，渡辺元は陽極酸化を防止した通電装置を使用した内部リモデリングについて研究した．遠藤直人はパルス電磁場刺激が培養成長軟骨細胞の分化・増殖機能に及ぼす実験研究を行った．

4．細胞生物学的・分子生物学的研究

谷澤龍彦はヒト破骨細胞活性化因子のin vivoにおける骨リモデリングに及ぼす影響について臨床的・実験的研究をおこなった．遠藤直人は大阪大学歯学部生化学教室教授鈴木不二男のもとで軟骨代謝研究を行った．当時の昭和大学歯学部助教授，山口朗の指導の下で行った西田三郎による骨髄液中の骨原細胞の経年的変化についての研究はこの分野の研究で必ず引用される論文となった．金藤直樹はソニックヘッジホッグを発現する繊維芽細胞は骨芽細胞分化と異所性骨化形成を誘導すると報告した．徳永邦彦は大阪大学野村のもとin situ hybridizationを学び，研究発展の基礎となった．

5．Prostaglandin，微小損傷蓄積，細構造解析

古田佳久はユタ大学Jee研究室でProstaglandinの全身に対する影響をラットで実験研究をした．長谷川和宏は繰り返し圧縮加重下での椎体内部微小損傷蓄積に関する研究，内山徹はヒト腸骨海綿のmicro-CTを用いた微細構造解析と骨形態計測法との比較検討に関する研究，石坂真樹は骨髄内reaming時に生ずる骨粉がチタン-骨境界面におよぼす影響に関する研究で学位を取得した．石坂の論文は投稿したBoneのカラー表紙を飾った．

6．新潟大学と地域病院における骨研究・骨代謝研究

多種の疾患は骨代謝の異常から骨組織の変化を起こす．その変化を骨形態計測によって計測し協力した．第一外科とは胃切除後骨変化，第二内科とは腎疾患・透析後骨変化，第三内科とは腸管吸収障害による骨変化，精神神経科とは抗痙攣剤の影響，信楽園病院の平沢由平，鈴木正司とは透析後骨障害，そして歯学部第一解剖学教室から電子顕微鏡を使用する研究のご指導いただいた．農学部の楠原グループからは鳥の髄様骨について，ご教示いただいた．図2は研究班開設20周年記念祝賀会（昭和60年，1985年）に参集してくれた仲間たちである．

V. Sun Valley International Hard Tissue Workshop と BMU-based Remodeling

1．Sun Valley Workshopの設立の経緯

1964年私がFrost研究室にいたある日，彼はとても興奮してSalt Lake Cityから帰ってきた．遂に彼のコンセプトの理解者を見つけたのだった．それがWeb Jeeであった．その翌年，1965年に最初，ユタ大学のdental studentsの夏季セミナーとしてソルト・レーク・シィティーで始まった．その年の講師陣は6名でWebster Jee, Harold Frost, Lent

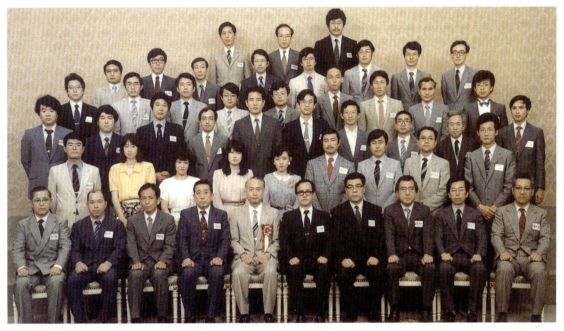

図2．新潟大学骨研究の仲間たち　骨代謝研究班20周年記念祝賀会　1985

Johnson, Roy Talmage, Leonard Belanger and Richard Greulichdeであり，出席した学生は9名であった．1964年11月帰国時，著者はWashingtonの研究所にLent Johnsonを訪ねた．乗松尋道はNorth Carolina大学のRoy Talmageの研究室に留学することができた．

そして間もなく，冬のスキー・リゾートとして有名なIdaho, Sun Valleyで，1969年からJeeは毎年Hard Tissue Workshopを開催するようになった．1972年に，このWorkshopの存在を知り，1973年頃から毎年出席するようになった．このワークショップは米国で1970年代，1980年代における骨の生理学，代謝性骨疾患の病態の理解に大きな影響を与えた．すなわち，骨動態組織形態計測学の概念が形成され，技術が開発された．多種のパラメータが提唱され，骨回転の定量的概念，骨吸収と骨形成のカップリング，骨代謝の機能的単位としてのBMU（Basic Multicellular Unit）の概念，minimum effective strainとのfeedbackの機序，骨粗鬆症に対する逐次療法，骨粗鬆症病態解析のラットモデルが確立していった．

1960年代後半から，1970年代には骨形態計測で米国，欧州各地で研究発表があり，1981年にはCreighton UniversityのRobert R. ReckerがBone Histomorphometry: Techniques and Interpretationとの単行本を刊行し，腸骨海綿骨が研究と診断に一般的に使用されるようになった．この分野における各種パラメータは同じ内容でも発表者によって違っていたが，ASBMRのNomenclature Committee（Chairman: A.M. Parfitt）によって，1987年に，"Bone Histomorphometry: Standardization of Nomenclature, Symbols, and Units"として，統一され，研究者は同じ用語を使用するようになった．その25年後の2012年にDempsterらにより改訂された．

このBMU-based Remodelingの概念はSun Valley Workshopにおけるdiscussionから生まれ育ったともいえる．このWorkshopにおいてWeb Jeeとの出会いから（図3），多数の教室員がユタ大学の彼の研究室に留学することになった（図4）．

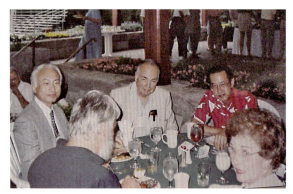

図3．Sun Valley Hard Tissue Workshopにて．
左から高橋, Frost, Jee

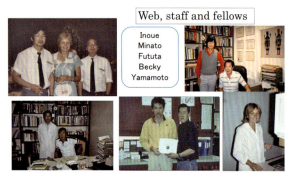

図4．Jeeとフェローたち

そしてworkshopの2004年以降の後継者のDavid Burrの研究室にも多数の若い整形外科医が留学した．そして基礎研究の厳しさ，そして楽しさを知り，それぞれのキャリアーに生かして発展した．

2．Workshopの実際

1990年代の手元に残っている記録集でその様子を紹介する．

1997年は第27回のワークショップであったが，8月11日〜15日に開催された．出席者は約200名，原則的に午前8時から特別講演，口演発表があり，午後は家族と過ごしたり，バレーボールを楽しんだりした．夜は午後7時30分，あるいは8時から口演発表があった．口演よりディスカッションが重んじられ，時間を取ってあった．なかなか英語での討論が十分にできなかった著者は，時間の大きな制約がないポスター展示のほうを使い，興味を示す参加者をポスターの前に連れて行き，十分説明をした．以下，トピックス（Moderator）を示す．11日午前"Bone Mass Homeostasis"（D.Burr），午後 Valley Ball；夕方：BM Homeostasis 続き（Wes Beamer）；12日午前Bone Anabolic Agents"（HMFrost）；午後：FDA Guidelines of Osteoporotic Agents Revisited with Leo Lutwak"；夕方：Children's Party. 13日Nitric Oxide（Charles Turner）．午後，Histomorphometry Certification Session：Kimmel, Takahashiが企画した．定員20名でInterobserver Variationを実際計測して求める計画が，参加希望者が80名余となり，座学のみとなった．当時，新潟大学整形外科に在籍していた伊藤明美が参加した．夕方：Poster reviewが行われた．

14日午前Osteoarthritis Workshop；午後 Certification Session（続き）；夕方；Failure Processes in Cartilage".15日午前：OA Workshop（続き）；午後OA Workshop（続き）．

日本から参加した私はSun Valleyに到着すると昼夜が逆転して，会場が暗くなると，眠くなり眼が開けていられなかった．それが現地時間に身体が慣れる頃は帰国時期となっていた．パイプを持ったFrostは発表を聞きながら，会場の後部のスペースを行ったり来たりするのが常で，発表者に鋭い質問をした．セッションの最後には，まとめを彼がすることが恒例であったし，それを彼は楽しくやっていた．

第33回は2003年8月3日〜7日にWebが主催した最後のWorkshopで，著者も参加した．2004年からはIndiana大学のDavid B. Burrが主催するようになり，IBMSと共催した時期があったが，現在ではORSとの共催となっている．その内容はwebsite（www.ors.org/sunvalleyworkshop）で知ることができる．

Ⅵ. 第5回国際骨形態計測学会議の開催　1988

　Harold Frostの研究室でsabbatical yearを一緒に過ごしたGeorge JaworskiとPierre Meunierは帰国後にこの骨形態計測学による骨研究を世界に普及させた．1973年3月にはカナダのオッタワでGeorge Jawarski（図1）が主催した第1回International Bone Morphometry Workshopに乗松尋道と一緒に出席した．そのワークショップで皮質骨内のCutting cone（吸収先端）の縦軸進行速度を発表した．同じ会でJaworskiが同じような吸収速度を発表していた．それで，研究者は大体同じころ，同じような研究をするとの強い印象を持った．

　1976年にLyonにおいてPierre Meunierが第2回を開催した．第3回は1980年にSun ValleyでJee & Parfittが開催した．第4回は1984年Aahus, DenmarkでF. Melsen，L. Mosekildeが開催した．この時，次回に日本とオーストラリアが立候補して決まらず，翌年まで持ち越した．国際学会を開催することなど，余り考えたこともなったが，徹底的な手紙戦術を実施し，Frost，Jeeらの後押しもあり，第5回が1988年に新潟開催と決まり，International Congress of Bone Morphometry（ICBM）と名付け準備を始めた．

　学会開催にKeyとなるのは経済面であるのは現在も当時も変わらない．当時，骨形態計測を理解してくださった神戸大学第3内科教授，藤田拓男の温かいご支援を得て，趣意書を作成して募金活動を行った．英語による連絡を考え，横須賀海軍基地で秘書をしていた五泉出身で，ご両親は娘が新潟に戻ることを期待していた英語が堪能な後藤幸恵が秘書を担当してくれることになった．しかし，縁があって最終的に彼女は熊本に行くことになった．会議の副題はFrostのアドバイスから"Interface between Cell and Tissue Biology of Bone"；「骨の細胞生物学と組織生物学のインターフェイス」とした．その記録集Proceedingsを新潟の西村書店の西村社長の協力で作成することができた．"Bone Morphometry"として，現在，骨形態計測に興味のある世界の研究室にある．

　国外から約100名，国内から約300名の参加者があった．市民の家庭に2～3名の外国からの参加者を招待していただいたHome Visit Plan，胎内パークにてバーベキューパーティーをおこなった（図5）．晩餐会には胎内太鼓のグループが出演，民謡による踊りを主催者が計画したが，予期しなかった外国からの参加者による即席のNiigata Conference Song（D.C.Anderson, et al.作詞，図6）をOh, My Darling Clementineの曲で歌い，大いに盛り上がった（図7）．これにより多数のひととの繋がりが世界中にできた．（このメロディーは日本で「雪よ岩よ　われ等が宿り」の歌い出しで知られる有名な山の歌『雪山讃歌』である．）

Ⅶ. 第12回日本整形外科学会基礎学術集会

　1997年（平成9年）10月16, 17日に著者が会長で開催された．特別講演はHarold M. Frostによる"From Wolff's Law to the Mechnostat: A New 'Face' of Physiology"，小沢英浩による"骨組織の微細構造学的・細胞学的知見"，Charles H. Turnerによる"Mechnotransduction and Functional Response of the Skeleton to the Physical Loads"の3題であった．4つのシンポジウムは力学的負荷が骨組織，関節，脊髄，骨形成細胞にどのような影響を与えるかとの共通テーマ

11. 骨形態計測からみた骨代謝研究の半世紀を振り返って

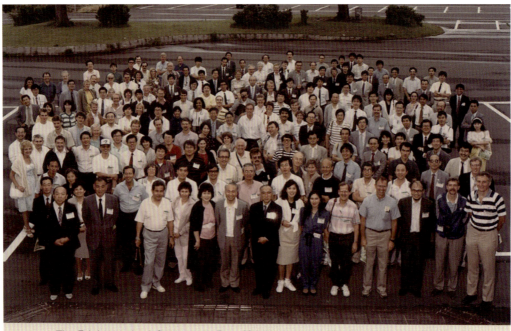

図5. 5th Intrernational Congress of Bone Morphometry in Niigata.
胎内におけるバーベキューパーティー

```
             Niigata Conference Song, 1988.

1.   In a Canyon, watched by Lanyon          8.   When Jaworski's feeling 'boreski'
     Where the bone cells do entwine              He may sink into a drone
     Teitelbaum, a forty nine-er,                 Osteoclasts are rather faster
     Had a post-doc Clementine                    As they bore their way through bone.

     Chorus*                                             * Chorus
     Oh her sections, oh her sections,
     Oh her sections are divine              9.   Pierre Fancies Osteocalcin
     The precision of her method                  Hasn't passed it's halcyon day
     It is just the same as mine.                 Yet it is obviously useless -
                                                  Why does Meunier think that way!?
2    In the cortex on a bone plate
     While the delegates recline             10.  In a tribute to King Harold,
     Do not laugh at Micheal Parfitt              Webster Jee was dressed real nice
     He will make your redefine!                  He had donned his best Tuxedo
                                                  While he drank fermented rice
            * Chorus
                                                         * Chorus
3.   'Fraid he missed your oral paper?
     And he missed your poster too?         11.   By the lectern in Okura
     Too much Sake in Niiga-te                    My assistant Clementee
     So he slept the whole way through!           Dressed up in her best Kimono
                                                  And passed water just for me!
4.   Oh good heavens, there is Evans
     Looking red and speaking 'strine'      12.   The erection, the erection
     He is opening his TRAP -                     The erection Clementine
     And it's positive for wine!                  The erection of your poster
                                                  It was bang next door to mine!
            * Chorus
                                                         * Chorus
5.   Morphometric analysis
     Of my darling Clementine                     Oh her sections, oh her sections
     Shows that she has three dimensions          Oh her sections are divine
     And a star volume supine!                    The precision of her method
                                                  It is just the same as mine!
6.   What has Teitel, what has Teitel,
     What has Teitelbaum to say?
     Osteoclasts are macrophages -
     Too bad Chambers didn't stay!                         by Dr. D.C. Anderson, et. al.

            * Chorus

7.   Takahashi's knife is flashy,
     And the conference was fine!
     Best prognosis for porosis
     Is a nail through your spine!
```

図6. Niigata Conference Song by D.A.Anderson

Banquet at 5th ICBM

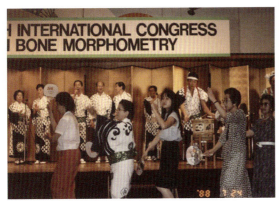
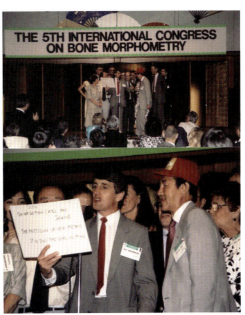

図7. 5th ICBM, Banquet

のもと構築し，発表した．著者は「骨のリモデリング研究の基礎と臨床―骨形態計測学の30年」との会長講演をした．

Ⅷ. 最近のSun Valley International Hard Tissue Workshop

新潟大学を定年で辞してから，自ら研究を企画し，指導する機会がなくなり，Sun Valley Meetingに出席する機会がなくなった．ところがWebの90歳の誕生祝賀会を2015年にSun Valleyで開催するから出席するようにとの招待状を主催者のDavid Burrから頂いた．それで2015年8月2日～6日に開催された第45回ワークショップに参加した．誕生祝賀会はWebの研究室に在籍したEugene Roberts, Don Kimmel, Tom Wronski, Scott Miller, Linda Ma, David Ke, David ThompsonなどのJeeの指導を受けた多数のresearch fellow, post-doc fellowが参加して盛大に開催された（図8）．

この年，Web Jee本人が開催した90歳誕生祝賀会がSalt Lake Cityにおいて10月に開催され，Utah大学関連など，8月とは違ったメンバーが集まった（図9　Hans, Web, Me）．

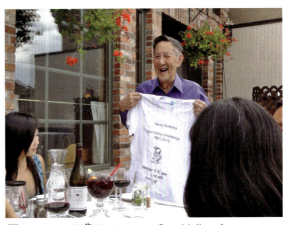

図8. Jee's 90th Birthday at Sun Valley Aug.

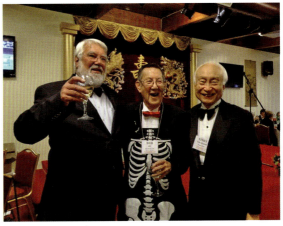

図9. Jee's 90th Birthday at Salt Lake City October

その翌日，かねてから誘われていた，南ユタのNational Parks of the Grand Circle国立公園に案内いただき，素晴らしい自然を楽しむことができた．

2004年以降，Burrが主催して，このSun Valley Meetingは大きく発展し，Jeeが意図したように骨研究に学生の興味を持たせ，若い研究者を育て，大学や製薬会社における研究者をcareer development workshopにて多数育成した．若い研究者に授与され奨励賞（award）があるが，Mrs. JeeのAliceの想い出としてAlice Jee Awardができた．新潟大学整形外科に留学していたZhang Liuが受賞する知らせがあったので，同行の予定であったが，米国入国査証が取得できず，残念ながら幻に終わった．日本からの研究者は医師であったため，ほとんど米国に残らなかったが，中国からのFellowはPhD取得後，そのまま多数，米国の製薬会社の研究所に残り，管理職まで昇進したFellowもある．

2018年にBurrはRIB（Remodeling in Bone）Awardを受賞した．2019年からはIndiana大学のAlex Robling，Sarita Bellidoが主催することとなっている．

IX. 日本骨形態計測学会 — 最近の発展

この会は昭和54年にワークショップとして出発し，その後，昭和61年第7回から研究会となった．そして昭和64年第10回の会長の大阪市立大学の内科教授，森井浩世のご尽力により学会組織となり，初代理事長に著者が推薦された．そして理事のご意見をいただき学術集会の回数は初回のワークショップを第1回として通算の回数表示とすることになり，伝統が示されることになった．そして理事長も外科系のみでなく放射線学科系・基礎医学系，内科系の会員にも就任していただく，交代制となり，偏りのない発展を目指した．学会名の変更も検討されたが，現在の名称を多数の理事が支持され，最初の名称を継続することになった．

2016年6月23日～25日に第36回学術集会を山本智章が主催して，新潟で開催された．形態学の再興を目指してRenaissanceとのキャッチコピー，さらに標準化委員会など設置され，骨形態計測学の再活性を図った．

第37回は大阪大学工学部の中野貴由が「医歯薬工連携による骨形態計測学の新たな展開」をテーマに2017年6月22日～24日に大阪で開催し，本学会のさらなる発展の方向付けがなされた．第37回では会長講演によりその学術集会の目指すところ，理事長の在任期間中に理事長もお考えをお聞きすることができた．伊東昌子理事長は「放射線学的アプローチによる骨力学特性評価」との講演をされた．そして中野貴由会長は「骨配向性解析と制御に関する医歯薬工連携研究」との講演をされた．

第38回は大阪市立大学代謝内分泌内科学講座，稲葉雅章が「骨形態計測に基づく骨治療の重要性を再考する」とのテーマで，2018年6月21日～23日に大阪で開催した．稲葉会長は「骨生検所見にもとづいた腎性骨症の治療戦略」との会長講演をされた．著者は基調講演として「骨形態計測学の歴史・骨リモデリングとモデリング・将来展望 ―脆弱性骨折の治療と予防に向けて―」との題名で講演した．

X. 新潟骨の科学研究所の発足と発展

1999年3月定年で著者は新潟大学を辞した．当時，新潟県において理学療法士，作業療法

士を養成する4年制のコースがなく，それぞれの新潟県療法士会から，新潟大学に設立要望書が提出されていた．その時に新潟大学医学部保健学科にその増設を目指して，教員集めに取り掛かった．しかし，それは国立大学では，無理であることが分かり，地域にて私立で実現したいというNSGグループの計画に，退官2年前から学部長から正式な許可を得て，参加することとなった．新潟大学整形外科在任中は，全国の諸大学から依頼される標本作成，計測を引き受けていたが，形態計測を担当していた伊藤明美の職場の継続との意味もあるので，そのサービス業務継続を提案し，受け入れられ，1999年に鳥屋野潟の元弁天橋病院跡，現開志学園高校が所在する建物にてその業務を行った．当時，昭和大学須田立雄，新潟大学小澤英浩と著者の三人で「骨の科学」との単行本を医歯薬出版から刊行していた．それで，その二人から同意をえて，「新潟骨の科学研究所」との名称をつけた．2001年に新潟医療福祉大学が開学し，その機能的附属病院として「新潟リハビリテーション病院」が開院した．そして，研究所は所属をこの病院の一部門として，院内に移動した．著者は2年間所長を務めたが，その後，整形外科部長としてこの病院に赴任した山本智章に，所長職を引き継いだ．伊藤明美は自立を希望し，研究所を辞めた．その後，臨床検査技師で消化器病の病理検査に長い経験のある島倉剛俊が主任研究員として勤務することになった．そして，株式会社クレハ分析センターの大和英之，村山寿，梶原誠などの支援と，各大学の信頼を得て骨形態計測の依頼が増加してきた．

XI. 骨形態フォーラム，Bone Morpho Forum

新潟で骨形態計測を学んだ方々が年末，東京で集まっていたとのことであったが，「著者を囲む会」として，2000年（平成12年）3月に伊豆修善寺温泉「みゆき荘」にて幹事が福田俊，堀正幸のご尽力にて始まった．その後，骨形態計測学会の後で，その開催地の近隣の温泉で開催されたざっくばらんの会で，顕微鏡を準備していただき多職種の討論が多い，家族も同伴できる楽しい夕べとなった．そして，関あずさの献身的な推進力により次第に勉強もする集いとなり，9回目には名称変更が提案され，翌2009年に伊豆長岡温泉において第1回骨形態フォーラム，Bone Morpho Forumとして開催された．平成の時代に設立されたこの会は2019年，令和元年に，20回目となる．この会の開催年度，開催地，幹事名を表に示す．

XII. 第91回日本整形外科学会における特別講演

遠藤直人会長による強力な指導，同窓会の東條猛会長をはじめとする多くの同窓会員の継続的努力によって第91回学術総会は新潟大学整形外科が担当し，開催地は全国4か所との理事会決定の最初の適用となり，神戸において開催された．会長から特別講演の機会をいただいたが，退官以来，約20年間自ら企画するという研究をしてこなかった著者は困惑した．それで，骨形態計測学を中心として，骨代謝研究の最近の進歩を友人達の研究について紹介すること，そして骨の科学研究所の依頼標本の中で，依頼者の了解をいただき，興味ある病態を紹介する内容とすることを計画した．

1．骨形態計測学の黎明期の歴史を簡単に紹介した．
2．次の4病態の紹介と著者自身の解釈の説

表　骨形態フォーラム　一覧表

→ 骨形態フォーラムの前身「髙橋先生を囲む会」
• 第1回 2000.3　静岡県 伊豆修善寺「みゆき荘」【幹事：福田 俊，堀 正幸】
• 第2回 2001.7（第21回日本骨形態計測学会終了後）　長野県中野市の温泉 【幹事：山本 智章】
• 第3回 2002.6.29（第22回日本骨形態計測学会終了後）　東京 湯島・祈願堂 【幹事：外川 裕】
• 第4回 2003.8.30-31　長野県　飯田・昼神温泉　【幹事：羽場 輝夫】
• 第5回 2004.6.26-27（APBM終了後）香川・小豆島　【幹事：森 諭史】☆Guest：Jee, Villanueva
• 第6回 2005.7.23-24（第23回日本骨代謝学会終了後）　大阪・伏尾温泉　【幹事：村山 寿】
• 第7回 2006.7.29-30（第26回日本骨形態計測学会終了後） 　　　新潟 月岡温泉「清風荘」【幹事：山本 智章】　☆Guests：Jee, Hans Schissl
• 第8回 2007.6.2-3（第27回日本骨形態計測学会終了後）　佐賀県 武雄温泉「春慶屋」【幹事：鈴木 弘之】
• 第9回 2008.8.2-3　長野県 天竜峡「龍峡亭」【幹事：羽場 輝夫】
→「骨形態フォーラム」(Bone Morpho Forum)へ名称変更
• 第1回 2009.8.1-2　静岡県 伊豆長岡温泉　木犀の湯"こだま荘"【幹事：堀 正幸，高尾 亮子，下村 綾】
• 第2回 2010.7.31-8.1 新潟県 越後湯沢温泉「湯沢東映ホテル」【幹事：山本 智章，伊東 典子，島倉 剛俊】
• 第3回 2011.6.25-26　山梨県 石和温泉「慶山」【幹事：大和 英之】
• 第4回 2012.6.23-24　愛媛県 道後温泉「道後プリンスホテル」【幹事：福田 俊】
• 第5回 2013.9.7-8　福島県 いわき市「スパリゾートハワイアン」【幹事：千田 常明，大和 英之】
• 第6回 2014.9.20-21　大分県 湯布院「ゆふいん 七色の風」【幹事：岡本 純明，鈴木 弘之】
• 第7回 2015.6.27-28　群馬県 伊香保温泉「石坂旅館」【幹事：板橋 明】
• 第8回 2016.6.25-26（第36回日本骨形態計測学会終了後）新潟県 岩室温泉「めんめん亭 わたや」 　　　【幹事：山本 智章，田邊 春美，島倉 剛俊】　☆Guests: Jee & his family
• 第9回 2017.9.9-10　山梨県 河口湖「富士ビューホテル」【幹事：外川 裕，外川 千穂】
• 第10回 2018.9.1-2『Jee先生を偲ぶ Dr.Jee in Memory』 　　　長野県 早太郎温泉「宮田観光ホテル 松雲閣」【幹事：羽場 輝夫，羽場医院一同】

明をすることとした．

1）透析骨：　RODからCKD-MBDへ

1980年代透析骨はROD（renal osteodystrophy, 腎性骨異栄養症）として，その診断に骨生検標本が頻回に使用された．その多様なテトラサイクリン標識を分類し著者は1988年の第5回ICBMに発表した．1990年代にこの病態は生命予後に影響する全身疾患として，慢性腎臓病に伴う骨・ミネラル代謝異常（CKD-related mineral and bone disorder, CKD-MBD）との概念に変わっていった．そして内科的治療が開発された．①高リン血症対策としてリン低下薬，②低カルシウム血症，二次性副甲状腺治療薬としてビタミンD受容体作動薬とカルシウム受容体作動薬，③骨折予防のための骨強度維持，改善薬の骨作動薬である．本稿ではこれらの情報の詳細には触れないが，埼玉つきの森クリニックの栗原怜，信楽園病院の鈴木正司を直接訪問して，詳細な情報をいただいた．

K/DOQIガイドラインには腎性骨異栄養症（ROD）の最も信頼できる診断法は骨生検による組織形態計測法である．しかし，日常臨床における多くの場合，骨生検の必要はない．栗原怜は骨生検を以下の病態に必要としている．

病的骨折患者，血清 I-PTHが100〜500pg/mlの範囲で，不明の高Ca血症，重度の骨痛，不明の骨型ALP上昇などを伴う患者，アルミニウム（Al）骨症が疑われる患者である．栗原によると組織形態計測が有用な場合は，1）骨折（病的/多発）例；2）骨代謝マーカー（PTH, 形成・吸収）で骨組織型の推定困難例；3）重金属蓄積症の疑い例（Al, Fe, etc）；4）PEIT or PT x 例での効果確認；5）新規CKD-MBD関連薬剤の使用例（臨床試験）；6）骨量の高度低下（ABD/porosis）or骨量異常増加例である．

今後も骨形態計測は透析患者の診断と治療に役立つと思われる．

2）Minimodeling, modeling-based formation

　2001年頃，当時，形態計測を担当していた伊藤明美は海綿骨骨梁に2重標識がある層板骨の新しいBMUで，その形成の基盤となっている層板骨の境界のセメント線に吸収跡（scalloping）が認められないBMUを見つけた．その知らせで私自身が，それを鏡視下で観察したとき，37年前（1964年）デトロイトにおいて，約5,000個のosteonにscallopingの有無を計測したことを直ぐに思い出し，それがA⇒Fのminimodelingであることが一見して分かった．それは信州大学（現諏訪赤十字病院）の小林千益からの依頼標本であり，その基準を念頭に置き探せば，他の症例の腸骨からもこの型のBMUが見つかると分かった．Frostにコメントをいただき，Boneに2003年に掲載された小林千益が主著者の論文は，modeling-based formation研究には，必ず引用される報告となった．Jeeの興味を引き，Lynda MaによるTeriparatideによってmixed remodeling-modeling packetと報告された．Frost-Takahashi legacyとしてその機序について課題とされた．Lindsay, et al.（Dempsterも共著者）はremodelingのoverflowの可能性をシェマで示した．その可能性はFrostらが1964年に既に考察で指摘してあったことである．

　Dempsterとは山本智章と東京で開催された製薬会社の講演会で会い，X-masカードを交換する間柄になっていたので，最近の発表にPower Pointの提供を依頼したところ，快諾して送ってくれた．

　さらに新潟大学の佐野博繁，近藤直樹らはOA並びにRAの大腿骨骨頭の中央においてミニモデリングを見つけ，それをケンブリッジに行ってから投稿し，幾多の査読のハードルを乗り越えて，最終的にFrontiers in Endocrinologyに掲載された．この組織構造の基盤の層板骨との境界のセメント線には，吸収跡（scalloping）は観察されないForming Minimodeling Structure（FMiS）である．FrostによるBone Multicellular Unit（BMU）は細胞と活動連鎖を含むリモデリングの機能的単位であるが，JawarskiによるBasic Structural Unit（BSU）は実態が計測でき，その数が数えられる．活性化から直接，骨形成が起こるミニモデリングは過程であり，この佐野らが発表したミニモデリングは実態が観察できその数，大きさが計測が可能である．

　テトラサイクリン骨標識がしていない骨組織であるので，最近，形成されていることを示すために類骨層がある条件をつけFormingとし，観察できる構造であることを表すためにStructureを入れて，FMiSと名付けた．これを紹介させていただくことは，真に嬉しいことであった．

3）Canopy, bone remodeling compartment

　Bone remodelingは活性化⇒吸収⇒逆転⇒形成⇒休止との時相があることは，良く知られていることである．しかし，これらの時相が全部そろっているtrabecular packetを観察できる機会は少ない．Bone remodeling compartmentの概念はRasmussenからはじまり，Miller, Jeeのbone lining cellの報告があり，Hauge, Melsenが研究を続け，現在は南デンマーク大学のDelaisseのグループがcanopyとの名前で発表している．「新骨の科学」を執筆した2007年には明確な写真が使用できなかったが，「新骨の科学」第2版執筆時の2015年に主任研究員の島倉剛俊が5つの時

相が全部そろったリモデリングのtrabecular packetを埼玉医科大学の田中伸哉から依頼された骨粗鬆症治療中の生検腸骨の切片から見つけてくれた．それで，そのtrabecular packetの写真をpdfとし，Jean-Marie Delaisseに送り，どの細胞がcanopy cellかを同定してもらった．彼のグループのAndersenとは2015年のSun Valley Workshopで会っていた．そして2017年FFN-GがSwedenのMalmöで開催された際にJean-Marieの研究室を訪問した．それで今回の発表でPower Pointの提供を依頼し，彼の成果を紹介できた．

4）Disturbance of osteonal remodeling in atypical femoral fracture

Biosphosphnatesの長期投与は非定型大腿骨近位部骨折を発生する．昨年来，産業医大の平野文崇から，骨折部の皮質骨計測をする機会をいただいた．外側皮質の一部の研磨片を研究所の島倉から示され，その所見を報告し，さらに研磨片作成，ついで内側皮質のクラック計測まで追加いただいた．本症例の特筆すべき点は2回骨標識が実施されていることである．大腿骨骨幹部の彎曲が強いためにMRI所見で骨折線が観察される部分を切除し，矯正骨切術＋髄内釘固定が行われた．依頼標本の横切外側皮質骨研磨片には，多数の巨大な管孔（pore）が観察された．その大きさを計測するため，計測値の平均値を表示するのではなく，個々の管孔の大きさが示されるようにソフトを変えてもらって，区域を分割して実計測を始めた．計測機器を自宅の部屋に持ち込んで計測したが，どのような結果が得られるか，予想できなかった．しかし，1/3位計測している間に気が付いたのは，poreの内腔面に面している骨組織の層板の方向で型分類ができることであった．それを簡単に言うと，1型:ラベルあり，2型：内腔面に平行な層板あり，3型：内腔面に平行な層板なし，4型：内面との境界が破壊．そして大きさと組み合わせて，再分類して，最初から計測し直した．そして2017年は約1年間，計測に明け暮れ，大学院に再入学した心境であった．観察したところ通常の高齢者の大腿骨皮質骨横切研磨片より大きな骨単位であり，ハバース管であるが，対照例が必要であった．しかし，70歳代まではLandorisの報告（Henry Ford Hosp. Med. Bull. 1964）はあるが，80歳代の大腿骨皮質骨の骨単位，ハバース管の横断面積はどこにも見つからなかった．それで鳥取大学山本吉蔵に依頼して，計測していただき，対照例として貴重な結果を発表いただいた．産業医大の症例の結果は4月28日のWebのお別れ会にSalt Lake Cityに行った際，David Burrに意見を求めた．そして外側皮質骨の所見の結果には非常に興味を持ってもらった．計測結果は提出してあり，FEAの結果と共に産業医大から投稿，発表される．

3．講演のまとめ

科学の『分化』は進歩をうながし，知識を深化させる．しかし，『統合』がないとその進歩は目指すべき方向を見失う．骨とミネラル代謝研究における細胞生物学・分子生物学・遺伝子研究の発展は瞠目すべき速さで進んでいる．本講演においてそれらを統合する形態学の面白さを伝えた．

最後に著者の骨代謝研究を指導，支援し，それぞれ研究資料を提供して，講演を可能とした次の諸氏に深く感謝した．

河野左宙，田島達也，遠藤直人，山本智章，佐野博繁，島倉剛俊，栗原怜，鈴木正司，小林千益，山本吉蔵，平野文崇，Harold M. Frost, Webster S.S. Jee, David B. Burr, Jean-Marie Delaisse, David W. Dempster, Ken Poole, Tristan Whitmarsh

XIII．友人たちの想い出

1．Harold M. Frost

　Halは子息に腎臓を提供するための事前検査で，前立腺がんが発見され，10数年にわたる治療と闘病であったが，その間でも元気でSun Valley Workshopに出席していた．そしてASBMRの多数あるAwardに中で最も古く，そして名誉あるNeuman Awardを2001年に受賞した．Hal Frost は整形外科医のみでなく，内分泌科医，内科医，基礎科学研究者からも尊敬されていた稀な整形外科医であった．そのお祝いにFrostを著者は2002年に訪問した（図10）．親友のJeeは記念Workshop を Holiday Inn Puebloにおいて2004年4月23日～24日に開催した（図11）．世界中から参集し，参加者は発表してHalの功績をたたえた．日本からは聖隷浜松病院の森諭史と著者が参加した．

　Puebloの地方紙である The Pueblo ChieftainのScott Smith 記者がワークショップについて取材に来た．そしてPueblo市民であり，世界的に著名な科学者のFrostについて，骨の生理学の理論家であり，骨リモデリングの基本，メカノスタットとの骨の代謝が力学的負荷で大きな影響を受けるなどの功績を24日の紙面に書いた．Smith 記者はFrostに自分の生涯を顧みてどう考えるか尋ねた．"I guess the good part of it all was the journey, not the destination."が答えであった．彼は友人たちに手紙を送るときにFEODとサインした．その心はFeisty Eccentric Old Dinosaurである．そして2004年6月24日にその旅を終えた．Harold M. Frostの名前は今なおBone and Calcium Community の雑誌に必ず引用されている．

2．Webster S. S. Jee

　山本智章が2016年6月23日～25日に主催した第36回日本骨形態計測学会にWeb Jeeは招待され新潟を再度訪れ，楽しんだ（図12）．Webは，同時に新潟を訪問したDavid Burrとともに新潟骨の科学研究所を訪問（図13）．新潟Jee san・Burr san 同窓会に出席した（図14）．6月25日に91歳の誕生日を新潟の岩室温泉で家族の息子夫婦Ken, Norienne,

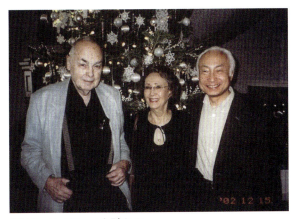

図10．Hal Frostを訪ねて
　　左からHal, Doris, Takahashi 2002

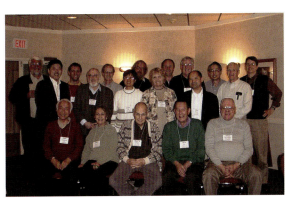

図11．Salute Meeting for Frost, 2004.4.24

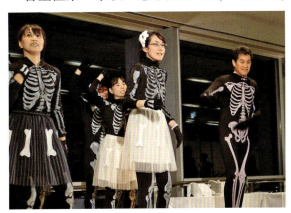

図12．第36回日本骨形態計測学会 in 新潟
　　懇親会における　ホネ・ホネ・ワルツ

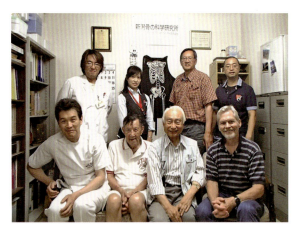

図13. Jee 先生，Burr 先生が新潟骨の科学研究所を訪問

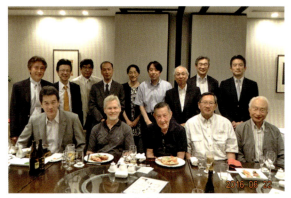

図14. Jee 先生，Burr 先生を囲んで同窓会

孫娘のAley，そして 私たちとお祝いした（図15）．とても元気で新潟の後でNorienneの親戚がいる静岡を訪れ，家族と一緒に京都旅行を楽しんだ．帰路，東京に戻った日に，山本智章と著者は東京で落ち合い，東京スカイツリーなど，一緒に回り，離日の日には新幹線の列車を動く避暑室として利用し，北陸新幹線で高田まで来て，高田公園を散歩して楽しんだ．

2018年4月3日に広範な脳幹部出血のために死去したとの知らせがあった．4月28日に想い出の会がSalt Lake CityのNew Golden Dragon Restaurantで開催され，多数の弟子たちが世界中から集まり，在りし日のWebを偲び，その功績を称えた．日本から山本智章と著者が参加して，科学者として，研究者として，そして教育者としての功績を述べ，いつも温かい友情で接してくれた人柄を偲んだ．

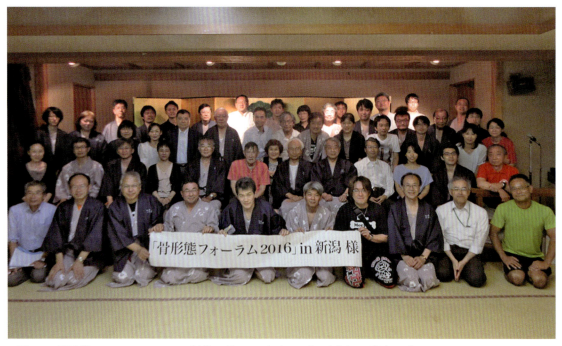

図15. 骨形態フォーラム 2016 in 新潟 兼 Jee 先生 91歳 誕生祝 岩室温泉 6月25日

XIV. まとめ　研究から実践へ

　昭和33年（1958年）3月に著者が医学部を卒業以来，昭和，平成もあと数日で，令和の時代となる．この約60年の自らの軌跡を考えると，素晴らしい出会いの連続で，実に幸運であり，深甚の感謝の気持ちを友人たちにお伝えしたい．

　著者の整形外科医としての臨床分野は脊柱側弯症，骨盤腫瘍，骨粗鬆症であったが，全て基礎研究として骨形態計測による骨動態の研究が基盤として支えてくれた（図16）．

　骨・ミネラル代謝の研究は，細胞生物学・分子生物学と「分化」してその止まることのない進歩がある．しかし，科学は螺旋形に進歩し，細分化した研究は，「統合」することで，その全体像が見えてくる．著者にとっての統合は形態学であった．その科学の進歩は患者に還元されて，初めてその価値がある．

　新潟県において骨粗鬆症に起因する脆弱性骨折の連鎖で起こる大腿骨近位部骨折の発症疫学を全県調査として，新潟大学整形外科学教室によって1985年以来，2〜5年毎に実施されてきた．2010年には発症数が約5倍と増加し，2015年ではほぼ増加は停止したようである．全国調査も同じ傾向である．大腿骨近位部骨折の2次骨折予防は世界運動として行われ，UCLの名誉教授のDavid Marshの主導でFragility Fracture Network-Globalが2012年に創設され，FFN-Japanは松下隆が理事長として2013年に設立され，第1回学術集会は萩野浩会長のもと京都で開催された．そのNPO法人事務局は新潟リハビリテーション病院が担当，事務局長は山本智章が務める．これから人口の高齢化が進むアジア・太平洋地域ではこのhip fractureが非常に増加すると予測されている．著者の1999年から2011年までの約10年間の興味の中心は大学レベルの高等教育における多職種専門職の連携をいかに学び，発展させるかを目指す「連携教育（Interprofessional Education, IPE）」であった．多職種連携で実践するこの骨折の予防活動に携わる専門職に，骨粗鬆症の病態，評価，治療の最新の知識を提供し，薬剤効果を骨密度，血液生化学的指標と同時に骨形態計測的評価も実施し，理解が進むことが期待される．日本における経験を発信するための計画が進行している．

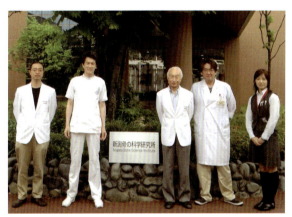

図16．新潟骨の科学研究所メンバー
　左から　佐野，山本，髙橋，島倉，田邉

編集後記

　「新しい骨形態計測」（ウイネット出版，2014年，遠藤直人，山本智章編）を発刊してから4年が経ちました．骨形態計測学を学ぶテキストが長らくリニューアルされていなかったことから，骨代謝研究に携わる全国の先生方に購入いただき好評を博し，日本骨形態計測学会のハンズオンセミナーにも活用されています．

　そしてこの度，多くの先生方のご協力のもとに骨形態計測学の臨床教本である『骨形態計測からヒトの骨組織を見る，知る，学ぶ』が発刊できたことは，臨床現場の医師やメディカルスタッフの皆さんに骨を深く学ぶための新たなテキストとしてお役に立てることを期待します．

　骨格の代謝動態は謎に包まれていましたが，骨組織の観察によって骨吸収と骨形成が連携している骨リモデリングの概念の提唱とテトラサイクリン標識による骨形成の時間的な評価法の確立など骨形態計測学は骨代謝疾患の病態解明，薬剤開発，骨代謝研究の発展に大きな貢献をしてきました．それはまさに骨組織を顕微鏡視下に直接見て，その形態，色彩，構造，細胞などを倍率とともに普通光，蛍光，偏光といった光の調節を取り入れながら定量的な評価が行われて学問体系へと確立してきた歴史的な背景があります．

　1985年に私が入局した新潟大学整形外科学教室には骨代謝班（当時，ほねすり班とも呼ばれていた）があり，そのリーダーである髙橋榮明先生のもとには全国の大学や研究所から骨形態計測学を学ぶ医師や研究者が常に国内留学していたことを記憶しています．縁があって骨代謝班の仲間に加わった私は米国ユタ州ソルトレークシテイにあるユタ大学放射線生物学教授のWebster Jee先生のもとで，骨形態計測学の研究を経験しました．

　過去30年間に骨粗鬆症の診療には大きな変化がもたらされました．それは骨代謝研究によって骨粗鬆症の病態解明が進展したとともに新規薬剤の開発と臨床応用の展開，骨密度機器の精度向上と普及や骨代謝マーカーの登場によって診断基準や治療開始基準が公開されたことです．そして人口の高齢化によって脆弱性骨折患者の増加対策が医療の新たな課題として認識されてきたことで多くの医師，研究者の注目が集まる疾患となっています．さらに近年では英国で始まった骨折リエゾンサービスが紹介されて世界各国への広がりを見せており，診療科や専門職を超えて多職種での骨粗鬆症治療の必要性が提唱されています．

　極めて多くの医療スタッフへの骨粗鬆症への関わりが増加する中で，本テキストの目的は骨代謝動態および骨粗鬆症，骨代謝疾患について組織学的な理解を深めて欲しいとの願いから刊行しました．

　臨床で汎用されているDXA検査は，本来立体構造でかつ内部が不均一の骨格を二次元に投影したX線量から骨密度結果を算出しており，一方骨代謝マーカーが示す骨形成および骨吸収指標は，骨格の部位による代謝回転の大きなVariationを反映されず，全身の骨格の総和として表されています．臨床での疑問や診断に苦慮する症例に遭遇した時に骨形態計測学的な知識と分析は何か答えのヒントになる可能性があります．

　全身の臓器の一つである骨格は，血液中のカルシウム調節という最重要機能を有して骨リモデリングを営んでいます．さらに骨は身体を動かし，内臓器を保護するために力学的強度を常に維持する役割があります．驚くべきことにそのために骨格が形態を自ら変える能力，すなわちモデリングという特有の能力を有しています．全身の骨格はそれぞれが特徴のある形態を有し，異なる代謝回転で活動していますが，その形態もその代謝回転もその部位に存在するために重大な意味を持つことを骨形態計測は教えてくれるのです．

　これから日本も世界も高齢化が進み，90歳，100歳超えの超高齢者の骨格の健康を考える時代に突入しました．そこは骨形態計測がまだ見ていない未知の世界でもあります．さらに骨粗鬆症治療薬の長期投与の問題や骨代謝を根本からコントロールする薬剤の登場など，骨粗鬆症診療を取り巻く環境はますます複雑になります．骨形態計測学はそれらの正しい答えを導く学問であり，検査となることを願っています．

　目に見えるものの中に真実があります．それを見て心の中でどう理解するか．本テキストが皆様の新たな目を開き，心の中の骨の理解が深まることを期待して編集後記といたします．

　2018年4月3日，私の学んだ骨形態計測学の米国の恩師でありますWebster S Jee先生が永眠されました．ご冥福をお祈りいたします．

編集責任者　山本　智章

和文索引

あ

アシドーシス　　78, 79, 129
アジュバント療法　　97
アナストロゾール　　97
アバタセプト　　61
アポトーシス　　68, 85, 86, 128, 129
アリザリンレッド　　32
アルカリフォスファターゼ陽性細胞　　136
アルコール障害　　49
アルファカルシドール　　69, 116
アレンドロネート　　104, 105, 112, 121
アロマターゼ阻害薬　　96, 97
アンドロゲン　　97, 98
アンドロゲン除去治療　　97, 98

い

萎縮性偽関節　　129
移植窩形成　　91
一次石灰化　　67, 68, 69, 70, 114
一次石灰化速度　　69, 70
インスリン様成長因子1　　98
インプラント抜釘　　74
インフリキシマブ（infliximab）　　64

え

エストロゲン欠乏　　56, 57, 84, 88
エストロゲン受容体陽性乳がん　　97
エルデカルシトール　　116
遠位脛骨骨幹端部（DTM）　　137

お

黄色靭帯骨化症　　82
オステオン幅　　39, 40
尾部懸垂モデル　　134, 136

か

外基層板　　9
介在層板　　9
顎堤　　89, 91, 92, 93, 94, 95

荷重骨　　10, 131, 134, 135
活性化形成期間　　32, 33, 57, 58, 60, 104, 105, 106
カップリング　　13, 16, 37, 57, 103, 123, 135, 151
滑膜炎　　61
窩洞形成　　91
カルシニューリン阻害剤　　100
カルバマゼピン　　98
観血的整復　　127
関節リウマチ（RA）　　72
関節リウマチ疾患活動性　　62

き

機械的強度　　127, 129
偽骨折　　80
逆転期　　12, 13, 14, 15, 123, 124, 146
キャノピー　　31, 39
矯正骨切り術　　81
強直性脊椎炎　　82
近位脛骨骨幹端部（PTM）　　137

く

グルココルチコイド　　100
くる病　　41, 77, 78, 79, 80, 81, 82, 116, 148
くる病数珠　　77

け

経口抗凝固療法　　99
脛骨骨切りモデル　　127

こ

抗痙攣（けいれん）薬　　80, 96, 98
膠原線維束　　94
後縦靭帯骨化症　　82
甲状腺ホルモン剤　　96, 97
甲状腺機能亢進症　　48, 69, 70, 80, 97, 98, 100, 115
甲状腺機能低下症　　48, 97
甲状腺腫　　97
抗スクレロスチン抗体　　132, 133
硬性仮骨　　127, 129, 130
構造的強度　　127
硬組織　　22, 52, 65, 76, 124
抗男性ホルモン療法　　97

索引

抗リウマチ薬　61
抗レトロウイルス治療　100
股関節 navigation guide　74
骨 Paget 病　80
骨化障害　77
骨型アルカリフォスファターゼ　92
骨吸収マーカー　53, 64, 135, 138
骨形成促進剤　7, 102, 108
骨形成速度（骨面基準）　28
骨形成速度（骨量基準）　28
骨形成不全症　48
骨形成マーカー　53, 65, 135, 138
骨質　3, 31, 35, 102, 103
骨小窩　128
骨小腔　95, 125, 126, 131, 135
骨新陳代謝　31, 37, 58, 102, 106
骨石灰化遅延時間　33, 34, 38, 104, 105, 106
骨端線閉鎖　77, 80
骨伝導性　140
骨破壊（骨びらん）　61
骨破壊性病変　80
骨癒合　74, 81, 100, 109, 127, 129, 140
骨癒合遅延　81
骨リモデリング区画　13
骨梁間隙　6, 32, 43, 59, 92, 137
骨梁構造　6, 8, 9, 19, 49, 75, 84, 85, 88, 89, 90, 91, 93, 94, 95
骨梁数　6, 32, 48, 55, 75, 83, 84, 92, 135, 137
骨梁単位　12, 13, 15, 32, 34, 56, 57, 58, 104, 112
骨（梁）単位活性化率　34, 42, 44, 47
骨（梁）単位壁幅　26, 32, 34
骨梁連結性　47, 83

さ

サイロキシン　97
サルコペニア　1, 3, 4
3 次元骨形態計測　89, 92

し

自家歯牙移植　91
シクロスポリン　100
疾患活動性　61, 62, 63, 64, 65

若年成人平均値（YAM）　116
終末糖化産物　103
上前腸骨棘　21
上皮小体（副甲状腺）機能亢進症　80
人工関節置換術　22, 26, 62
人工骨頭置換術　62, 72, 73
人工膝関節全置換術　61
浸食窩　38
浸食深度　7, 124
浸食面　7, 28, 37, 38, 42, 48, 54, 64, 99, 123, 124
腎性骨異栄養症　67, 68, 158
腎性骨症（ROD）5 分類　68
靱帯骨化　82
心不全自体脆弱性骨折　99

す

髄内固定　128
頭蓋軟化　77
スクレロスチン　31, 104, 132, 133, 139
ステロイド性骨粗鬆症　36

せ

脆弱性骨折　3, 80, 97, 98, 99, 116, 156, 163
性腺機能低下症　49
セリアック病　48
線維芽細胞増殖因子　79, 84
線維性骨炎　6, 69, 70
線維組織量　28, 67
選択的セロトニン再取り込み阻害薬　96, 98
前立腺がん　97, 98, 161

そ

層状骨　130
搔破術　74
側副血行路　128
ゾレドロン酸　97, 100, 104, 105, 106, 127

た

体軸骨　8, 9, 10
体肢骨　8
代謝性骨疾患　1, 2, 31, 67, 146, 151
第二次骨単位　12, 13

タクロリムス　100
棚形成術　74
多発腰椎圧迫骨折　74
タモキシフェン　97

ち

チアゾリジン誘導体　96, 98

て

低フォスファターゼ症　50
デオキシピリジノリン　92
テザリングエレメント　132
デノスマブ　34, 35, 97, 98, 103, 104, 105, 106, 107

と

透析骨症　69, 70
トシリズマブ（Tocilizumab）　64
トレフィン　21, 26, 91
トレフィンバー　91

な

内因性ゴナドトロピン　97
内基層板　9
内固定術　127
内軟骨性骨化　88, 127, 129
内板側骨膜　21
ナフトールグリーン染色液　24

に

新潟骨の科学研究所式生検器　21
妊娠授乳関連骨粗鬆症　52, 55

は

配向性　103, 156
杯状変化　80
ハイドロオキシアパタイト　140, 143, 148
発育性股関節形成不全　74
バルプロ酸　98
伴性優性遺伝　79

ひ

微細損傷　10, 13, 138
皮質骨計測　7, 29, 39, 160

皮質骨内骨面　16
皮質骨内リモデリング　137
非椎体骨折　97, 98, 99
ビスフォスフォネート剤　97, 98
ビスホスホネート　34, 35, 62, 63, 65, 75, 102, 104, 106, 107, 118, 120, 121, 122, 143
ビタミンD　3, 50, 52, 53, 77, 78, 79, 80, 81, 82, 83, 84, 85, 86, 97, 98, 99, 100, 102, 114, 115, 116, 117, 158
ビタミンD欠乏性くる病・骨軟化症　78
ビタミンD充足度　78
非定型大腿骨骨折　74, 102, 118, 119, 120, 121, 122
非特異的アルカリフォスファターゼ（ALP）　50
非標的化リモデリング　13
標的化リモデリング　13
ピロリン酸　84

ふ

フォンダパリヌクス　99
副甲状腺機能低下症　48
フレイル　1, 3, 4
プレドニゾロン　63, 64, 72, 119
プロトンポンプ阻害薬　96, 98

へ

閉経後骨粗鬆症　34, 41, 44, 47, 48, 56, 57, 58, 59, 84, 85, 110, 112
β-リン酸3カルシウム　140
壁幅　6, 32, 35, 38, 39, 42, 43, 44, 49, 56, 57, 58, 104
ヘパリン　96, 99
ペリオスチン　133
ペルオキシソーム増殖因子活性化受容体 γ アゴニスト　98
辺縁不整　80
辺縁（ライニング）細胞　31
変形性関節症　41, 62, 72, 74, 75

ほ

ホルモン補充療法（HRT）　56

ま

マイクロCT　72, 75
マイクロクラック　24, 26, 29, 103, 121, 122
マスト細胞症　49

む

無形性骨症　69

め

メカニカルストレス　88, 89, 130
メソトレキセート　100
メトトレキサート（Methotrexate; MTX）　61
免疫抑制剤　100

や

矢状断面　62, 90

ゆ

有限要素法　137

ら

卵巣機能抑制剤　96, 97

り

リセドロネート　74, 75
リセドロン酸　97
流体剪断応力　132
良性間葉系腫瘍　79
リン欠乏（低リン血症）　77

る

類骨成熟時間　34, 38
ループ利尿剤　96, 99

れ

レチノール　100
レトロゾール　97
連通性マクロポア構造　140

ろ

ロコモティブシンドローム　1, 3, 4

英文索引

A
anterior bowing　122
anti-convulsant drug　48

B
beaking site　121
biochemical osteomalacia　116
biopsy-proven SSBT　75, 120, 121
bone buds　116
brown tumor　69

C
Celiac disease　48
CKD-MBD　26, 66, 67, 69, 71, 78, 82, 158
Clusterd remodeling　11

E
empty lacunae density　43, 47
endochondral ossification　127, 129
enthesopathy　82

F
fatigue damage　11, 18

G
Garden 分類 IV　72

H
Hepatitis C-associated osteosclerosis　50
hyperosteoidosis　117
Hypovitaminosis D osteopathy（HVO）　50, 115, 116

I
Idiopathic Juvenile Osteoporosis（IJO）　48
intramembranous ossification　129

J
Jiant resorption cavity　11

K
Kirschner-wire　128

L
lateral bowing　122

M
macromodeling　16
marrow fibrosis　7
Mechanostat　10

microcrack　13, 138
Microdamage　10
Microscopic microdamage　10
Mineralization Index　115
mineralization lag time（MLT）　85
minimodeling　12, 16, 17, 18, 116, 117, 159
Minocycline　20
modeling-based bone formation　16, 18, 107

N
Node-strut analysis　6
Non-targeted remodeling　10
Normative reference data　42

O
Osteocyte　29, 43, 126, 130
osteocyte density　43, 46, 47, 51
osteomalacia　7, 51, 77, 78, 79, 82, 115, 117
Osteon mineralization　45
osteoprotegerin（OPG）　84

P
Paget's disease　49
Periosteal apposition　42
porosity　10, 39, 43, 49, 87
Post-targeted remodeling　10
pre-osteomalacia　50, 115
primary bone healing　127

R
red marrow site　6, 9, 10, 11
Region of Interest（ROI）　62
rugger jersey 徴候　69

S
salt and pepper 徴候　69
secondary bone healing　127
soft callus　127, 129
Star volume　6, 7
Stochastic remodeling　10

T
Tetracycline　20
Turnover-Mineralization-Volume（TMV）分類　69

W
woven　6, 7, 48, 129

Y
yellow marrow site　6, 9, 11

骨形態計測から
ヒトの骨組織を見る、知る、学ぶ

2019年10月1日　第1版第1刷

監　　　修／遠藤　直人
編　　　著／山本　智章・平野　徹・田中　伸哉
編集協力／大和　英之
発　行　者／株式会社 ウイネット
　　　　　　代表者　猪俣　昇
　　　　　　新潟市中央区弁天3-2-20 弁天501ビル
　　　　　　〒950-0901　TEL025-246-9172
発　売　所／株式会社 星雲社
　　　　　　東京都文京区水道1-3-30
　　　　　　〒112-0005　TEL03-3868-3275
印　　　刷／株式会社 新潟印刷

©Noriaki Yamamoto 2019　Printed in Japan
ISBN978-4-434-26434-4　C3047

- 本書の全部あるいは一部について、株式会社ウイネットから文書による許諾を得ずに、いかなる方法においても無断で複写、複製することは禁じられております。無断複製、転載は、損害賠償もしくは著作権法の罰則の対象になることがあります。
- 本書に記載されている会社名、商品名などは、各社の商標もしくは登録商標です。本文中には、TM、R等は記載してないものもあります。
- 本書に関してお気づきの点やご質問等がございましたら、電子メール（info@wenet-inc.com）にてお送りください。なお、本書の範囲を超えるご質問に関しましては、お答えできませんので、予めご了承ください。
- 乱丁本、落丁本はお取り替えいたします。